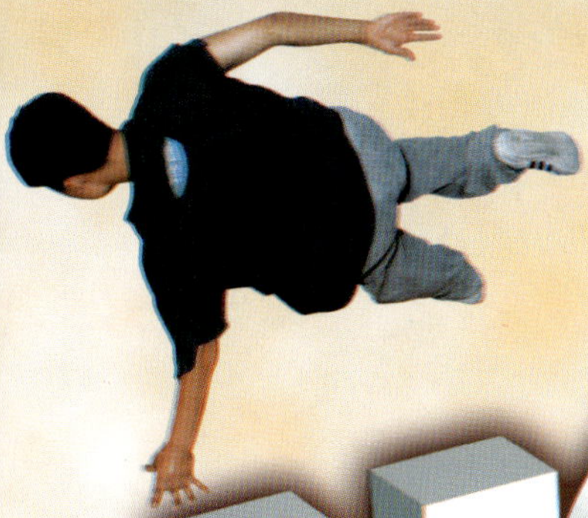

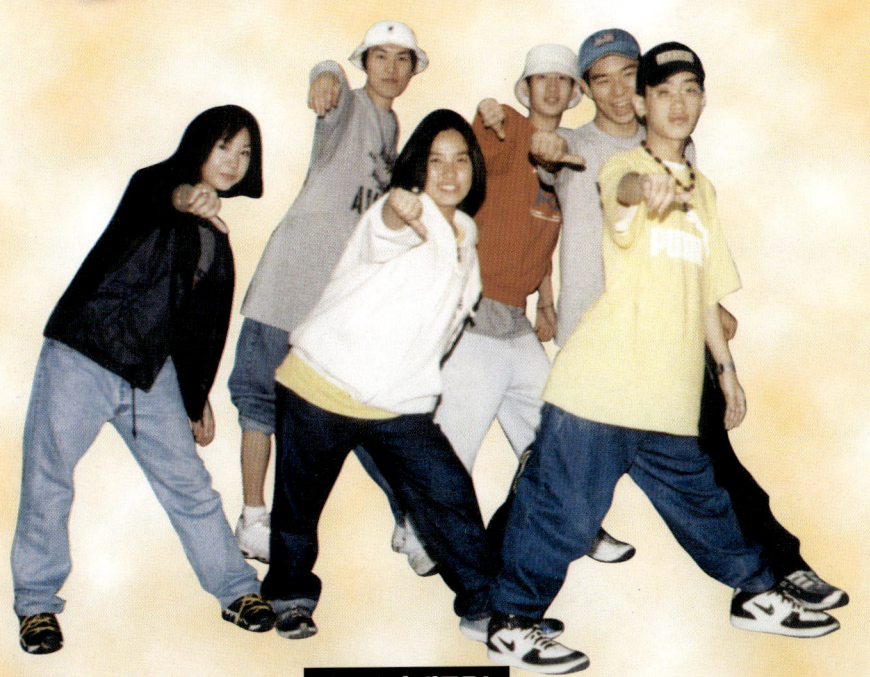

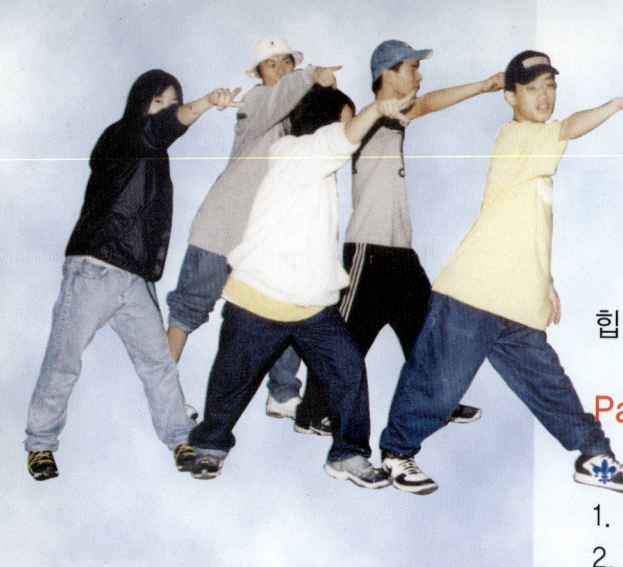
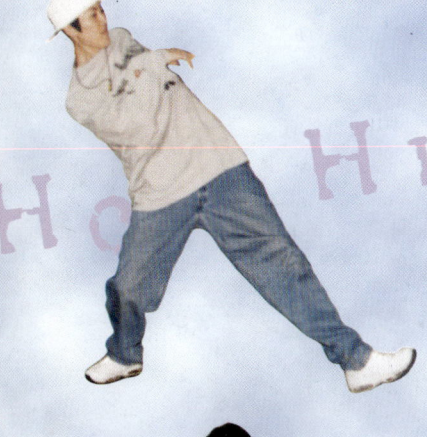

차례

힙합의 역사 · 10

Part1 힙합 따라하기

⚜ **힙합의 리듬타기**
1. Up리듬 · 18
2. Down리듬 · 20
   ★ 어깨로 리듬타기
   ★ 다리로 리듬타기
3. 응용리듬 · 26
   ★ 고개이용 / ★ 다리이용
   ★ 스텝밟기 / ★ 혼합응용
4. 음악에 몸싣기 · 37
   ★ 가볍게 음악을 느끼는 동작

⚜ **힙합의 기본동작**
1. Wave · 48
   ★ arm wave
   ★ body wave
   ★ touch wave 1
   ★ touch wave 2
2. 팝핑&응용(부갈로) · 64

⚜ **힙합의 응용**
1. Wave pop · 71
2. Free style · 75

Part2 브레이킹

⚜ **기본동작**
1. 풋웍 · 84
   ★ 기본 / ★ 응용

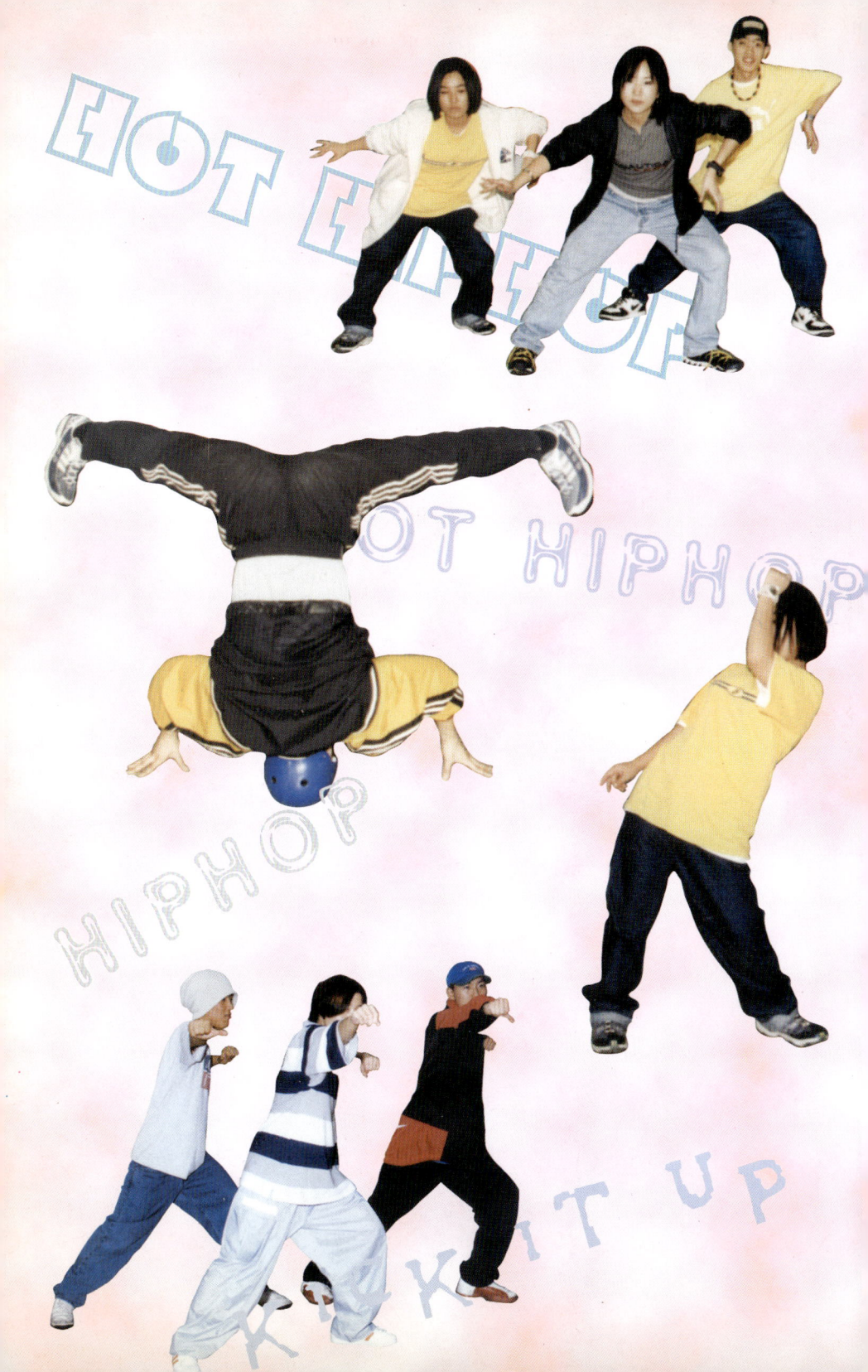

2. Up rock · 92
★ 기본1 / ★ 기본2 / ★ 기본3
★ 기본4 / ★ 기본5 / ★ 응용

3. 헤드스핀 · 111
★ 기본 / ★ 로빈

4. 토머스 · 117
★ 기본
★ 후리기 토머스

5. 프리즈 · 123
★ 기본자세 / ★ 기본동작
★ 스타일 프리즈
★ 사이드 프리즈

6. 까보에라 · 128

7. 나인 투 나인티 · 129
★ 기본 / ★ 응용

8. Warm · 134

9. 원퀵 · 136

10. 나이키 · 137

11. 덤블링 · 140

Part3 트위스팅

1. Rocking · 144

Part4 하우스

1. 하우스 · 158
★ 기본 / ★ 응용

부록

테크노 · 170
가요 따라하기 · 176
관련 동아리 · 189

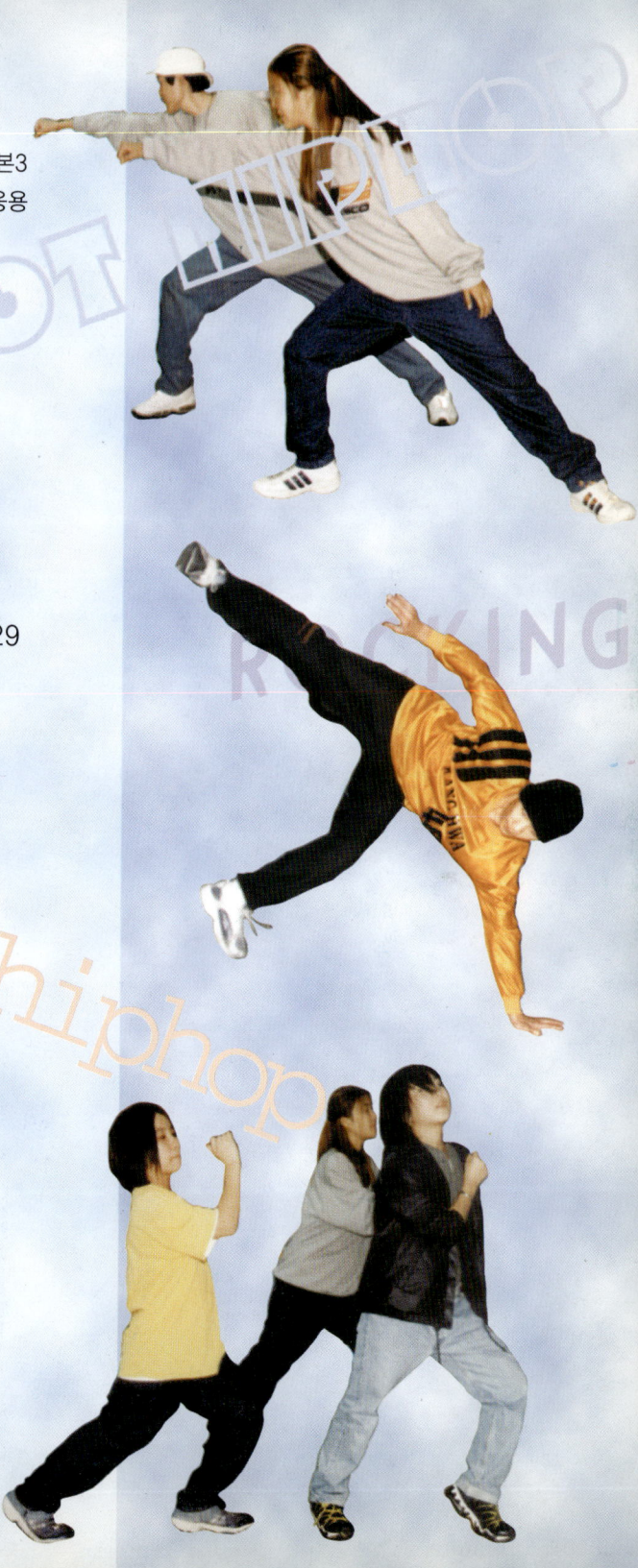

HOT HIPHOP

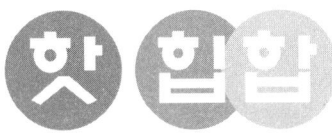

Kick it up 자료제공
Moon project 편

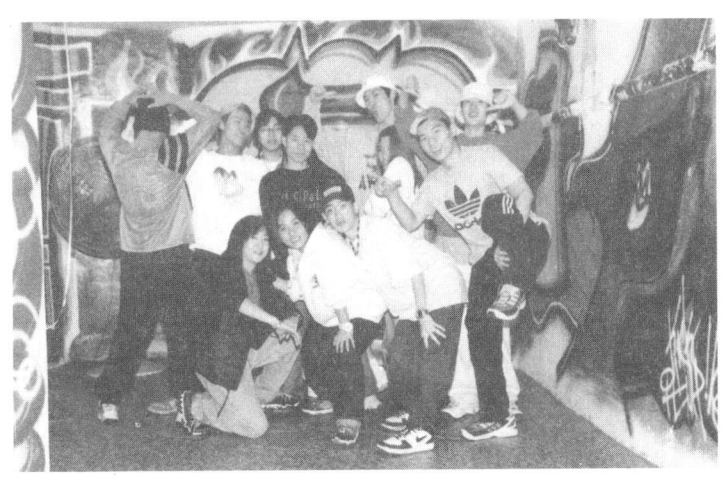

힙합의 역사

힙합문화는 1990년대 이후 가장 주목받는 유형의 문화로 우리에게 다가왔다.

힙합패션, 힙합뮤직, 힙합댄스 등에서 새로운 용어와 스타일이 젊은이들의 문화 전반을 이끌어 가고 있는 것이다. 그렇다면 '힙합'이란 말은 무슨 뜻일까?

먼저 있는 그대로의 단어를 풀어보면 '힙(hip)'은 '엉덩이'를 뜻하고, 시대적으로도 뜻을 달리 하여 60년대에 '히피'를 표현할 때의 형용사로 쓰이기도 했으며, 90년도 이후에는 '신세대'라는 의미까지도 내포하고 있다. '합(hop)'은 '만세(들썩거림)'라는 의미를 가지고 있다. 60년도에는 '비트족'이라는 의미로 쓰였고, 재즈가 평가받던 시절에는 '재즈팬'이란 의미로 사용되기도 했다. 최근에는 '지식통'이란 뜻의 'hepster'나 '속사정에 밝다'는 뜻의 'hep'이란 단어와 같은 의미의 속어로 통용되고 있다. '합(hop)'은 50년대 로큰롤이 생겨난 이후 미국 10대 학생들 사이에서 크게 유행했던 댄스파티나 춤을 뜻했고, 60년대에는 춤을 변칙적으로 추는 것을 뜻했다.

앞에서도 말했듯이 '힙합'이라는 장르는 음악만을 일컫는 것도, 그렇다고 특정한 스타일만을 지칭하는 것도 아니며, '힙합'이라는 댄스의 한 형태가 기존에 있었던 것도 아니다. 본질적으로 힙합의

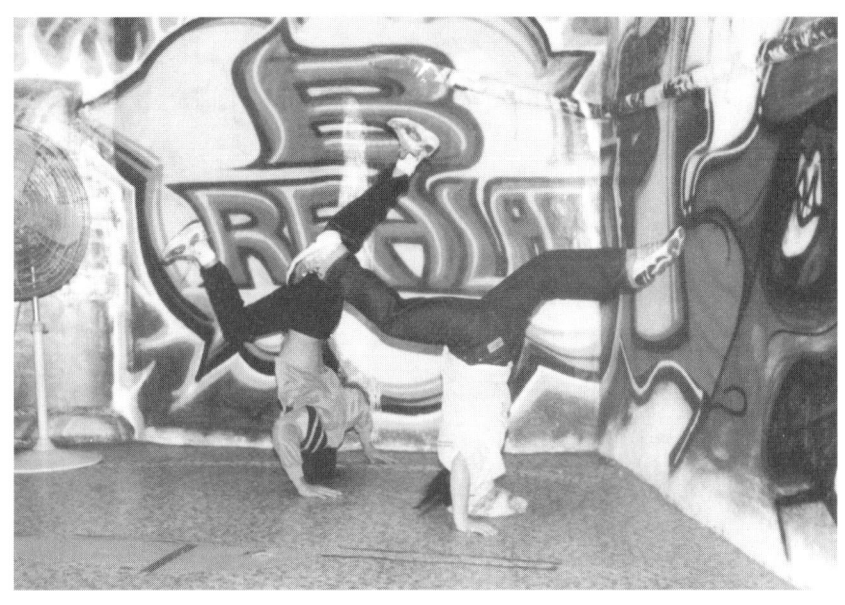

정의는 흑인으로부터 형성된 음악과 춤, 패션 그리고 그들의 철학과 생각을 동반한 문화이며 동시에 '라이프 스타일'을 뜻하는 것이다. 미국 뉴욕의 흑인 할렘가에서 10대들에 의해 흘러나온 이 특별한 문화조류는 90년대에 들어서면서 전세계 신세대들을 중심으로 패션, 춤, 노래, 의식까지도 지배하는 '힙합 스타일'이라는 현상으로 나타난다. 할렘이라는 지. 그러나 흑인들은 단순히 이런 암울한 자신들만의 문화를 방치하지 않았으며, 오히려 그들의 천부적인 음악성과 율동으로 한 단계 높은 차원의 대중문화로 승화시켰다. 이제 '힙합'은 더 이상 미국 빈민가에서 떠돌던 그들의 정체 모를 중얼거림도 아니며, 따라할 수 없는 춤도 아니다. 우리의 문화 곳곳에서 '힙합'은 그들만이 점유할 수 있는 자유롭고 솔직하며 젊은 문화사조로서 10대들을 사로잡는 새로운 흐름인 것이다.

'힙합'은 이제 더 이상 흑인들만의 문화가 아니다.

문화로서의 힙합

힙합은 음악이나 춤이나 패션만이 아닌 이들 요소의 모두를 포괄하는 문화로서의 개념이다. 그러므로 힙합을 춤, 음악, 또는 패션으로만 이해하는 사람은 힙합의 어느 일면만을 바라보는 것이다. 일반적으로 힙합은 MCing, DJing, Tagging 그리고 B-boying을 그 대표적 네 요소로 든다.

MCing과 DJing는 하나의 부류로 합쳐 힙합 문화를 크게 세 가지로 나누어 생각해 보면, 그 첫 번째는 '랩(rap)'이다.

MC는 Mic Checker 또는 Mic Controller의 약자로 말 그대로 관중들 앞에서 랩을 하는 사람을 가리킨다. 그러나 MC는 단순히 랩을 하는 사람 이상의 의미를 지니며, 자신이 직접 가사를 쓰고, 그것을 관중들에게 선보이며, 이로써 평가받는 사람을 MC라고 한다. 그래서 유명한 MC인 Rakim은 MC를 'Move the Crowd(관중을 감동시키는 -자-)'라고 하기도 했다. 이 MCing의 요소가 바로 힙합음악에서 가장 표면적으로 나타나는 부분이기도 하다.

DJ는 Disc Jockey의 약자로 MC에게 음악을 제공하는 사람이다. 과거에는 요즘과 같이 디지털음악재생기구가 발달되어 있지 않았기 때문에, 행사가 있으면 DJ들이 두 대의 턴테이블과 믹서로 음악을 틀어주었고 중간중간에 MC가 랩을 함으로써 힙합음악이 발달하게 되었다. 그래서 80년대만 하더라도 대부분의 MC들은 DJ와 함께 팀을 이루곤 했다(Eric B. & Rakim, Salt'n Pepa, RunDMC, GangStarr 등). 물론 DAT와 같은 매체의 발달로 최근 DJ의 중요

성이 다소 줄어들긴 했지만, 아직 많은 DJ들은 프로듀서로 활동하거나 DJing을 하나의 음악적 장르로 발전시켜 Turntablist란 명칭으로 활동을 하고 있다.

랩의 초기형태라는 것은 클럽 DJ가 가끔씩 여흥을 돋구는 멘트를 하던 것이 발전, 시(poem)낭송의 의미로 길거리의 흑인들이 운율을 타고 라임에 맞추어 하던 일종의 놀이문화였다. 엄청난 가난과 불행의 악순환이라는 인간의 극단적 상황에서 생성된 위대한 산물로써 랩이 가장 진보적이고 가장 인간다운 음악형태로 평가받는 이유는 바로 여기에 기인한다.

두 번째로는 'Tagging'이다.

Tagging은 Graffiti Artist들이 작품을 완성하고 자신들의 이름이나 별칭(initial)을 그리는 것을 말하며, 이들을 tagger라고 부르기도 한다. Graffiti Art는 벽이나 전철 또는 다리교각 같은 곳에 에어스프레이 페인트로 독특한 모양의 글자라던가 그림 또는 문구를 그려 넣는 것을 가리키며, 범죄와 예술의 경계를 넘나드는 예술의 형태이다. 오늘날에 와서는 Graffiti Artist가 더 이상 범죄자가 아닌 예술가로서 명성을 떨치기도 한다. 실제 미국에서는 각 도시마다 대표적인 Graffiti Artist들이 작품전을 열기도 한다.

'낙서예술'의 모태가 된 것이 바로 그래피티로 음악과 시와 춤과 그림이 공존하는 이상적인 문화로서의 힙합의 단면을 잘 말해주는 예이다. 브룩클린의 초기 그래피티들은 깨끗한 건물이나 벽, 지하철에 그림을 그리기 시작했는데 실제로 경찰에게 적발되어 도망하다 총에 맞고 사망한 그래피티도 꽤 있었다고 한다. 하지만 지금 젊은이들의 카운터컬처 한가운데 자리잡은 힙합문화에 있어 '낙서예술'은 새로운 조류의 예술이며 이제는 어느 누구도 그것을 '쓸데없는 낙서'로 보지 않는다. 미스터 에코 같은 그래피티는 자신의 브랜드를 만들어 옷에 로고를 찍어 팔기 시작해 그것이 선풍적 인기를 끌기 시작하면서 그래피티가 젊은이들이 선호하는 하나의 패션으로 자리잡게 되는 발전을 가져오기도 했다.

세 번째는 '비-보이'로 일컬어지는 '힙합 댄스'이다.

B-boy(B-girl)에서의 "B"는 breaking(break dance)를 가리키며, 곧 B-boy는 Break Dance를 전문적으로 추는 사람을 일컫는다. DJ들은 간혹 음악을 틀다가 break(노래 중간에 비트만 나오는 구간)부분을 계속하여 들려주는데, b-boying은 이 때 이 break에 맞추어 춤을 추는 것으로부터 시작되었다. 원래 그 기반은 디스코 댄스이며, 차츰 독자적인 'breakin'만의 기술 개발로 80년대 그 전성기를 이루었다. 미국에는 'breakin'을 전문으로 하는 댄스팀(Rock Steady Crew 등)이 구성되어 있으며 매년 페스티발을 열어 서로의 실력을 과시하기도 한다.

비-보이는 놀이문화로 출발하여 이제는 전세계를 춤추게 만든 월드와이드 문화로써 흥겨움을 절대 참지 않는 흑인들만의 자연스러움이 만들어낸 멋이다. 웬만한 댄서라면 브룩클린에서 가장 오래된 비-보이 그룹 '록스태디 크루' 정도는 알고 있을 만큼 뉴욕댄서들의 '작가정신'은 유명하다.

90년대 들어서는 힙합스타일이라고 하여, 보다 자유스럽고 즉흥적인 형태의 춤을 선보이기도 한다. 위에서 힙합의 대표적인 네 가지 요소를 살펴보았지만, 이 외에도 패션이라든가 언어와 같은 많은 부문이 모두 힙합문화를 구성한다. 그러나 역시 이들 모든 요소를 일축하는 것은 바로 음악이라고 할 수 있다. DJing과 MCing 모두 힙합음악을 그 대상으로 하고, B-Boying도 음악을 기초로 할 뿐 아니라, 패션 등도 모두 음악을 기반으로 발전하였다.

패션

힙합패션 스타일은 또 하나의 스트릿 문화로써 패션으로 보자면 좌파적 이미지가 강한 스타일이다. 그것이 바로 세계 젊은이들이 선호하는 이유다. 패션이 과연 무엇이었던가 생각해보자. 돈 있는 자들이 돈으로 자신을 화려하게 치장하는 것이 바로 패션이다. 패션은 과시적인 면이 크다. 자신이 어떤 계층에 속해있는가 보여주는 하나의 척도역할도 한다.(물론 이것이 전부는 아니겠지만 말이다.) 반면 힙합은 어떠한가?

힙합스타일의 유래는 할렘 빈민가 노동자계층 2세들이 옷을 살

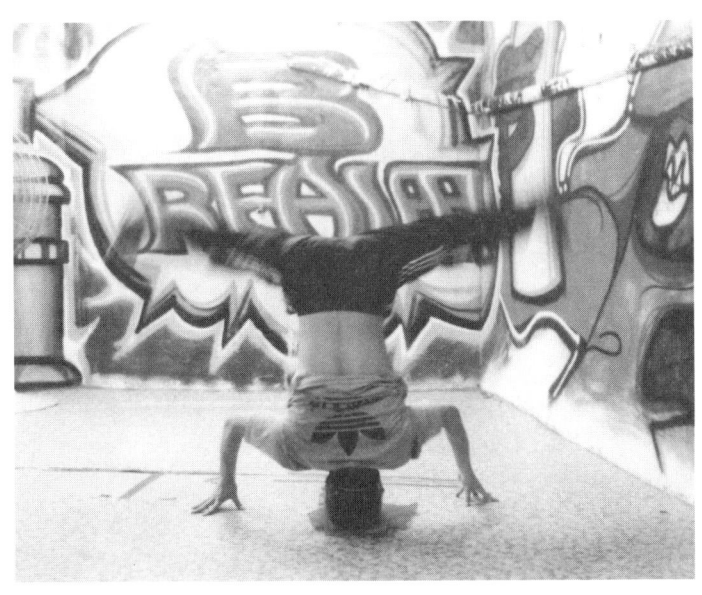

돈이 없어 아버지 옷을 물려 입는 것으로 시작되었다. 할렘에서 자란 아이들의 '당연한' 직업인 갱으로서는 권총과 총탄 마약 등을 많이 소지하기 위해 일부러 통이 넓은 바지와 많은 바지주머니를 원하게 되면서 점점 길거리의 패션으로 자리잡히게 된 것으로, 길거리에서 주로 소재를 얻는다는 일부 디자이너들이 이것을 택하면서 '타미 힐피거' 류의 백인 디자이너의 패션쇼에 곱게 자란 백인모델들이 팬티를 내어 밑에 걸쳐 입는 길거리 바지를 선보이게 되고 힙합패션이 기존 패션과 다른 의미의, 그러니까 자신이 돈 없는 길거리빈민가 계층이었음을 거리낌없이 드러내는 스트릿 패션을 당당히 입고 나오는 랩퍼들로 인해 굉장한 환호를 받으며 인기를 끌게 되었던 것이다. 또 하나, 힙합스타일은 가장 세련된 스타일로 평가받는다. 기존패션의 '정도'라는 것은 '바디라인'을 최대한 살리는 멋을 강조한 게 대부분이었지만 힙합은 아예 그 바디라인이라는 것을 무시해버렸다. 그러면서 아주 편하다. 일부 국내 디자이너들의 "바디라인을 살리지 않은 옷은 옷이 아니다."라는 주장은, 즉 힙합을 전혀 이해하고 있지 못하다는 소리이고 첨단이어야 할 디자이너들이 첨단이지 못하다는 뜻이다.

  힙합이란 우리가 생각하는 것처럼 천하고 불량한 것이 절대 아니며, 오히려 이것은 아주 세련된 것이고 파격적인 것이다. 작위적이지가 않다. 누군가 필요에 의해서 조작한 것도 아니다. 있는 그대로 길거리에서 생성된 문화로서 기존의 틀을 엎어버린, 가장 자연스럽고 인간적인 문화인 것이다.

- 신동민의 힙합네이션에서

PART 1
힙합 따라하기
HIPHOP

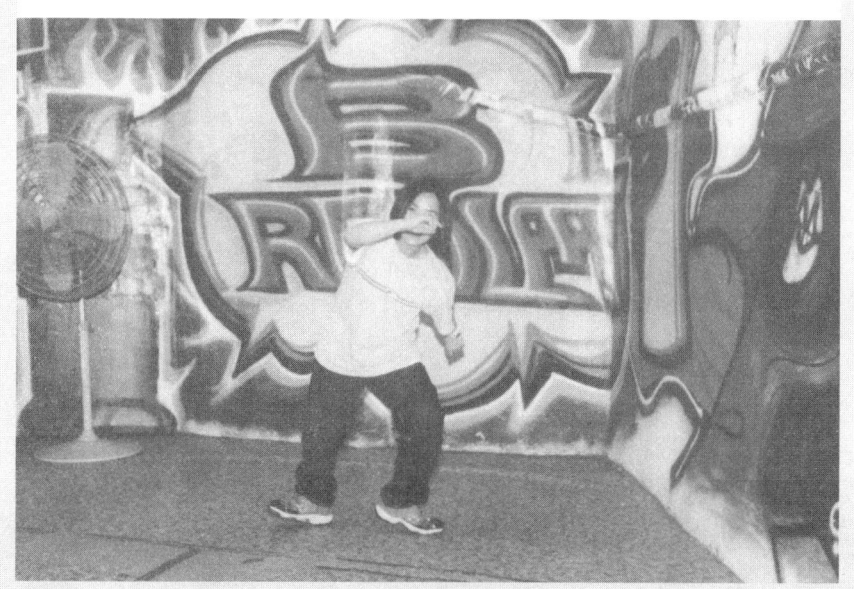

힙합의 리듬타기

1. up리듬 (말 그대로 올라가는 느낌으로 음악을 탄다)

1 몸을 살짝 구부린다.

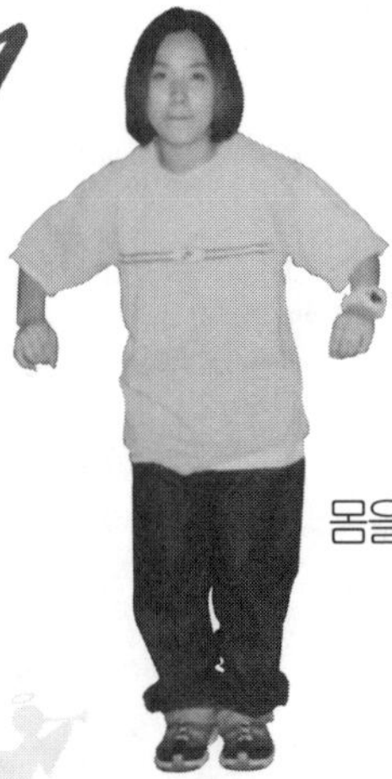

2 위로 몸을 띄운다.

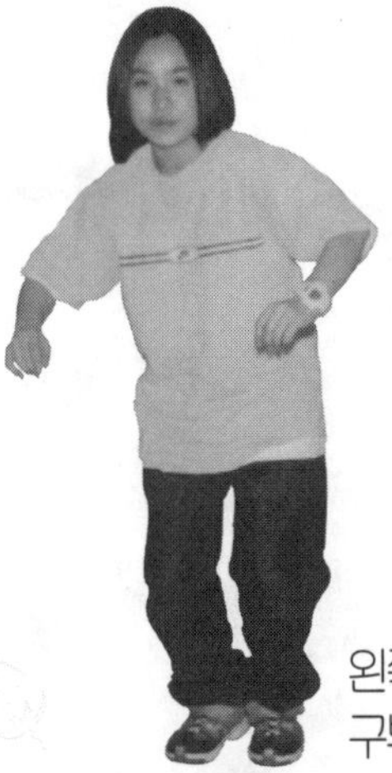

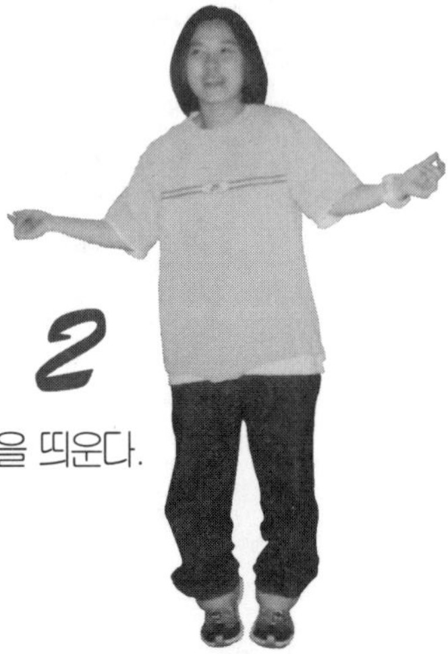

3 왼쪽으로 몸을 살짝 구부리고

4 다시 떠오르듯 몸을 띄운다.
(음악을 틀어놓고 beat에 맞춘다)

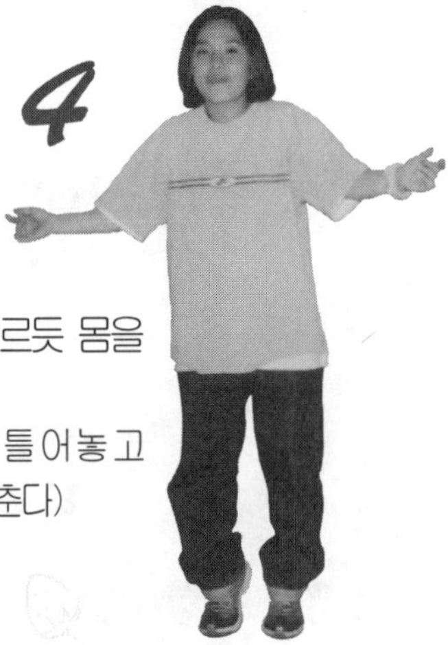

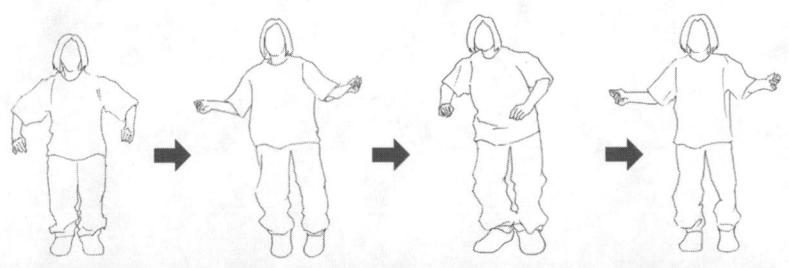

Tip 자동차에서 고개를 까딱이는 강아지 인형을 생각해 보세요

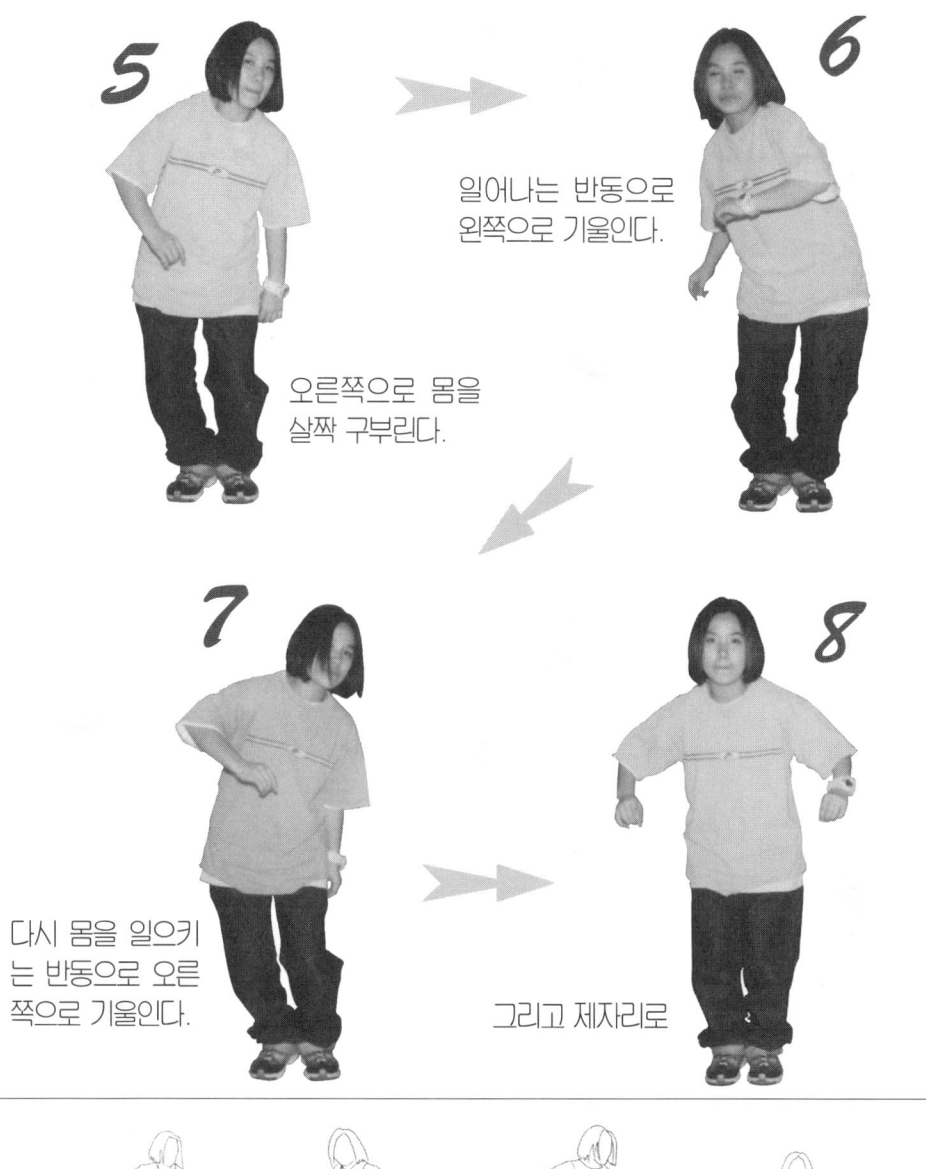

일어나는 반동으로 왼쪽으로 기울인다.

오른쪽으로 몸을 살짝 구부린다.

다시 몸을 일으키는 반동으로 오른쪽으로 기울인다.

그리고 제자리로

2) down 리듬 (말 그대로 말 타듯이 아래로 리듬을 타는 것이다)

1

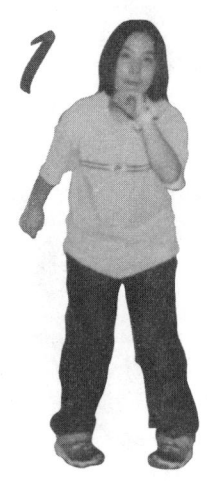

(무릎을 구부려서) 발모양을 정삼각 형으로 만든다.

2

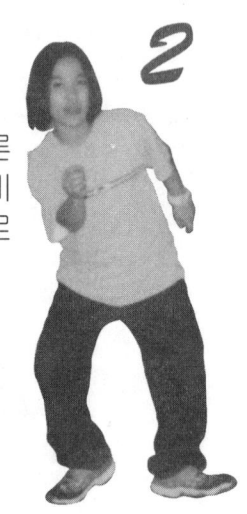

왼쪽발 앞꿈치와 오른발 뒤꿈치를 속으로 비벼돌려 아까와 반대로 삼각형을 만든다.

3

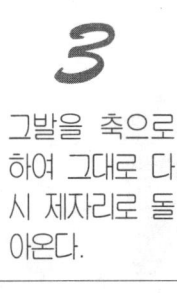

그발을 축으로 하여 그대로 다시 제자리로 돌아온다.

4

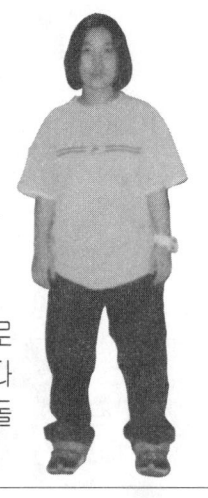

오른쪽발 뒤로 왼쪽발을 놓으면서 고개도 같은 방향으로 돌린다.

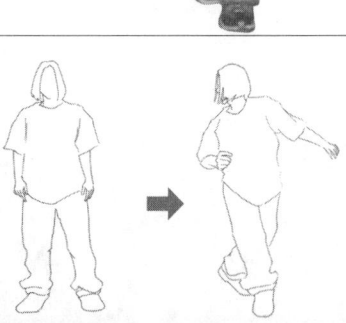

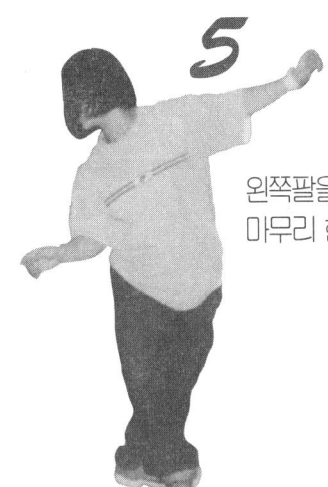

왼쪽팔을 뻗으면서 마무리 한다.

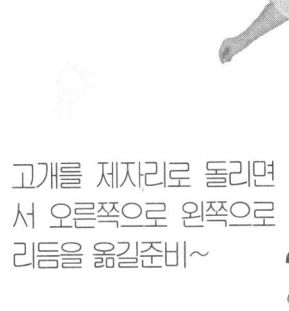

고개를 제자리로 돌리면서 오른쪽으로 왼쪽으로 리듬을 옮길준비~

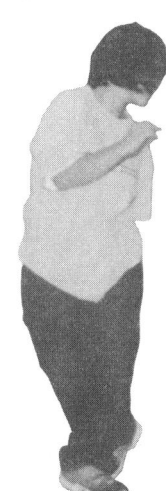

몸은 아래로 구부려서 오른쪽을 바라보며 반동을 기대한다.

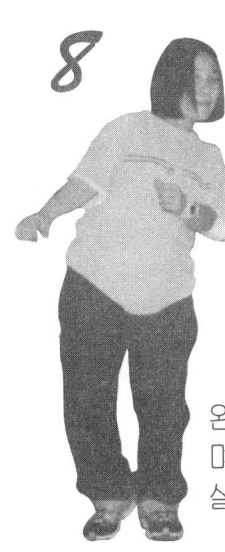

왼쪽어깨를 기울이며 오른쪽 무릎을 살짝 들어올린다.

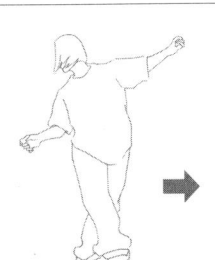 → 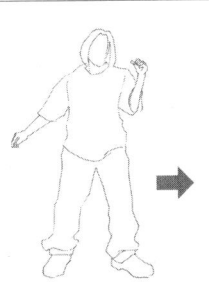 → 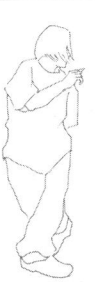 →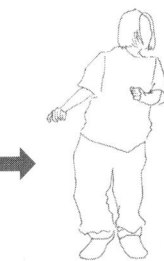

★ 어깨로 리듬타기

1 정자세를 잡는다.

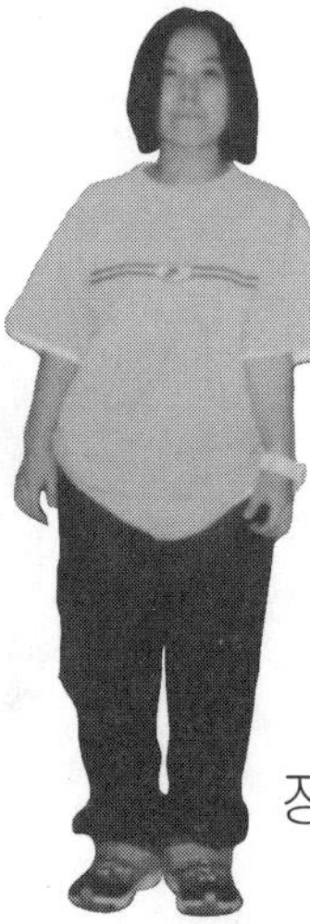

2 왼쪽어깨를 살짝들고 왼쪽 골반을 살짝 뺀다.

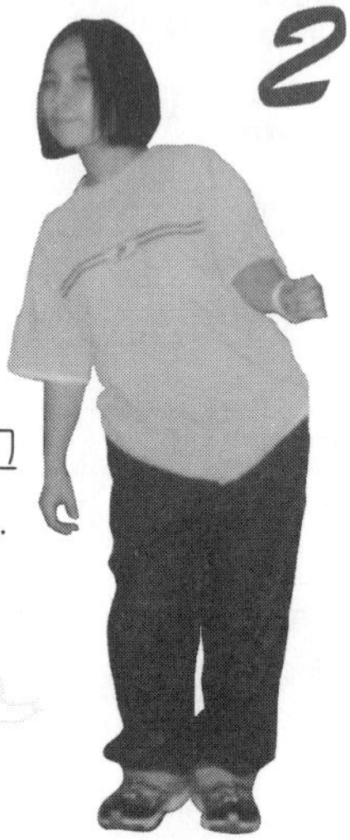

3 오른쪽 골반을 쭈욱 빼고 왼쪽팔을 들어 준다.

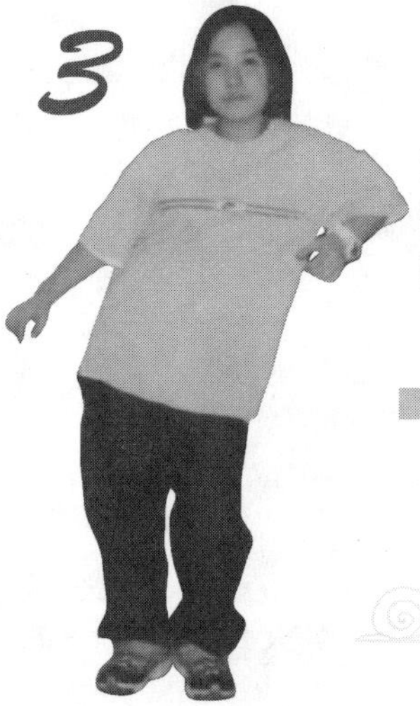

4 3번과 같은 방법으로 왼쪽 골반을 쭈욱 빼고 오른쪽 어깨를 살짝 들어준다.

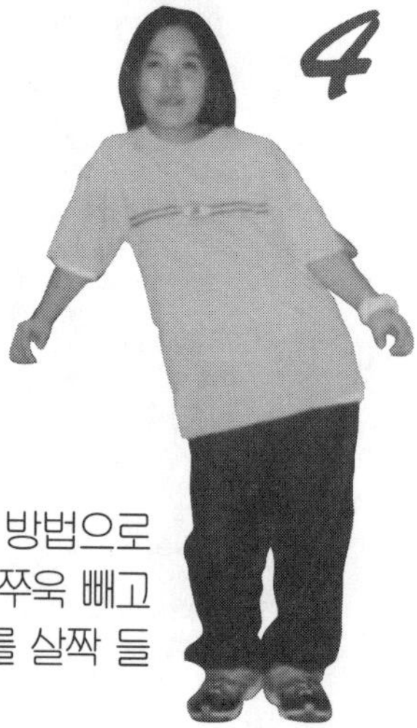

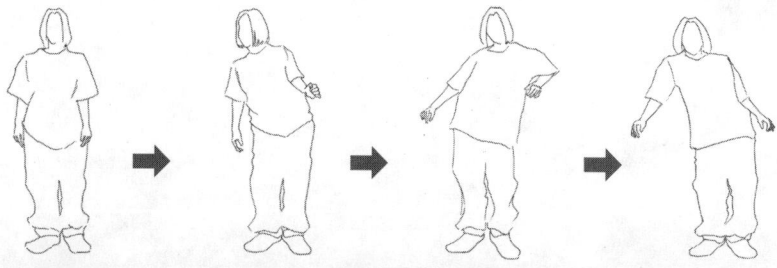

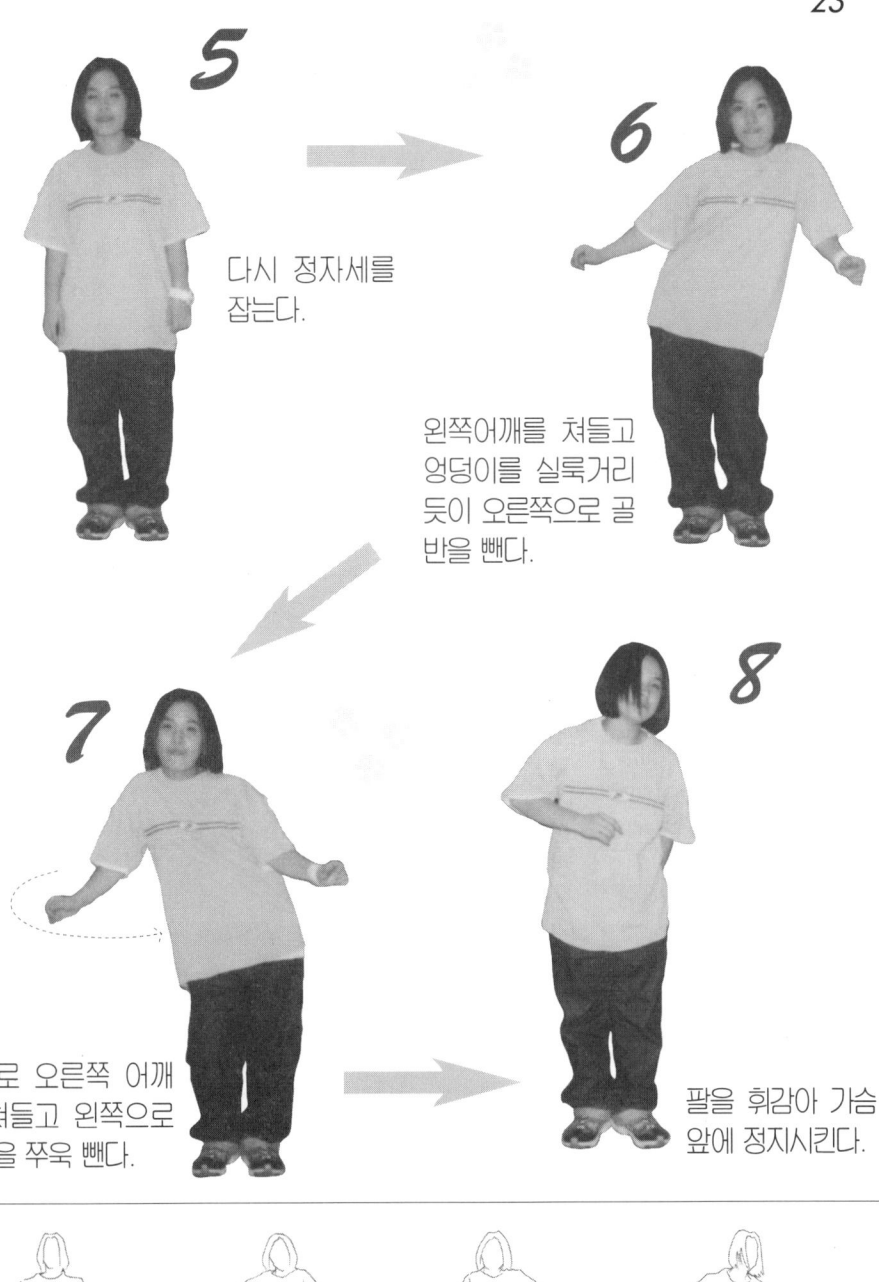

★ 다리로 리듬타기 (기본스텝)

1 무릎을 구부리고 오른쪽으로 상체를 돌려 말타는 자세를 취한다.

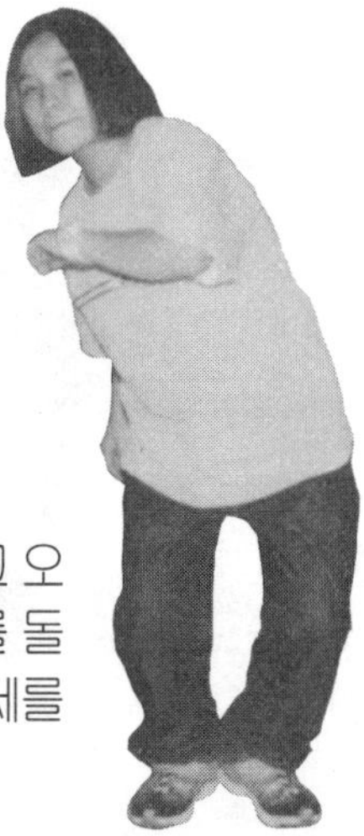

2 몸을 일으킨다.

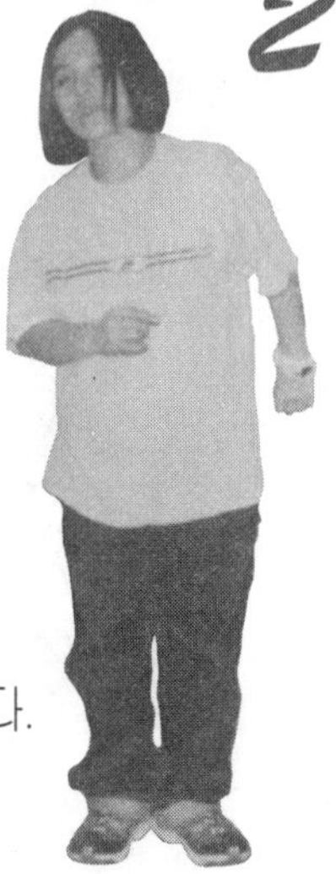

3 1과 반대로 한다.

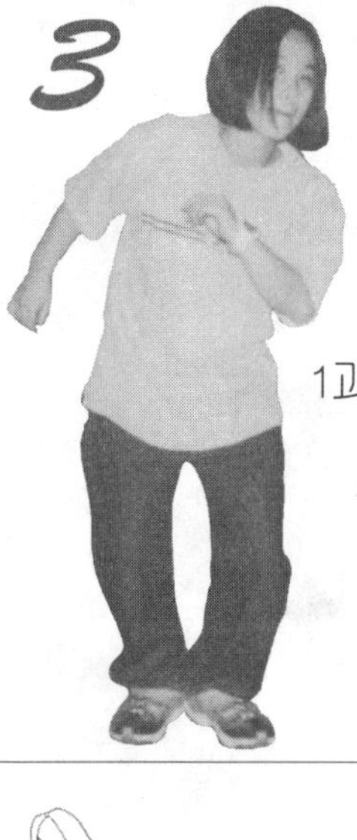

4 다리로 삼각형을 만들어 왼쪽발 뒤꿈치와 오른발 앞꿈치를 꼭지점으로 찍는다.

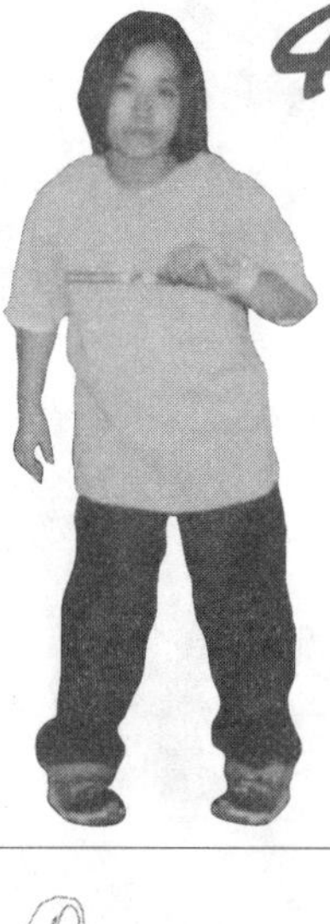

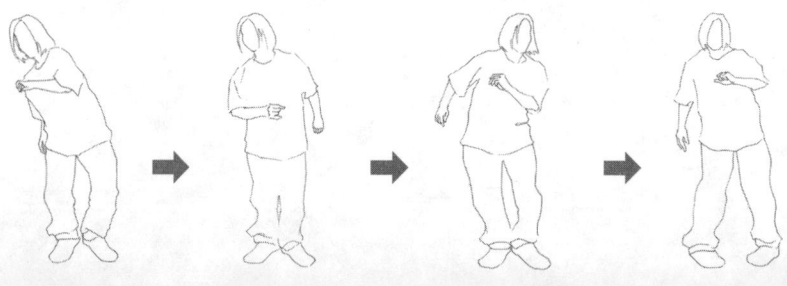

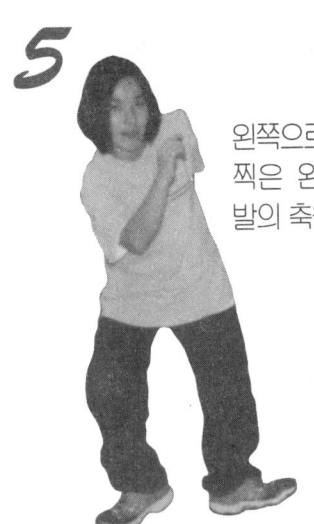

왼쪽으로 움직이며 찍은 왼발과 오른발의 축을 돌린다.

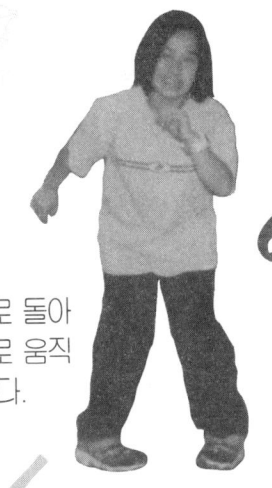

다시 제자리로 돌아와 오른쪽으로 움직일 준비를 한다.

오른발 뒤꿈치를 축으로 왼발 앞꿈치를 축으로 하여 오른쪽으로 움직인다.

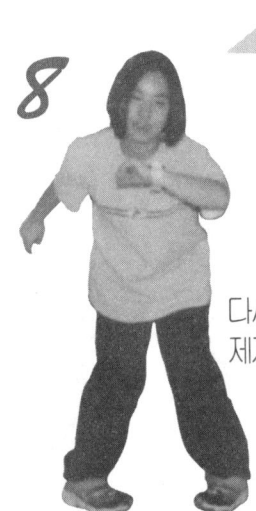

다시 그 축을 중심으로 제자리로 온다.

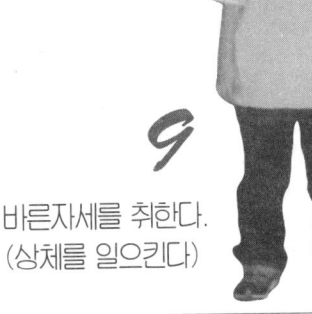

바른자세를 취한다. (상체를 일으킨다)

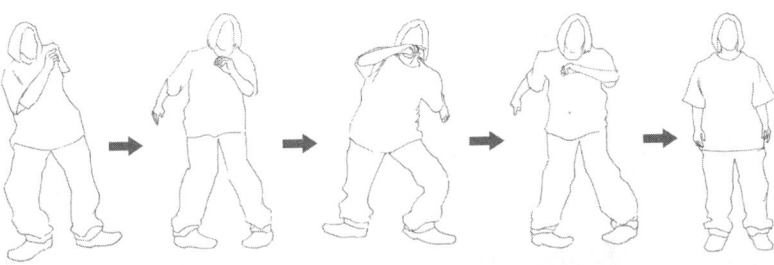

③ 응용리듬

★ 고개이용

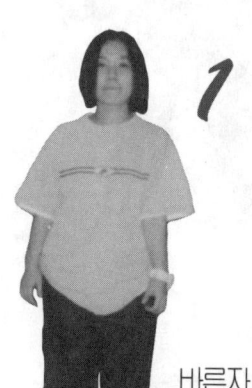

1

바른자세
(음악에 맞추어 리듬을 느낀다)

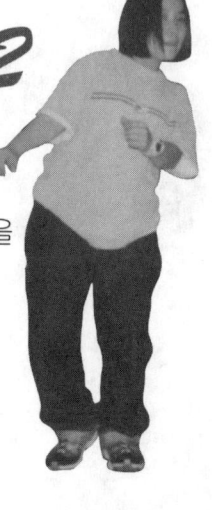

2

왼쪽으로 턱(고개)을 치켜들었다 내린다.

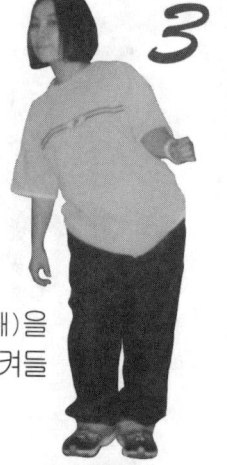

3

반대로 턱(고개)을 오른쪽으로 치켜들 었다 내린다.

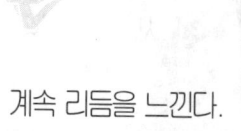

4

계속 리듬을 느낀다.

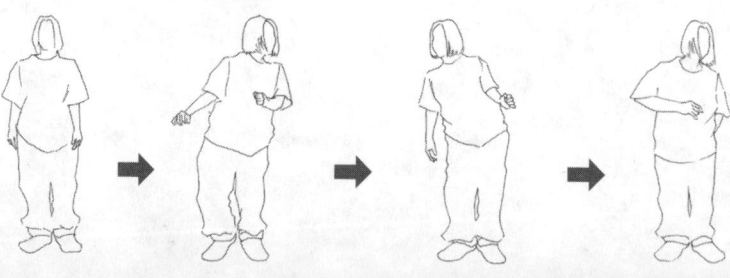

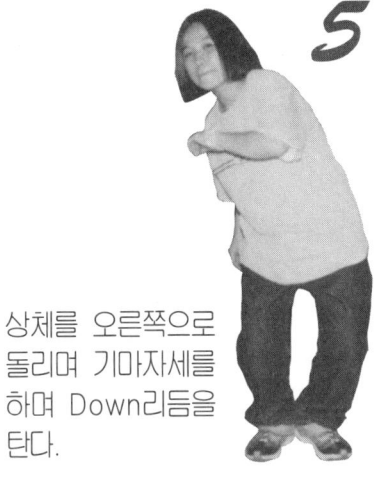

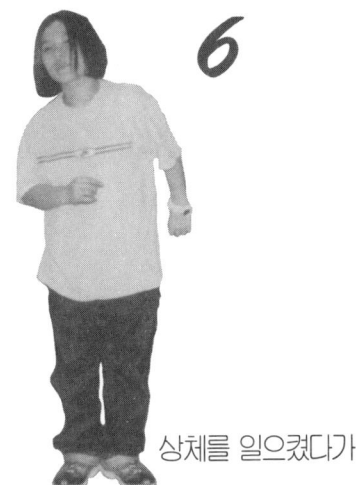

상체를 오른쪽으로 돌리며 기마자세를 하며 Down리듬을 탄다.

상체를 일으켰다가

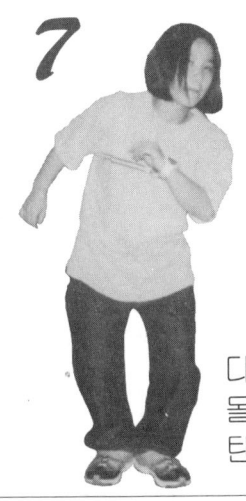

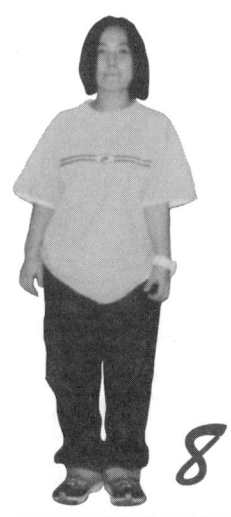

그리고 몸을 일으킨다.

다시 왼쪽으로 상체를 돌리며 Down 리듬을 탄다.

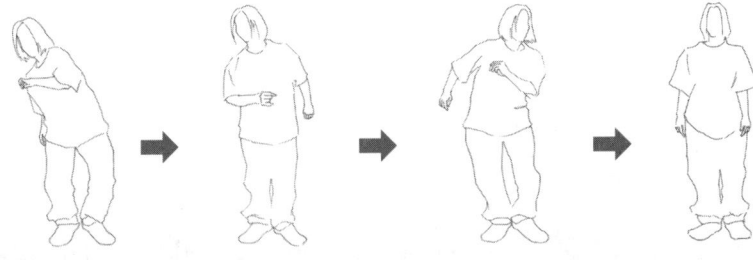

★ 다리이용

1 리듬을 느낀다.

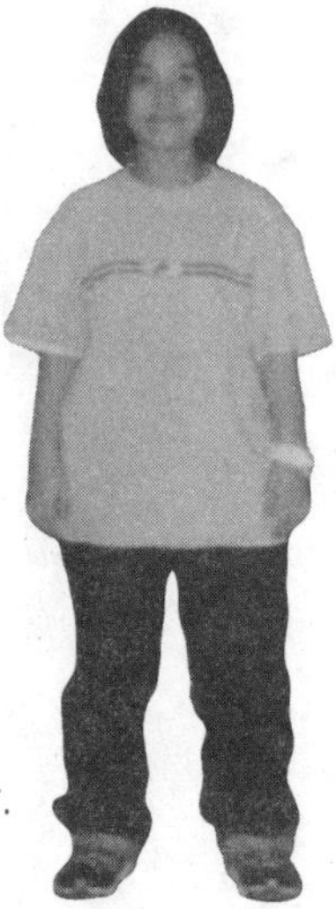

2 오른발 앞꿈치를 축으로 왼쪽으로 이동준비

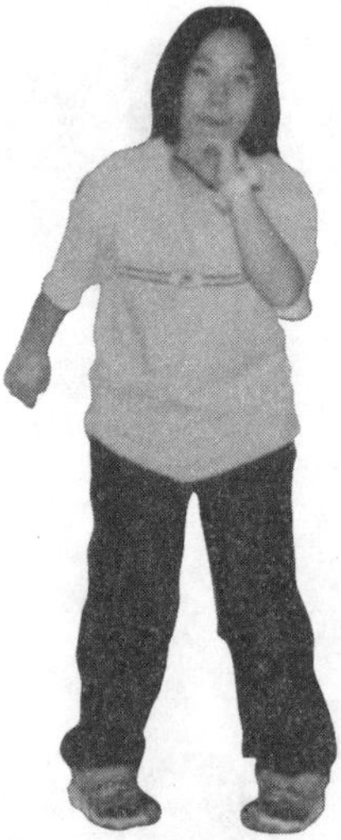

3 축을 돌려 다시 제자리로 이동할 준비를 한다.

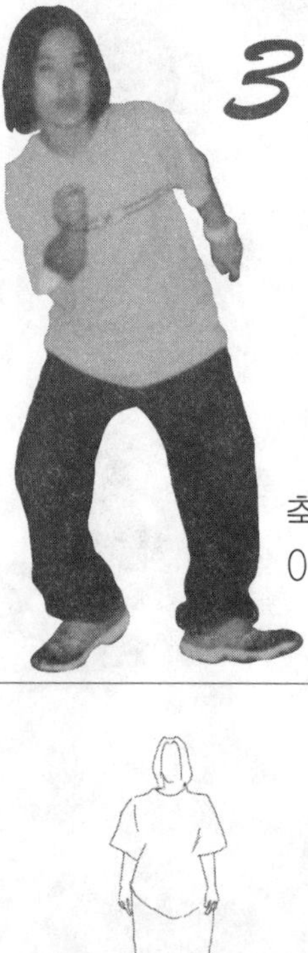

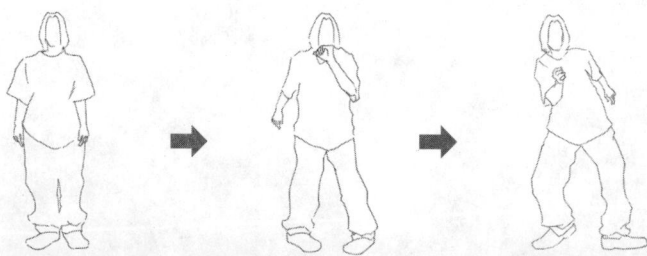

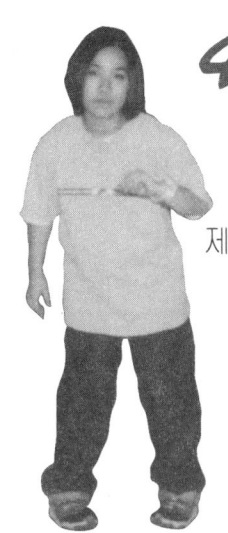

제자리로 돌아온다.

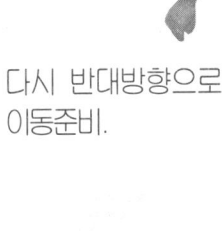

다시 반대방향으로 이동준비.

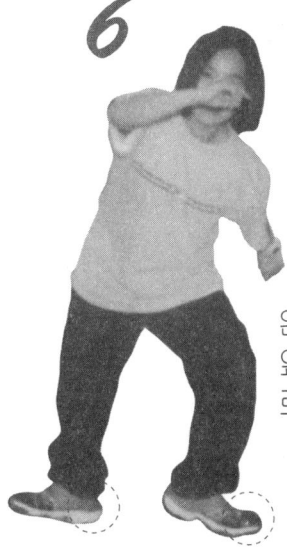

왼쪽 뒤꿈치를 찍고 오른발 앞꿈치를 축으로 오른쪽으로 이동한다.

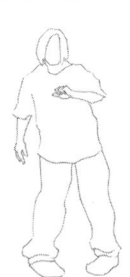  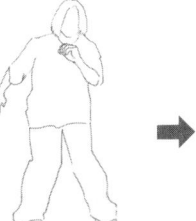 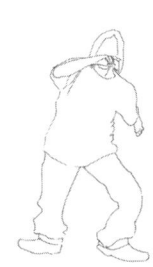

7

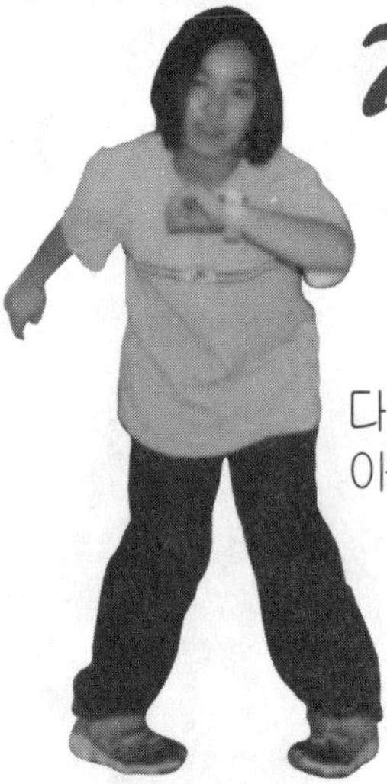

다시 반대방향으로
이동준비.

8

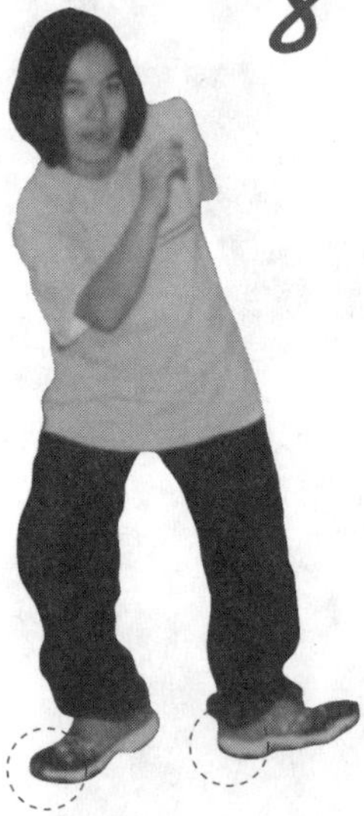

제자리로 돌아갈 준비.

9

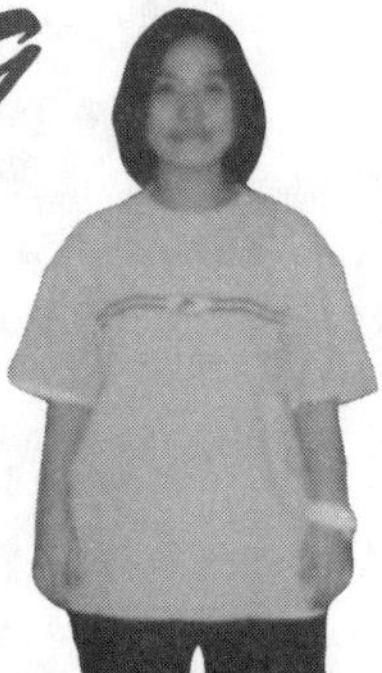

제자리.

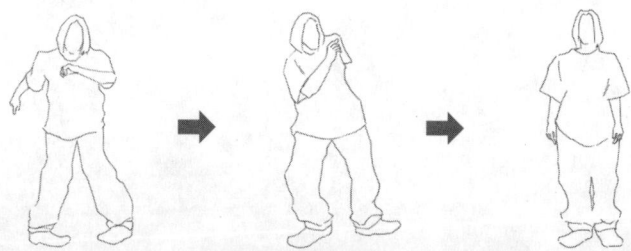

★ 스텝밟기

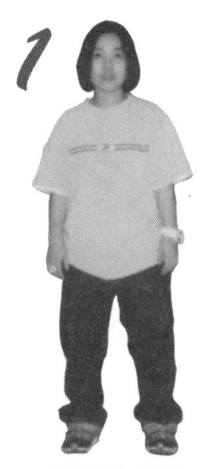

리듬을 탄다.

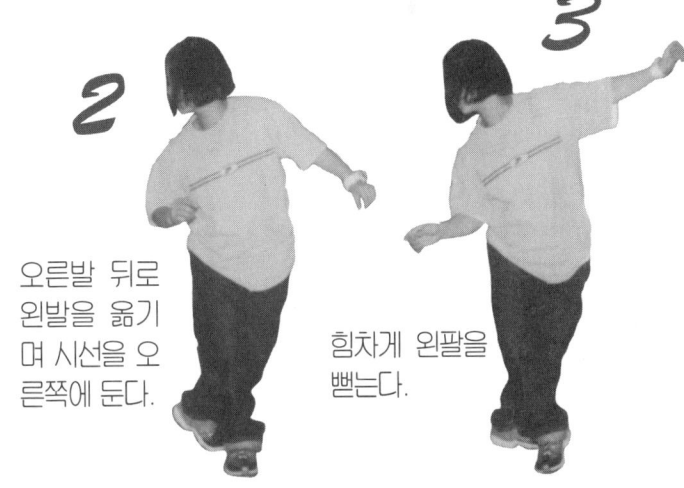

오른발 뒤로 왼발을 옮기며 시선을 오른쪽에 둔다.

힘차게 왼팔을 뻗는다.

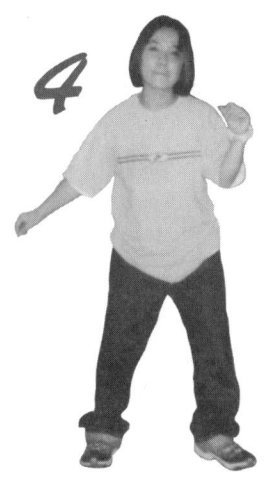

오른발 가슴넓이로 벌린다.

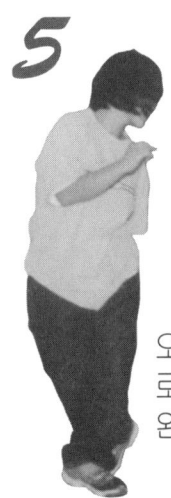

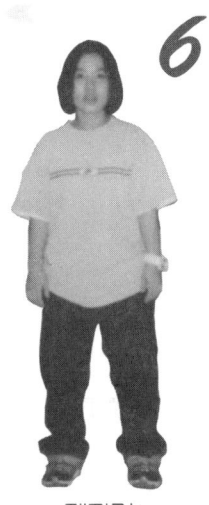

오른발을 왼발 뒤로 옮기며 시선을 왼쪽에 둔다.

제자리.

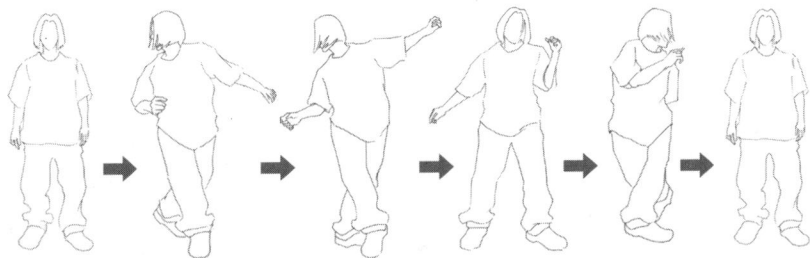

★ 혼합응용 1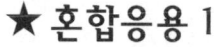

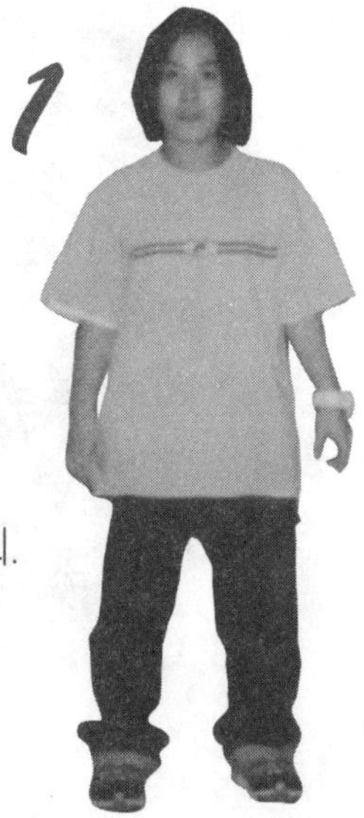

1 제자리.

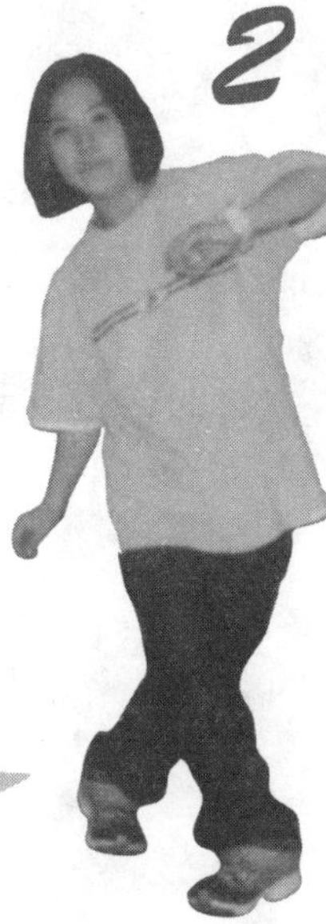

2 왼팔을 올리고 오른다리를 대각선으로 쭉뻗고 가슴과 다리를 직선이 되게 만든다.

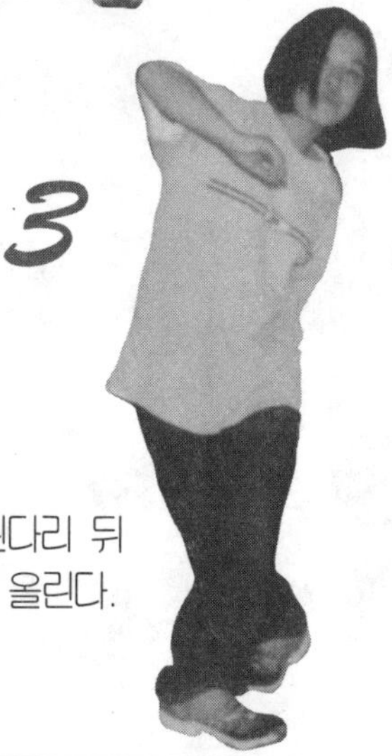

3 오른다리를 다시 왼다리 뒤에 놓으며 오른팔을 올린다.

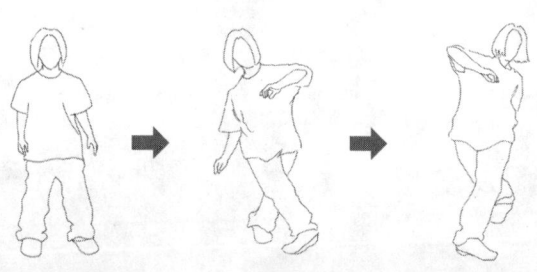

4

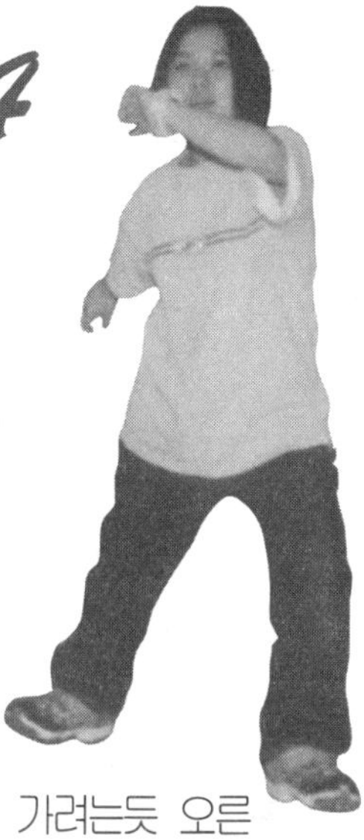

앞으로 가려는듯 오른
다리를 뒤로 뻗었다가

5

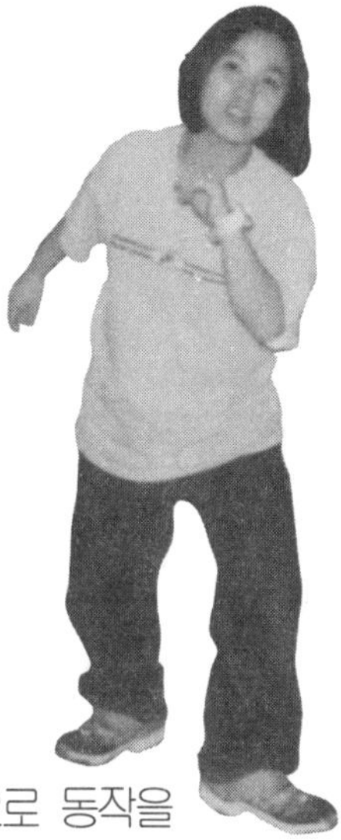

왼쪽 무릎으로 동작을
정지 시킨다.

6

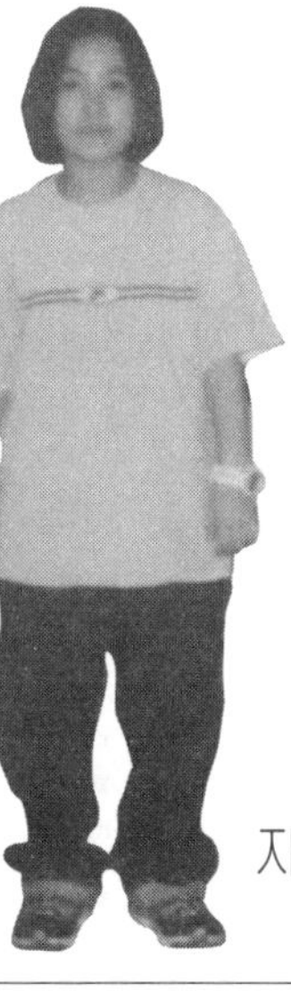

자세를 정돈한 후

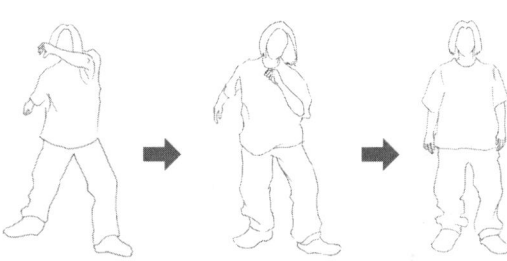

7

두 팔을 벌려 오른다 리를 길게 뻗은 후

8

왼팔을 구부리며 오른다리를 가슴까지 올린다.

9

다리를 내려 마무리 한다.

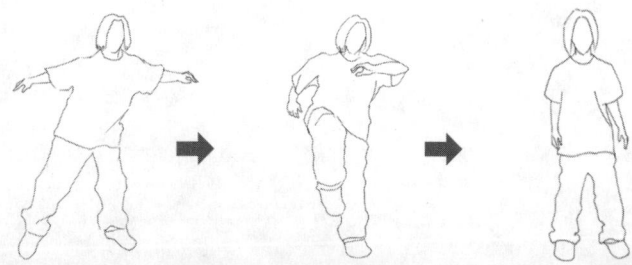

10

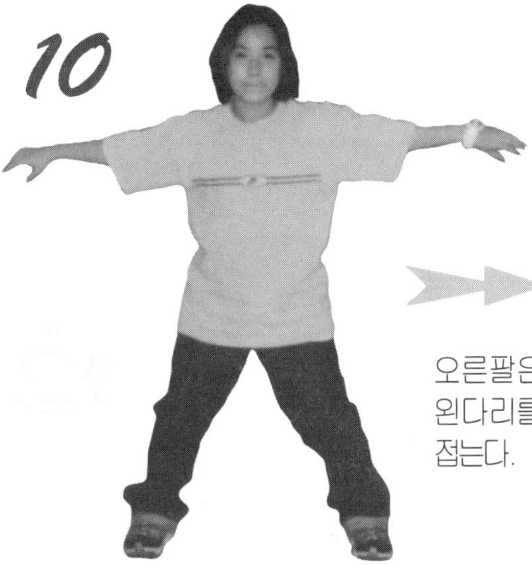

다시 두 팔과 다리를 벌리고

11

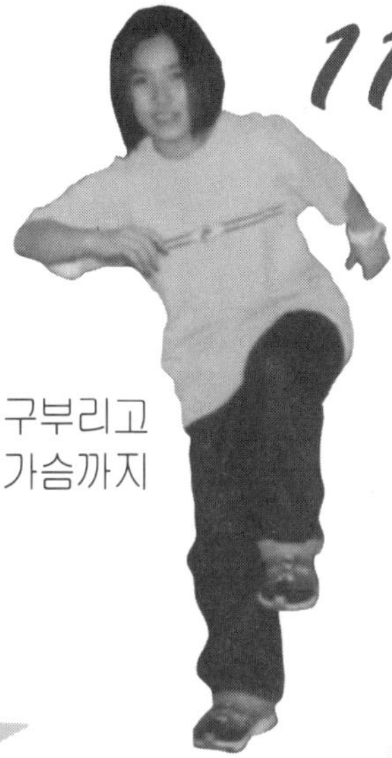

오른팔은 구부리고
왼다리를 가슴까지
접는다.

12

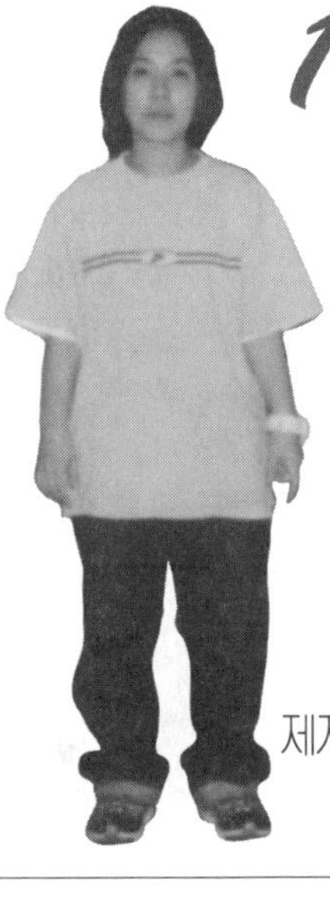

제자리로

13

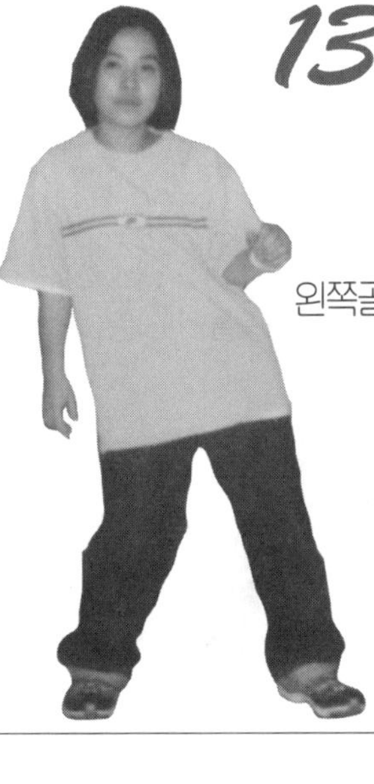

왼쪽골반을 빼고

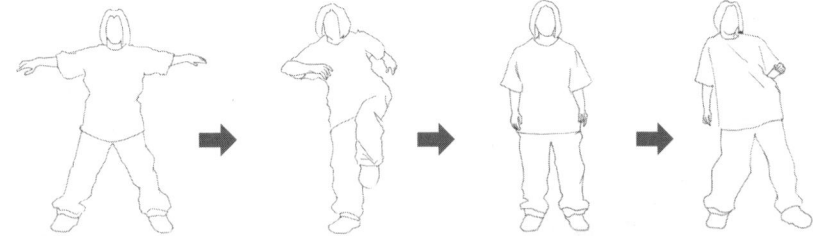

14

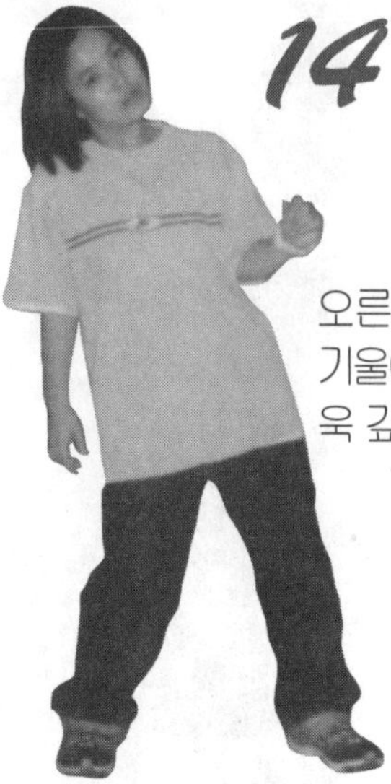

오른쪽으로 고개를 기울이고 골반을 더욱 깊게 빼고

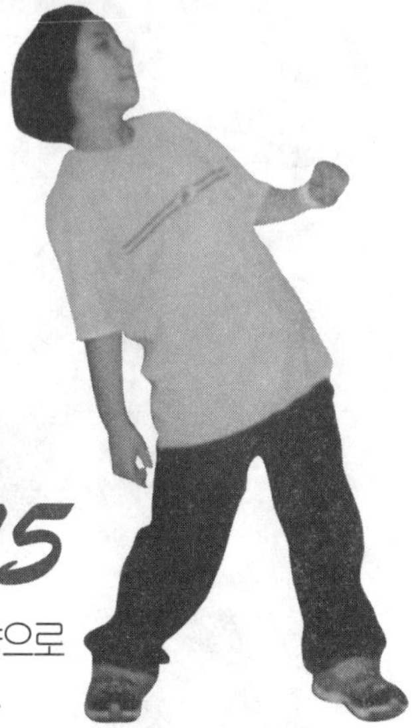

15

상체를 왼쪽 방향으로 돌리기 시작 한다.

16

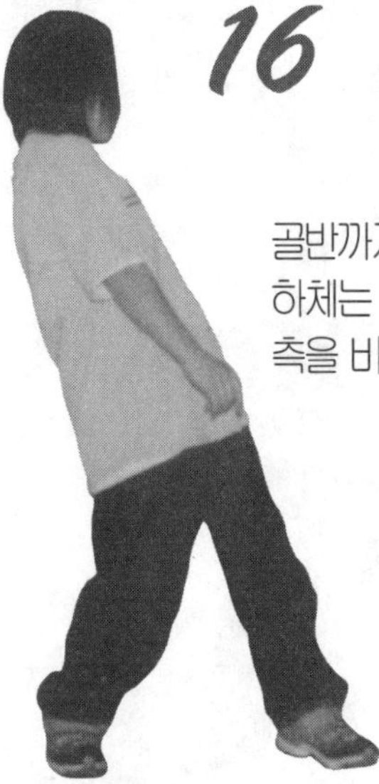

골반까지 완벽히 돌려서 하체는 정면을 상체는 좌측을 바라본다.

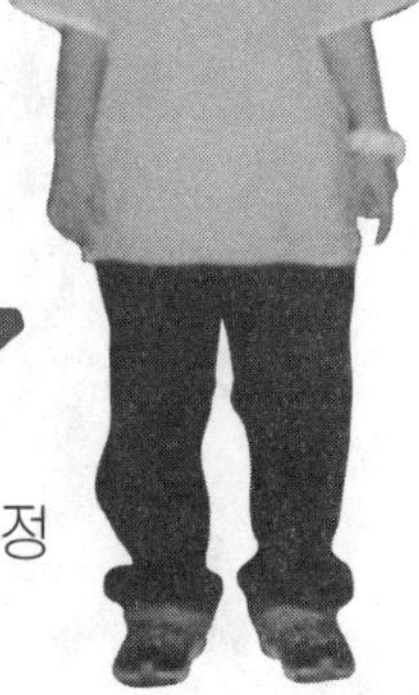

17

다시 상체를 돌려 정면을 본다.

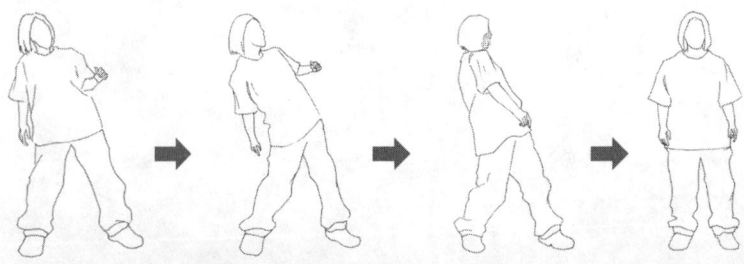

4 음악에 몸 싣기

★ 응용1

1 리듬을 느낀다.

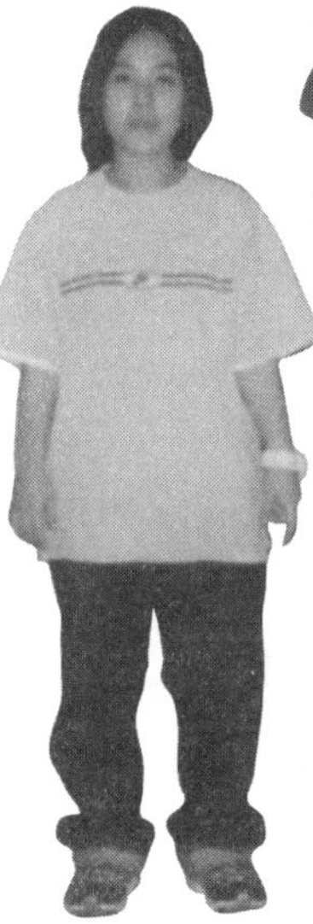

2 몸을 구부리고 오른쪽에 시선과 구부린 오른다리를 두고 두 팔을 오른쪽에 둔다.

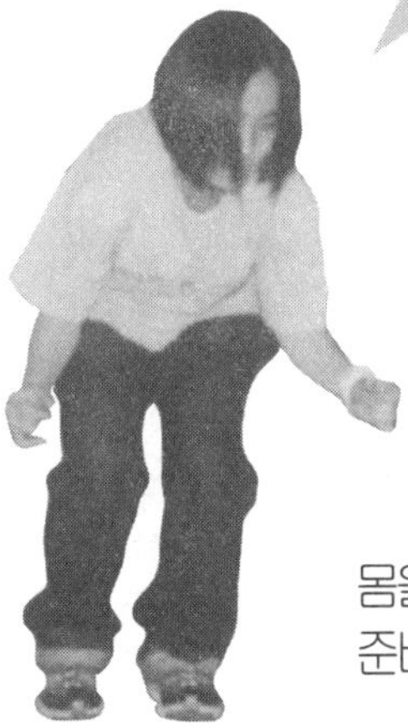

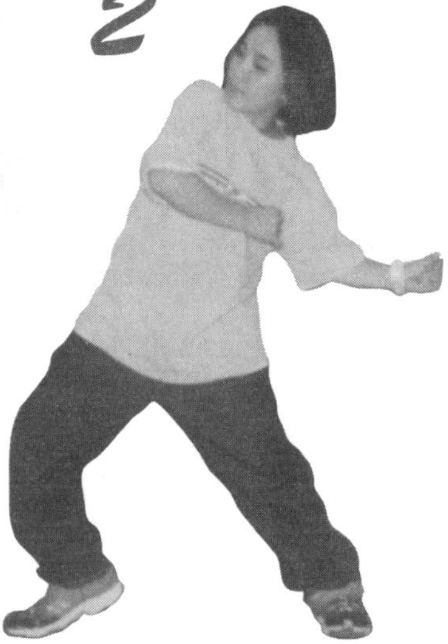

3 몸을 최대한 구부려 일어날 준비를 한다.

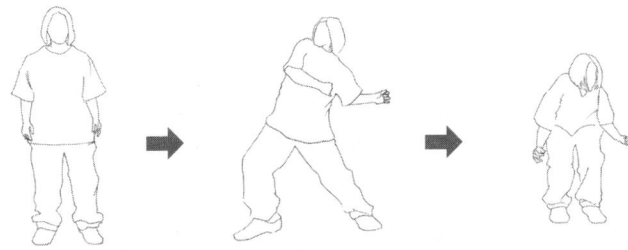

4 상체를 팅기듯이 일으킨다.

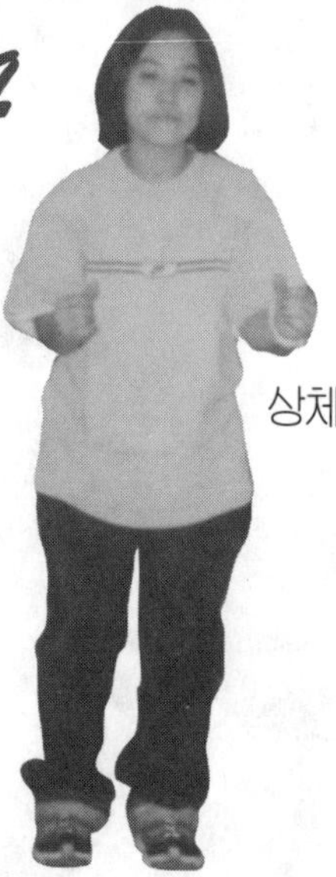

5 반대로 시선과 왼발을 왼쪽에 두고 두팔을 오른쪽에 두고 왼쪽으로 이동한다.

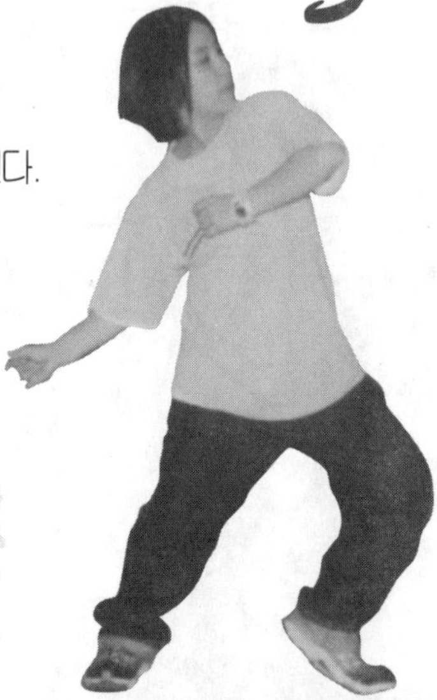

6 제자리

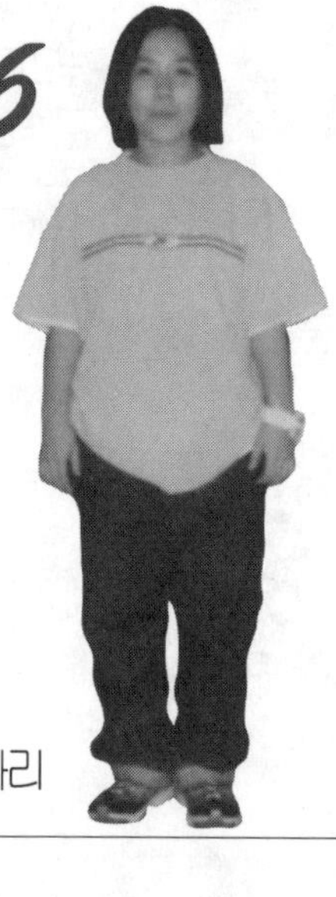

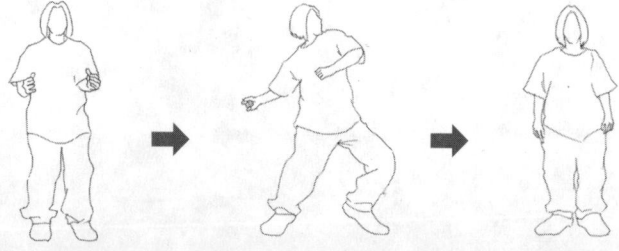

★ 응용2

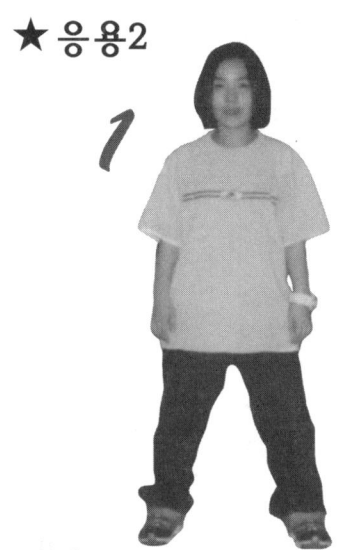

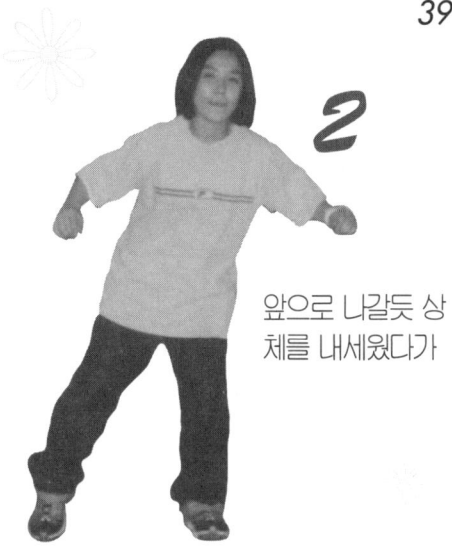

앞으로 나갈듯 상체를 내세웠다가

리듬을 느낀다.

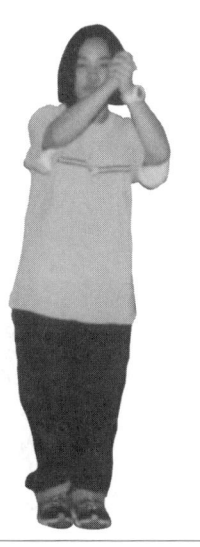

다리를 모으고 박수를 한번 친다.

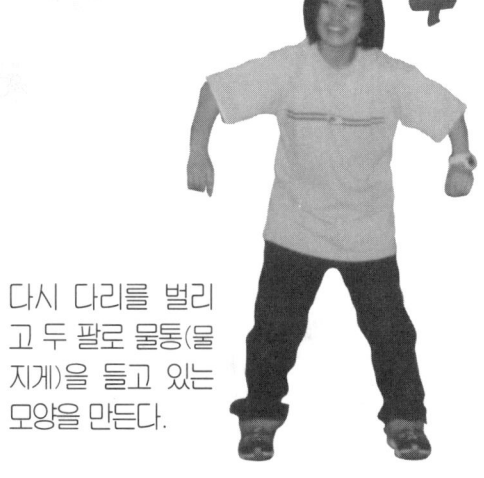

다시 다리를 벌리고 두 팔로 물통(물지게)을 들고 있는 모양을 만든다.

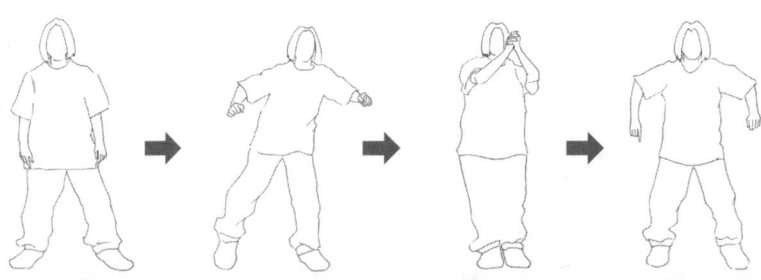

40

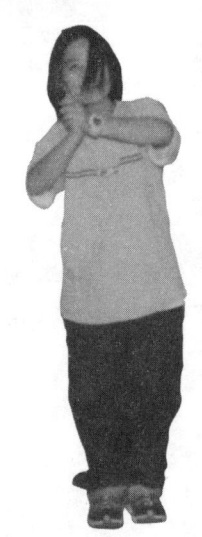

5 다시 다리를 모으면서 박수를 친다.

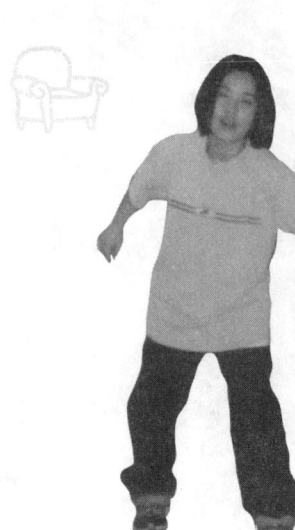

6 왼발과 왼팔을 앞에 놓고 달려 나갈 자세를 취한다.

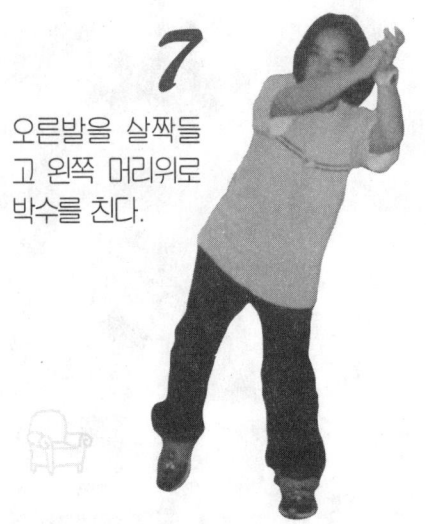

7 오른발을 살짝들고 왼쪽 머리위로 박수를 친다.

8 오른발을 내려 놓으며 팔모양을 물지게 든 모양을 한다.

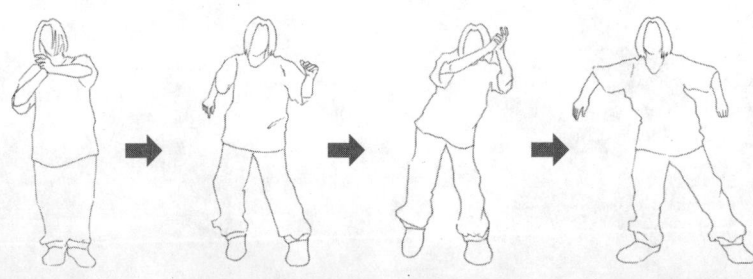

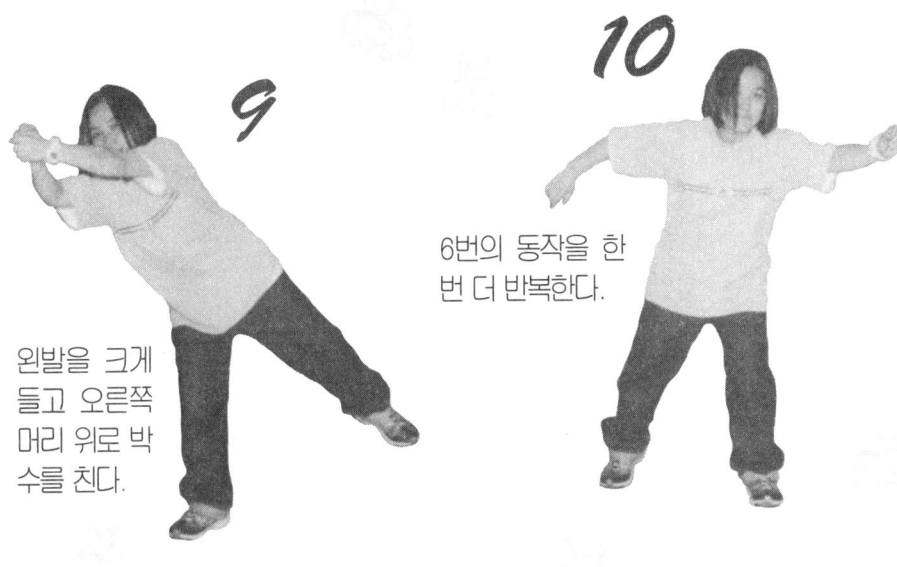

왼발을 크게 들고 오른쪽 머리 위로 박수를 친다.

6번의 동작을 한 번 더 반복한다.

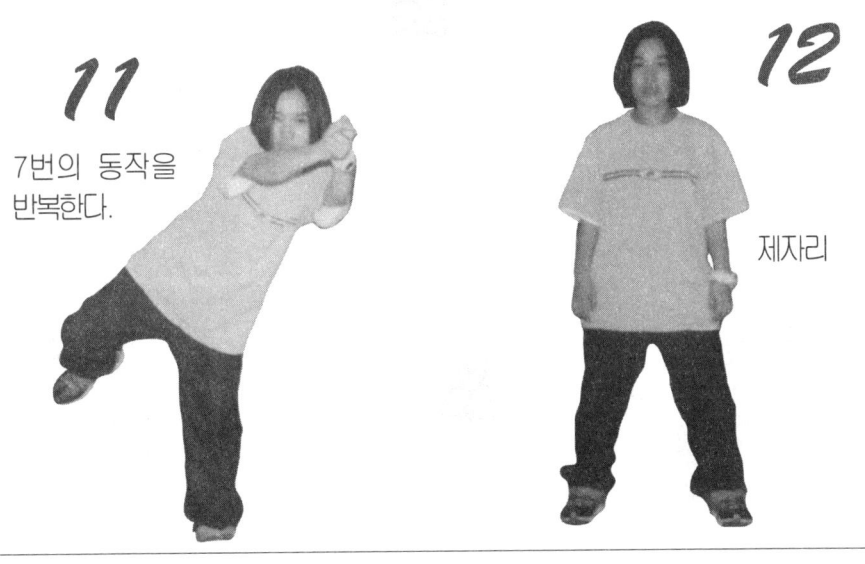

7번의 동작을 반복한다.

제자리

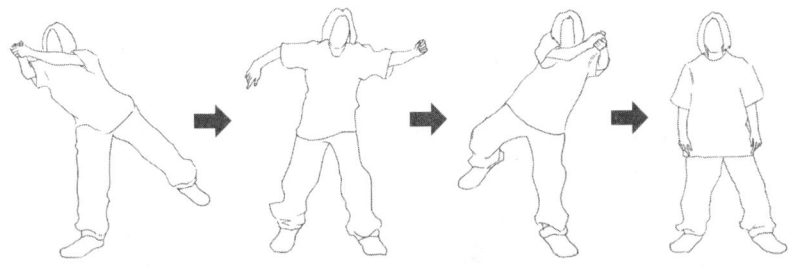

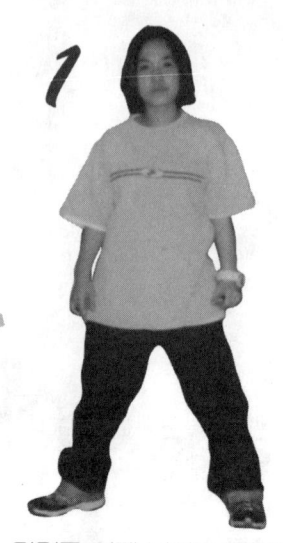

1

다리를 어깨 넓이로 벌린다.

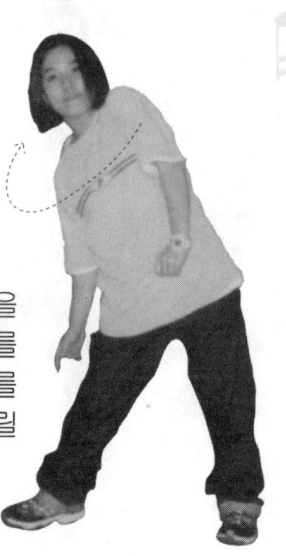

2

왼쪽으로 골반을 빼고 왼쪽어깨를 치켜들어 상체를 오른쪽으로 돌릴 준비를 한다.

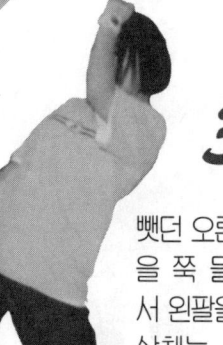

3

뺏던 오른쪽 골반을 쭉 들이 밀면서 왼팔을 올리고 상체는 45° 앞을 본다.

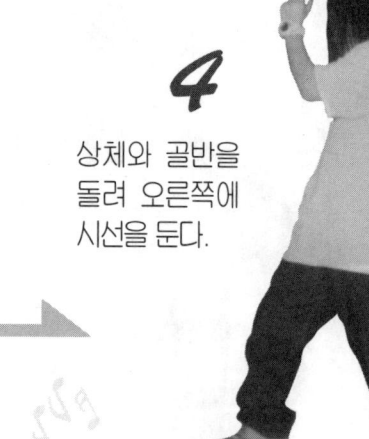

4

상체와 골반을 돌려 오른쪽에 시선을 둔다.

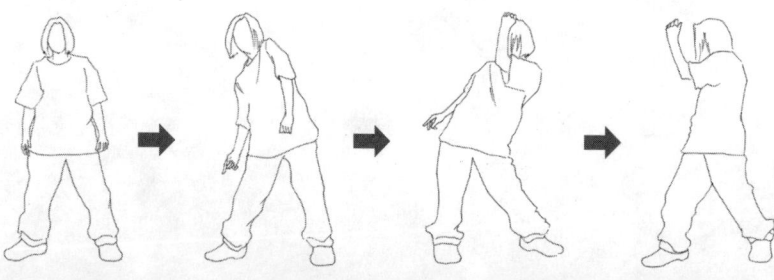

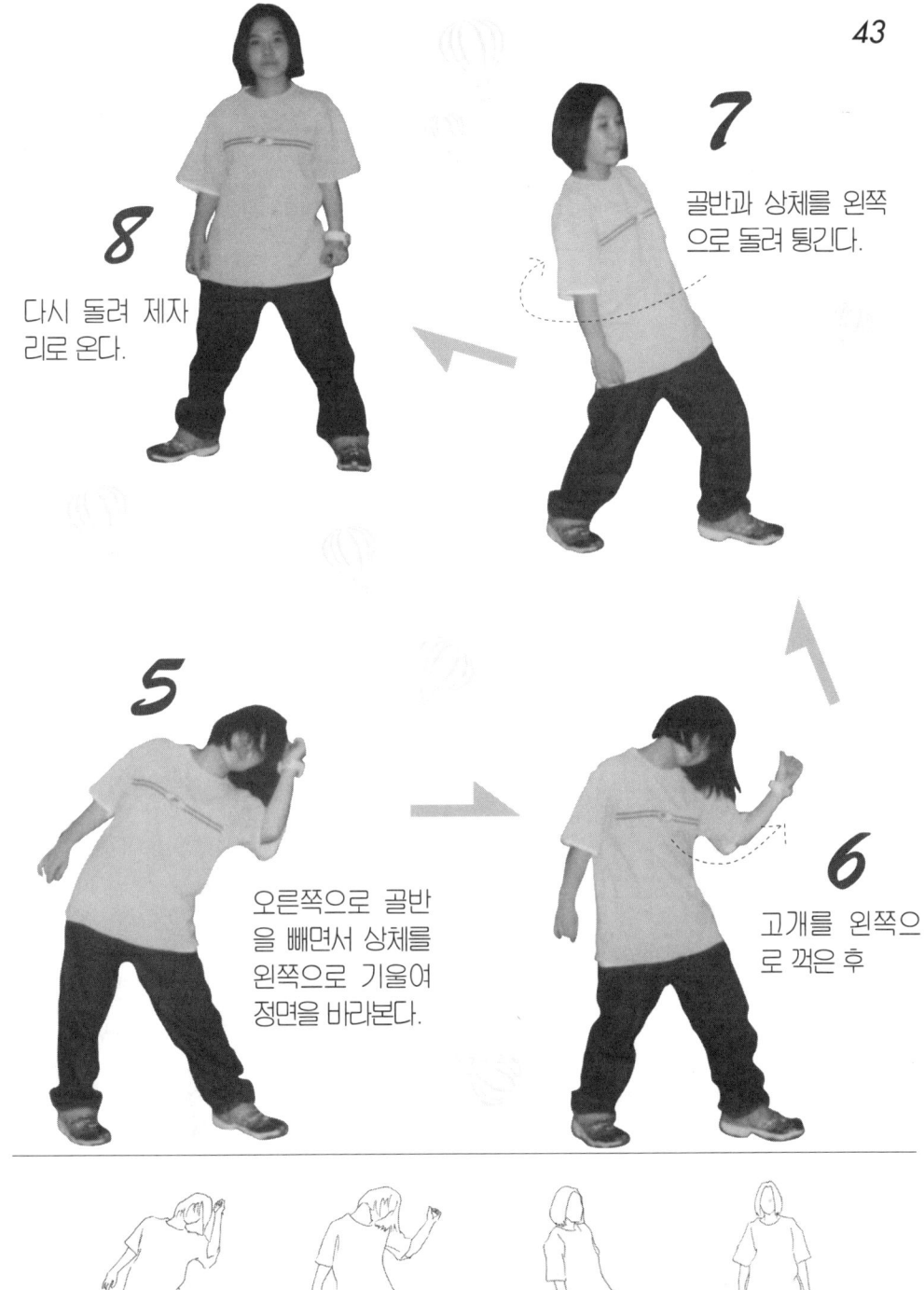

★ 가볍게 음악을 느끼는 동작

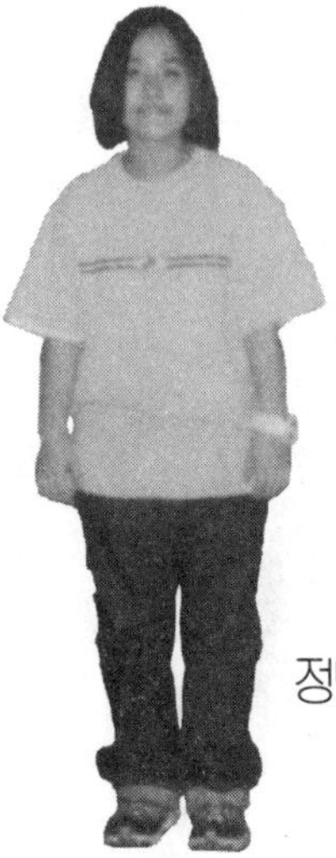

1 정면을 보다가

2 (상체의) 무게중심을 왼쪽으로

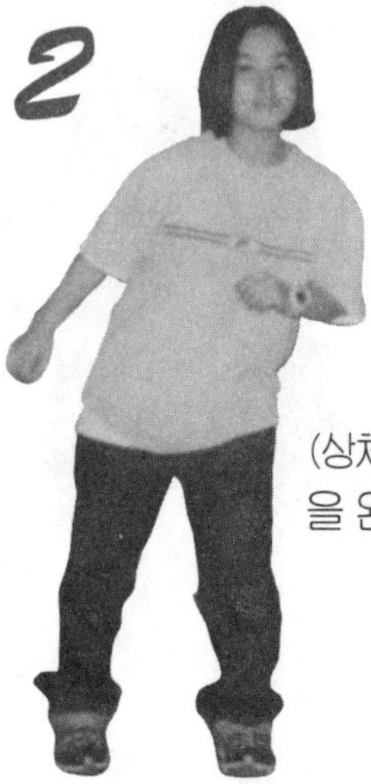

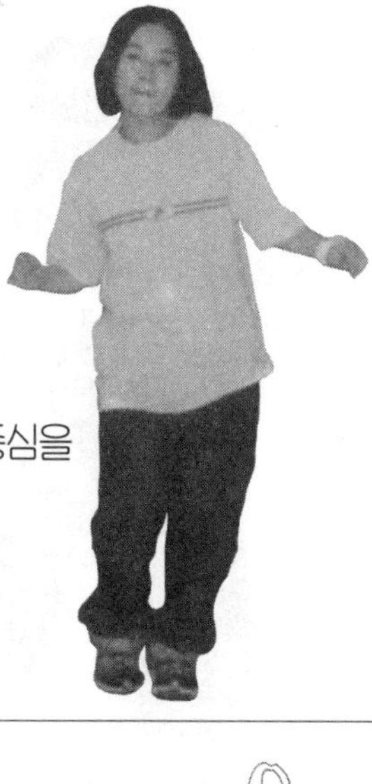

3 (상체의) 무게중심을 오른쪽으로

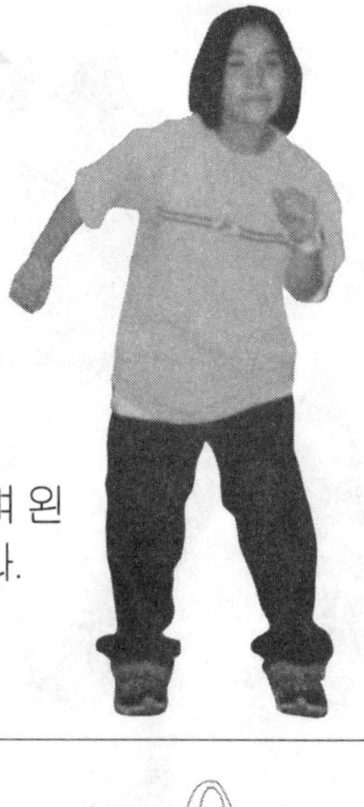

4 왼쪽팔을 접으며 왼쪽다리를 튕긴다.

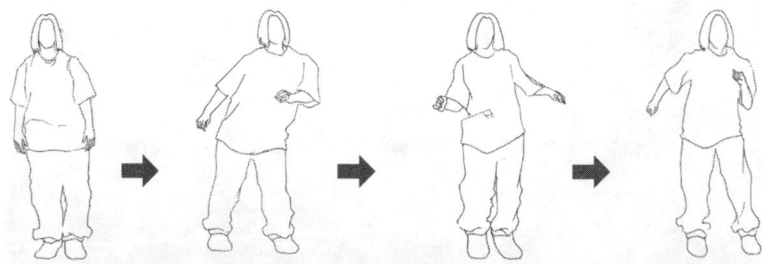

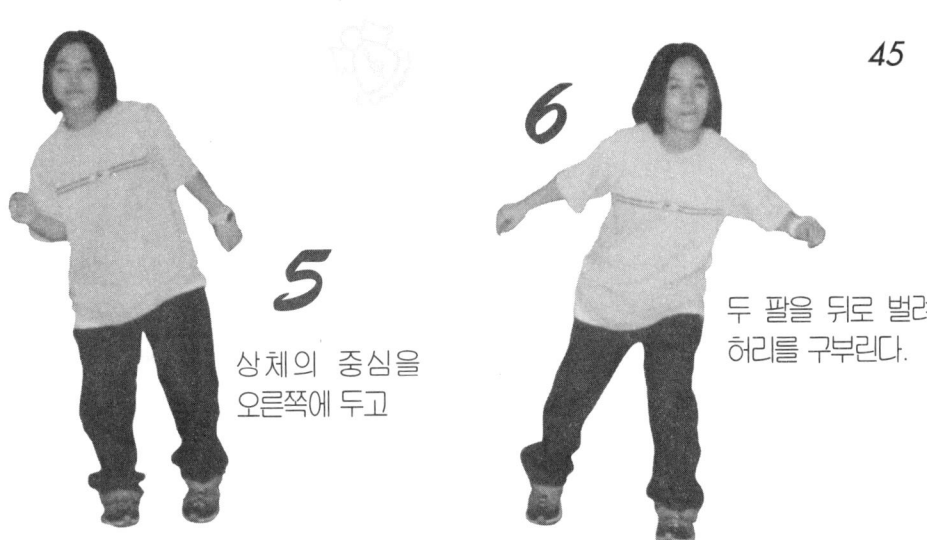

5 상체의 중심을 오른쪽에 두고

6 두 팔을 뒤로 벌려 허리를 구부린다.

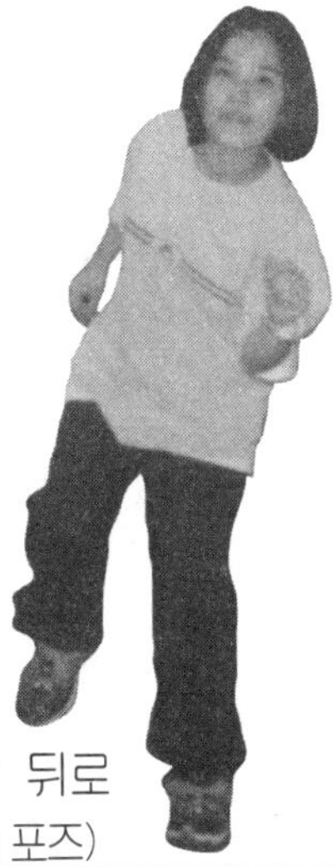

7 오른다리를 뒤로 둔다.(달리는 포즈)

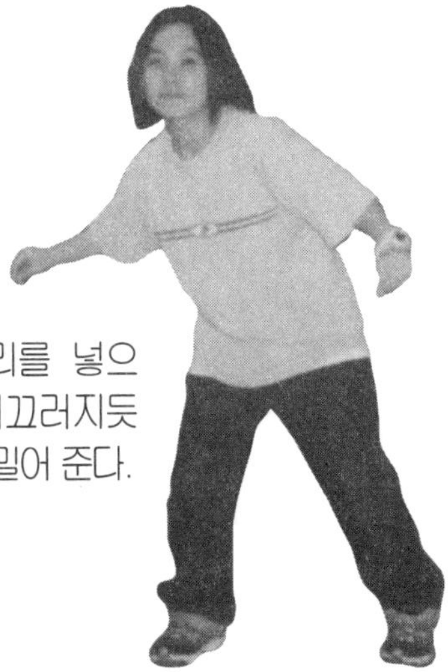

8 오른다리를 넣으면서 미끄러지듯 왼발을 밀어 준다.

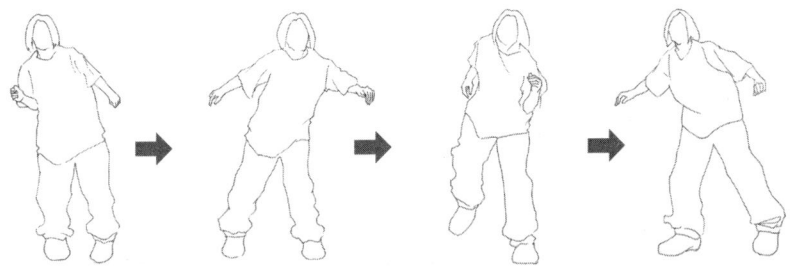

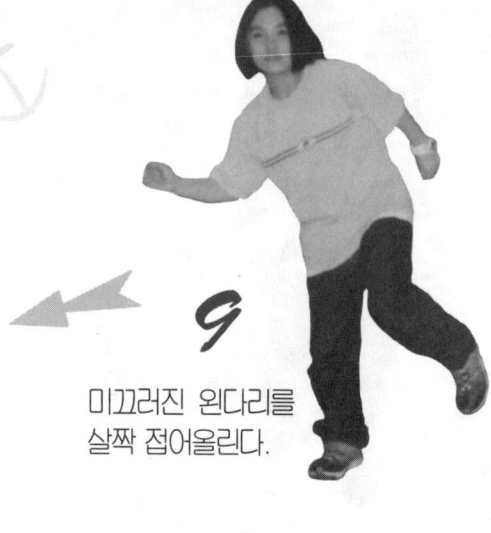

9 미끄러진 왼다리를 살짝 접어올린다.

10 걸어가듯 들었던 왼다리를 앞에 놓고 오른다리를 뒤로 미끄러지듯 밀어 준다.

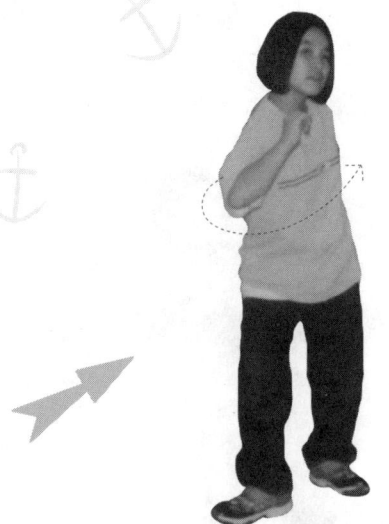

11 상체를 뒤로 돌려 오른팔을 내민다.

12 왼팔과 왼다리를 앞으로 놓으며 오른쪽어깨를 낸다.

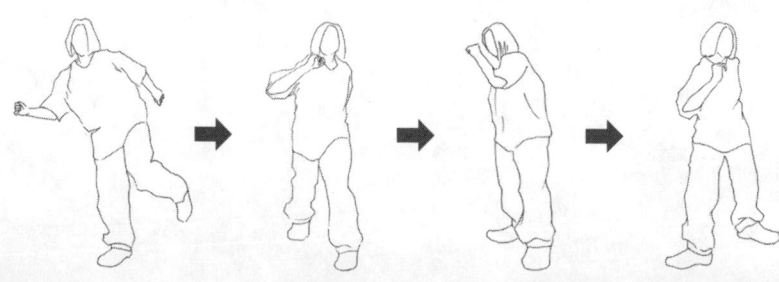

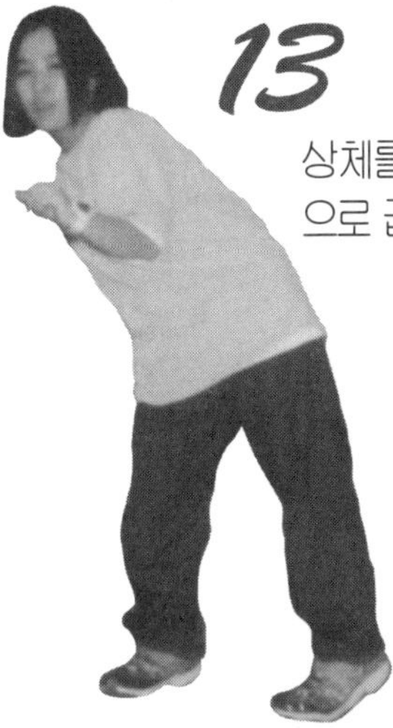

13
상체를 오른쪽으로 굽힌다.

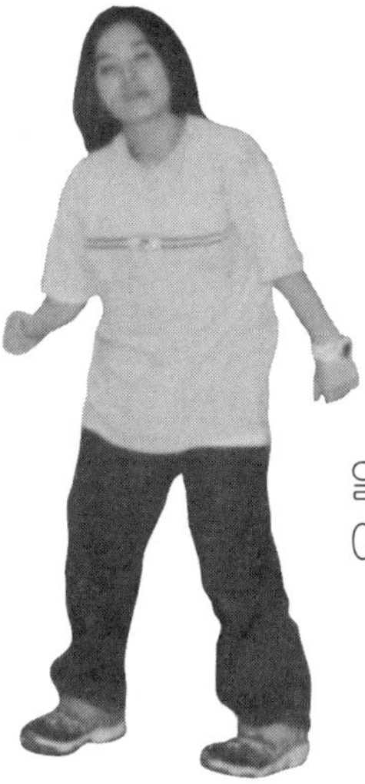

14
일어나 왼쪽으로 이동 준비.

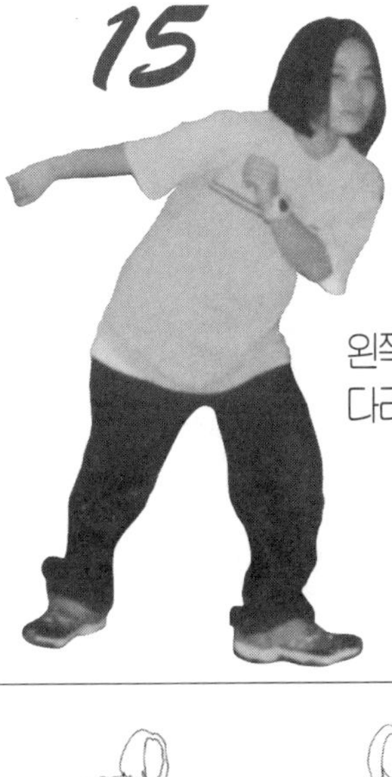

15
왼쪽으로 상체와 다리를 놓는다.

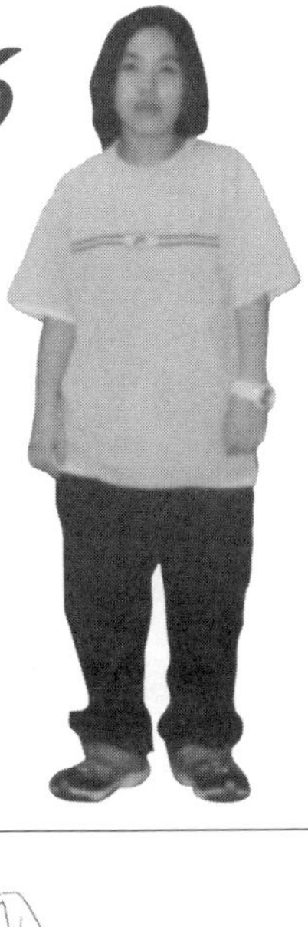

16
제자리

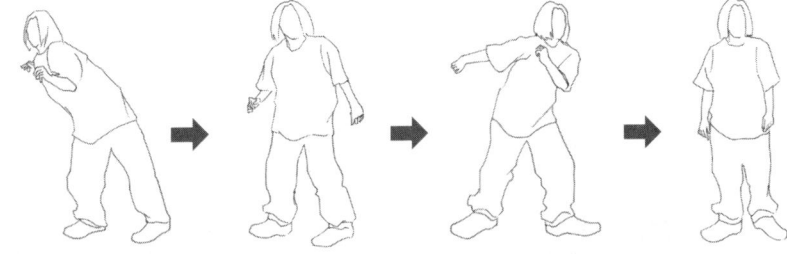

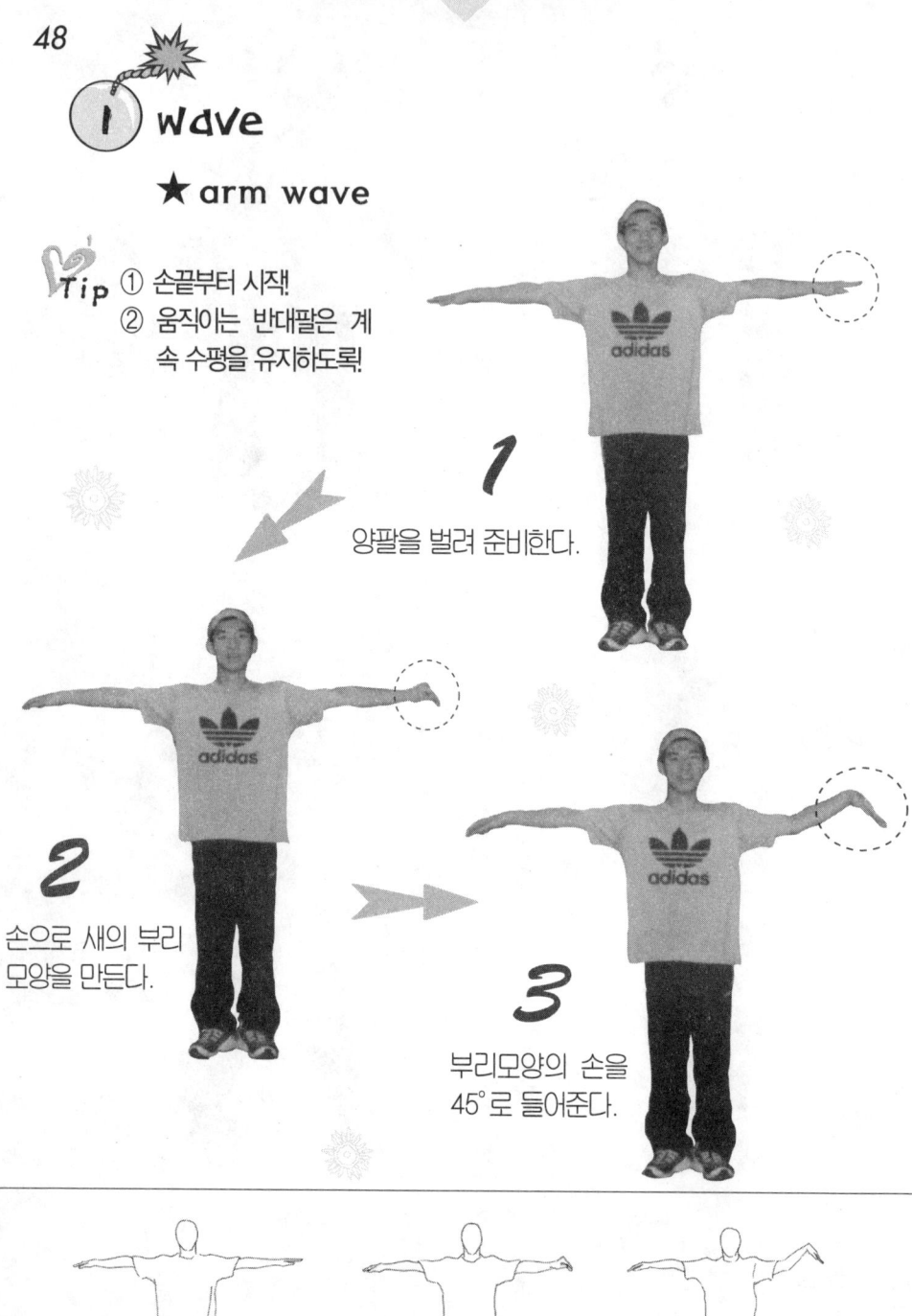

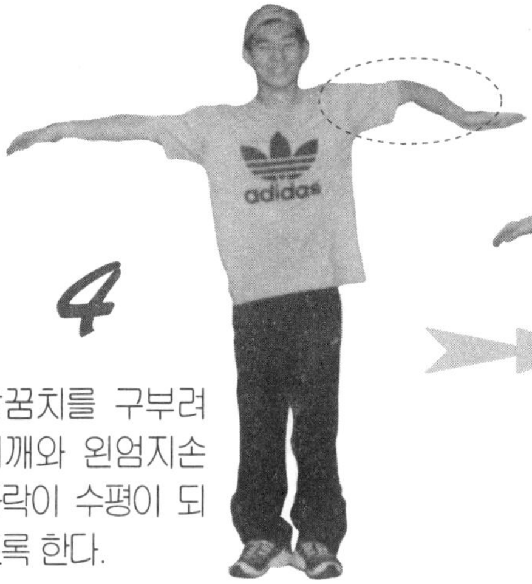

49

4
팔꿈치를 구부려 어깨와 왼엄지손가락이 수평이 되도록 한다.

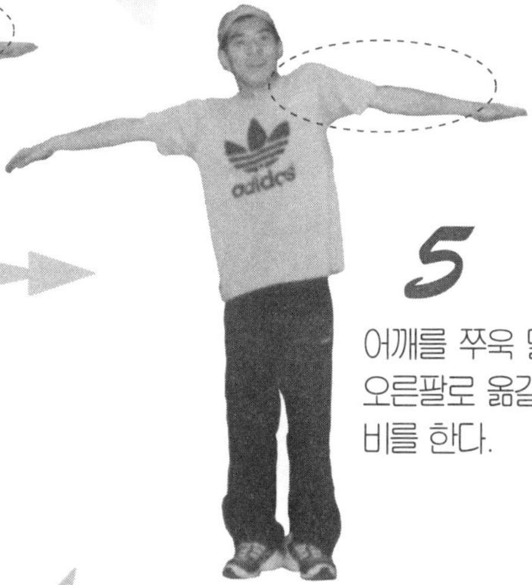

5
어깨를 쭈욱 밀어 오른팔로 옮길 준비를 한다.

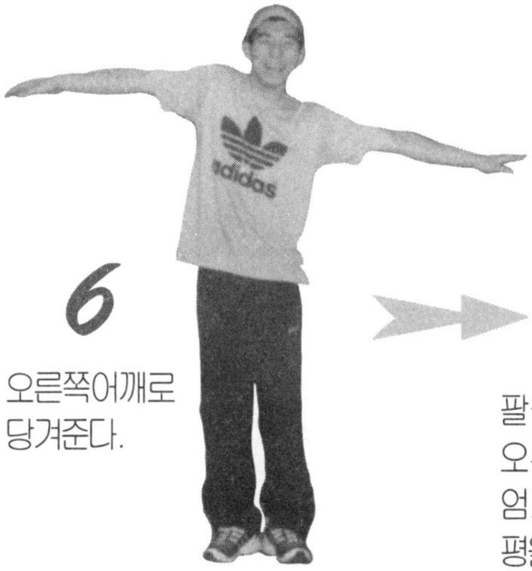

6
오른쪽어깨로 당겨준다.

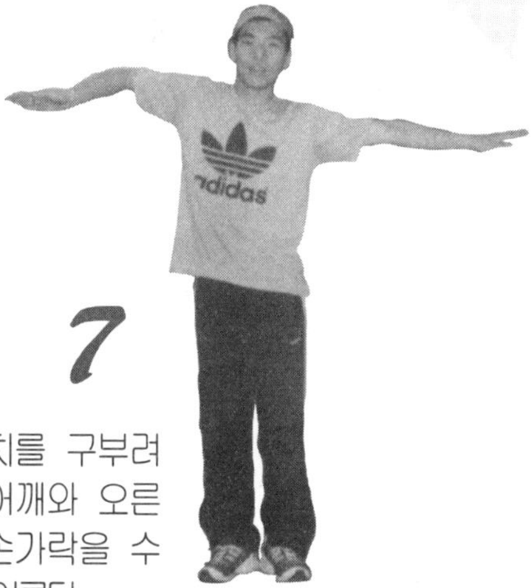

7
팔꿈치를 구부려 오른어깨와 오른엄지손가락을 수평을 이룬다.

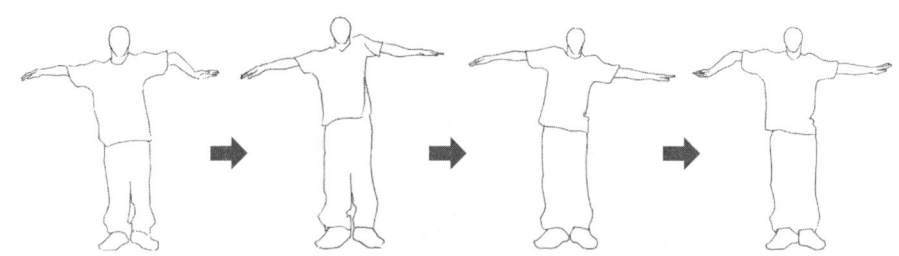

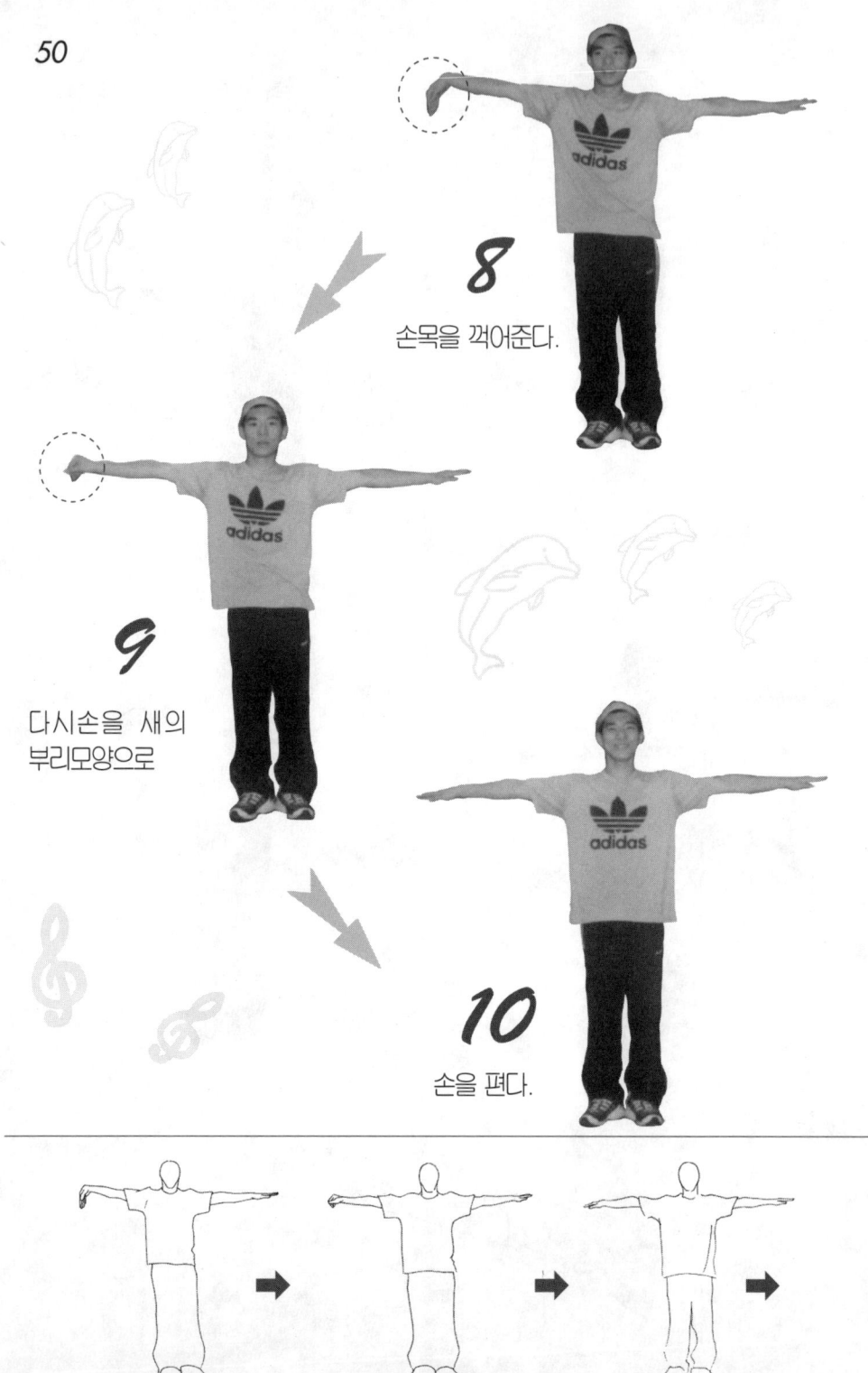

★ body wave

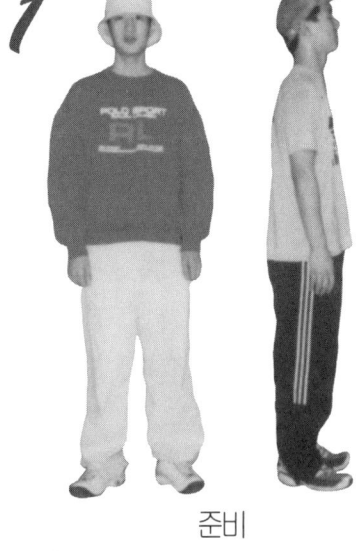

1 준비

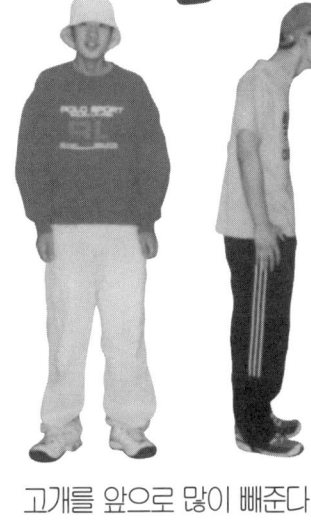

2 고개를 앞으로 많이 빼준다.

3 가슴을 최대한으로 내민다.
(등뼈가 들어가도록)

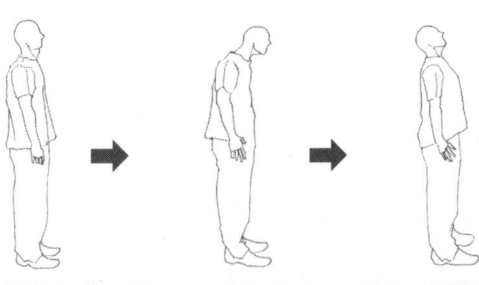

배를 내민다.

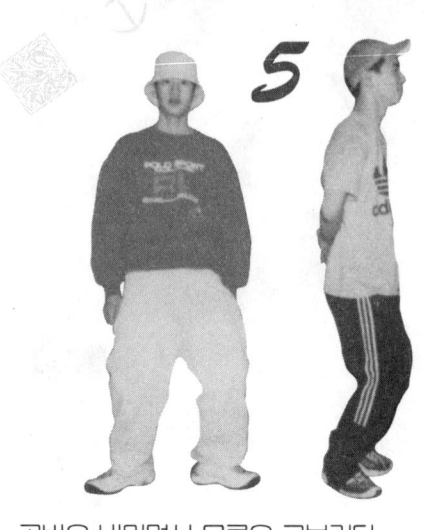
골반을 내밀면서 무릎을 구부린다.

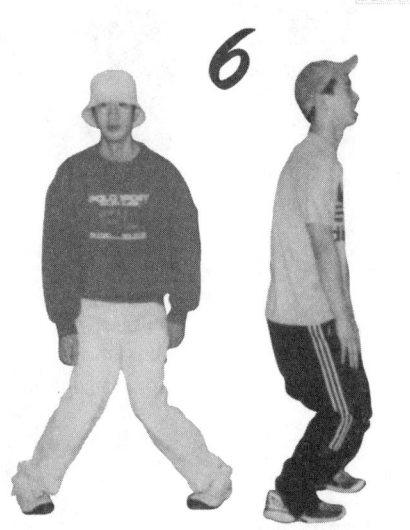
다리벌린 상태에서 무릎만 구부린다.

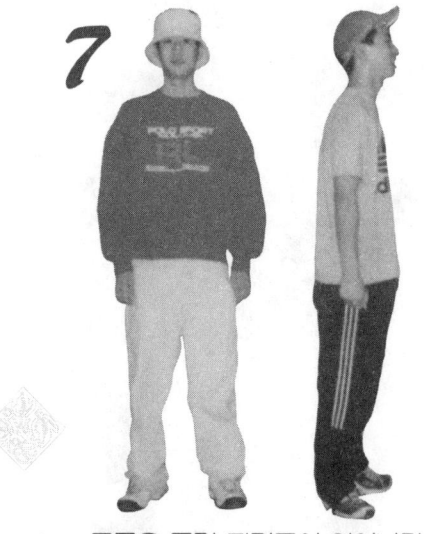
무릎을 돌려 튕기듯이 일어난다.

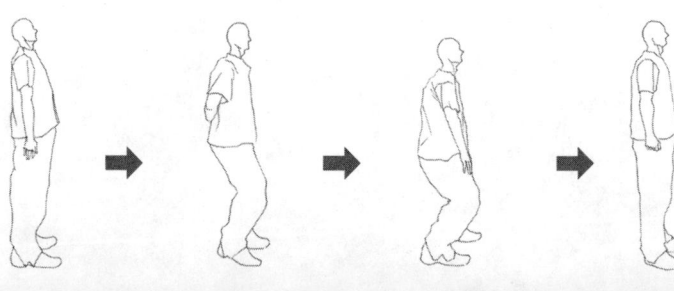

★ touch wave 1

1 왼손이 지적하는 곳의 움직임을 주목한다.

2 왼손이 손가락을 가리키면 손가락을 할퀴듯이 구부린다.

3 왼손이 손목을 가리키면 손으로 새 부리모양의 손을 만든다.

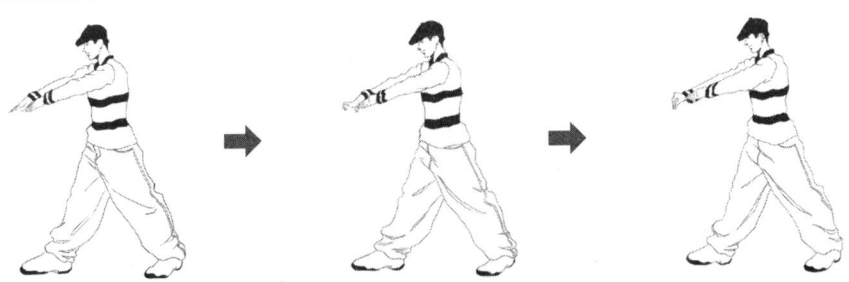

4 손목을 직각으로 편다.

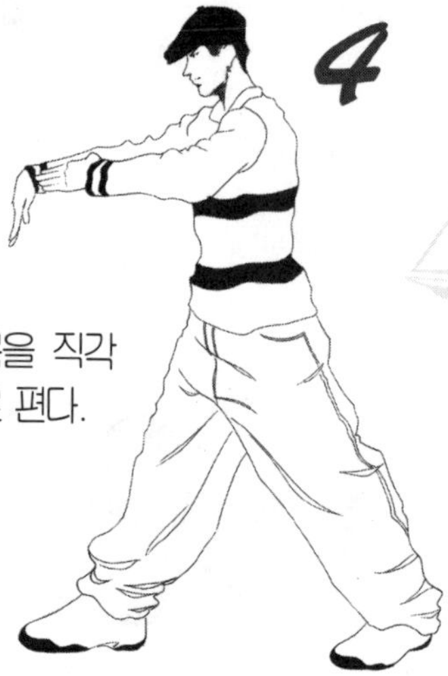

5 팔꿈치를 각있게 구부린다.

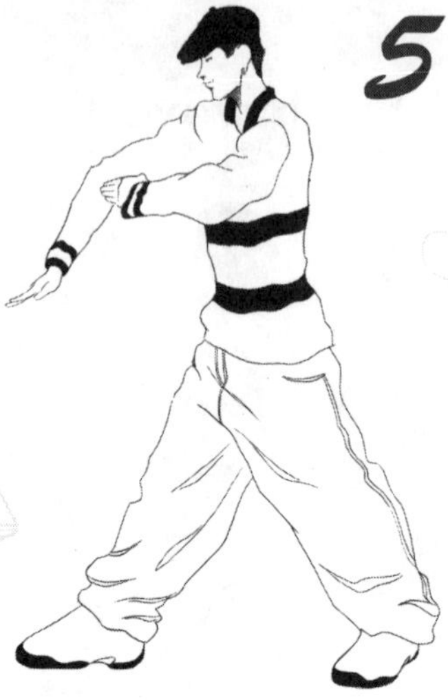

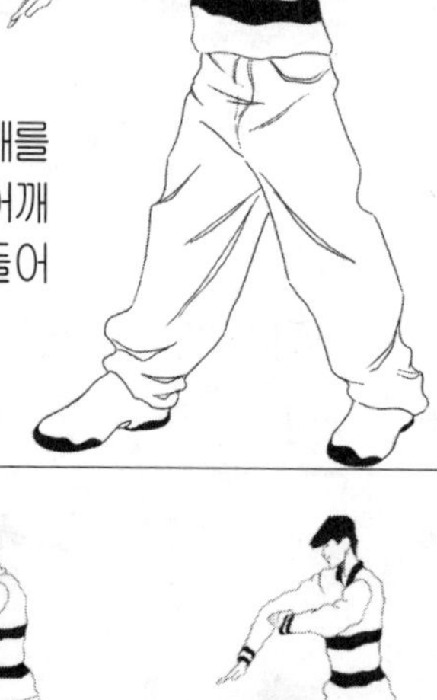

6 왼손이 어깨를 가르치면 어깨를 살짝 들어 밀어준다.

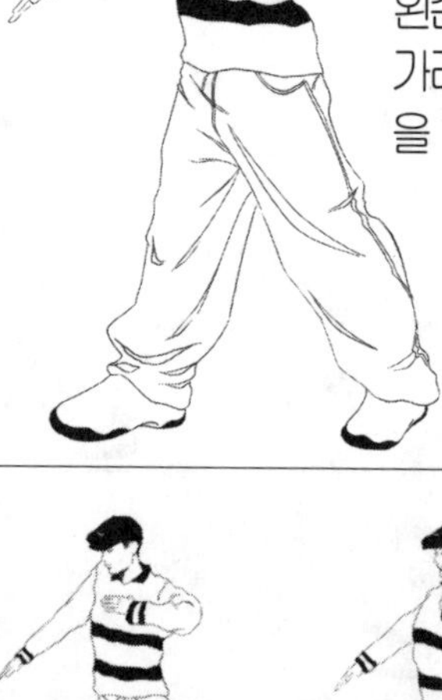

7 왼손이 가슴을 가리키면 가슴을 내민다.

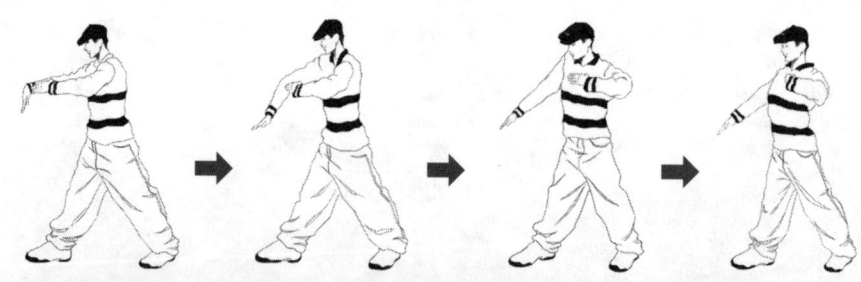

8
왼손이 배를 가리키면 배만 있는 힘것 내민다.

9
왼손을 배를 스쳐 골반으로 내려가는 모습을 보인다.

10
골반을 밀어 무릎을 모은다.

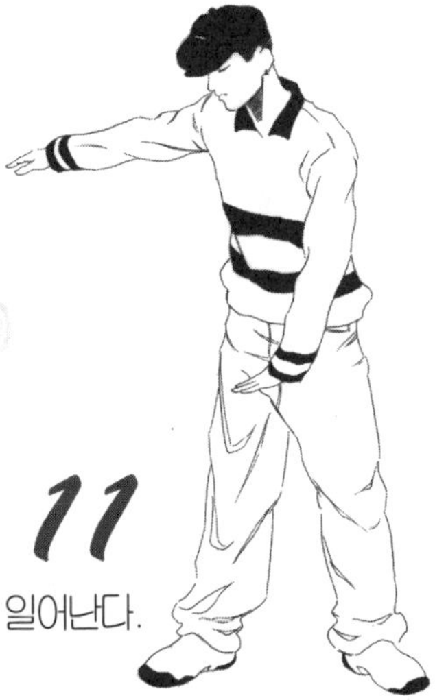

11
무릎을 돌려 일어난다.

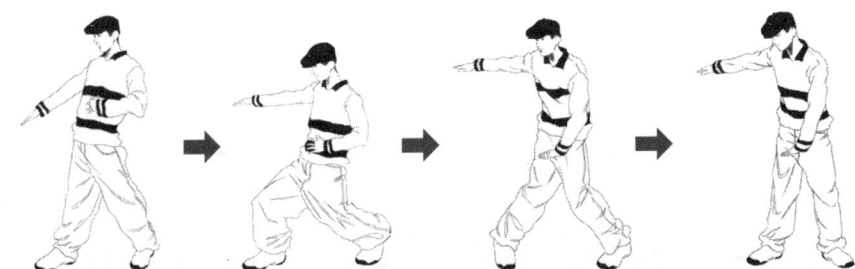

★ touch wave 2

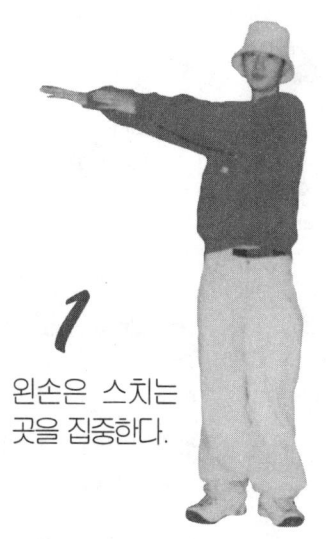

1 왼손은 스치는 곳을 집중한다.

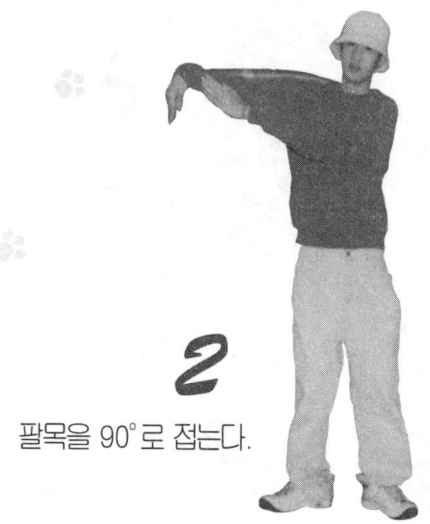

2 팔목을 90°로 접는다.

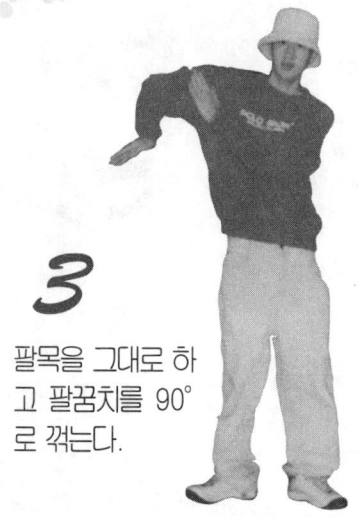

3 팔목을 그대로 하고 팔꿈치를 90°로 꺾는다.

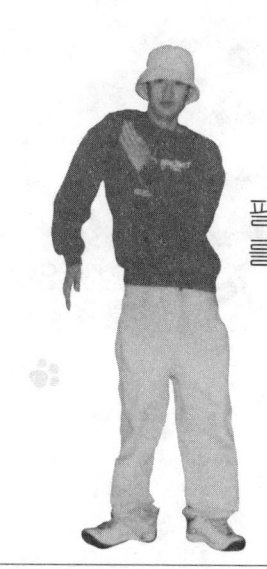

4 팔을 밀어 어깨를 끌어올린다.

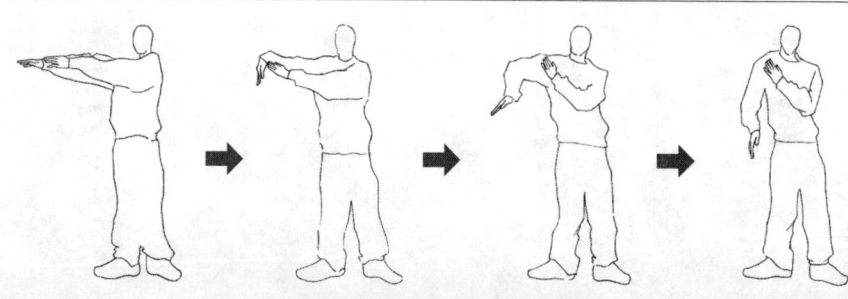

5

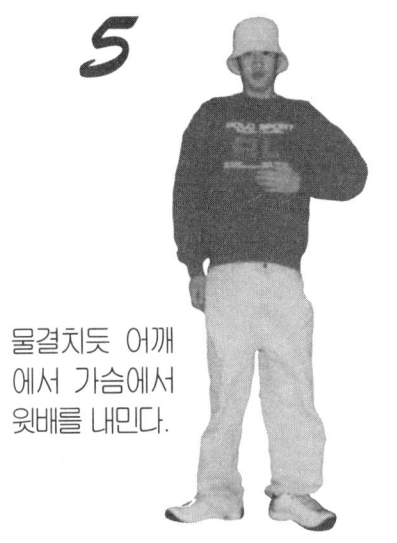

물결치듯 어깨에서 가슴에서 윗배를 내민다.

6

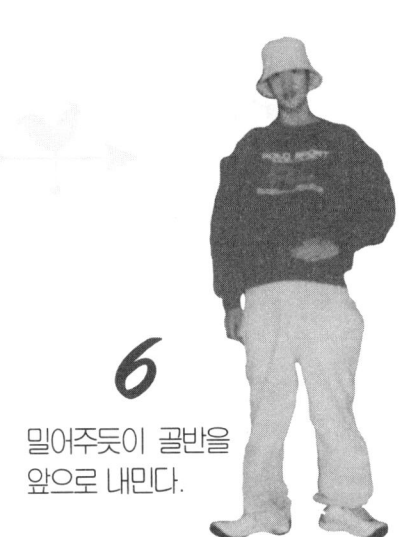

밀어주듯이 골반을 앞으로 내민다.

7

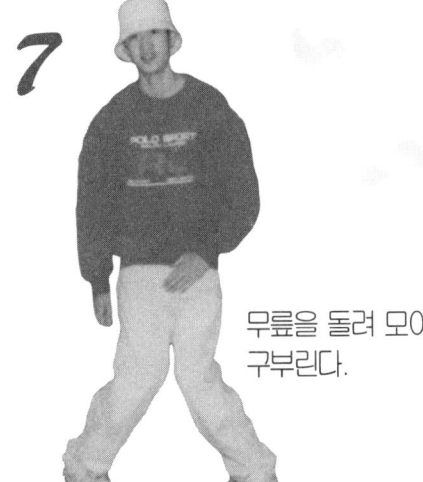

무릎을 돌려 모아 구부린다.

8

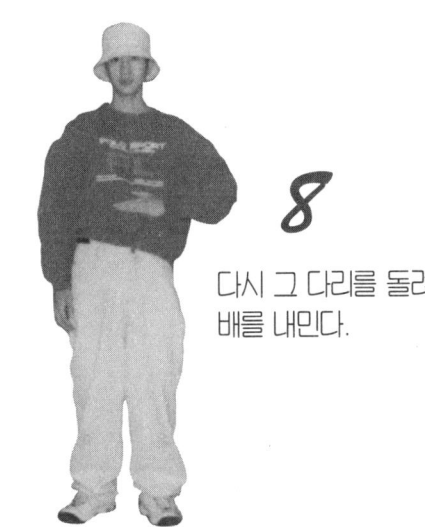

다시 그 다리를 돌려 배를 내민다.

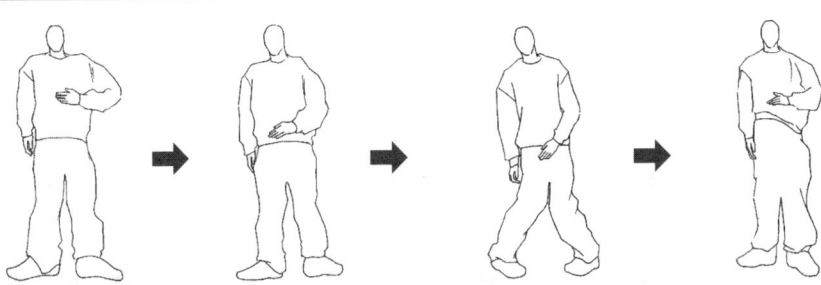

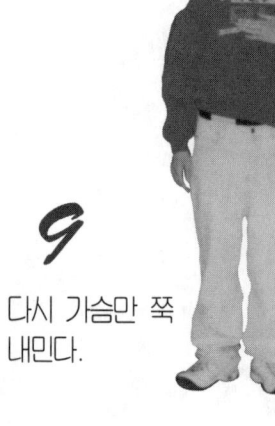

9
다시 가슴만 쭉 내민다.

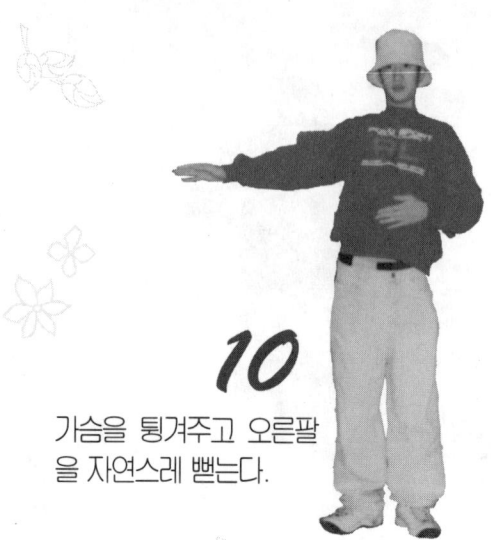

10
가슴을 튕겨주고 오른팔을 자연스레 뻗는다.

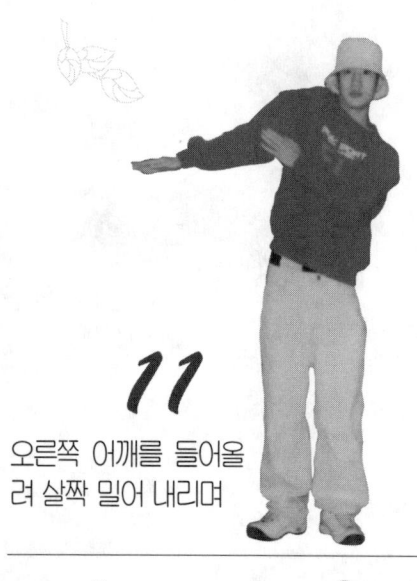

11
오른쪽 어깨를 들어올려 살짝 밀어 내리며

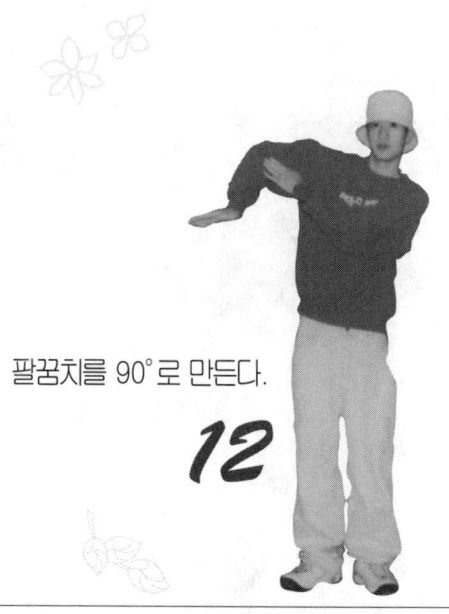

12
팔꿈치를 90°로 만든다.

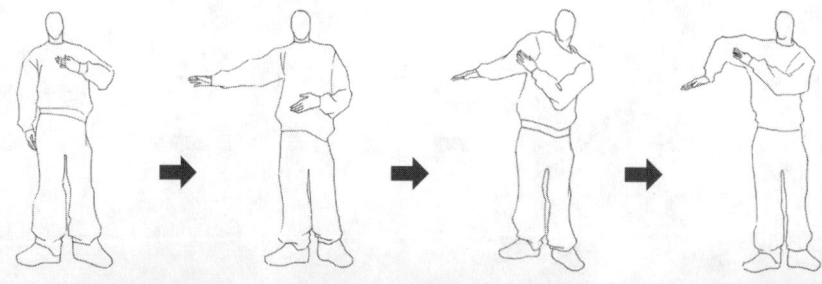

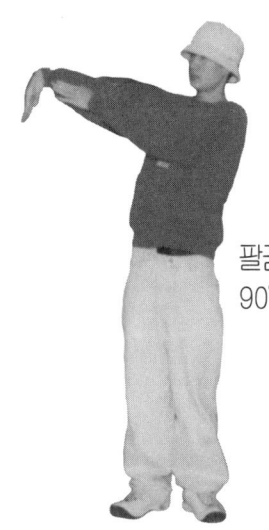

13 팔꿈치를 펴면서 팔목을 90°로 만든다.

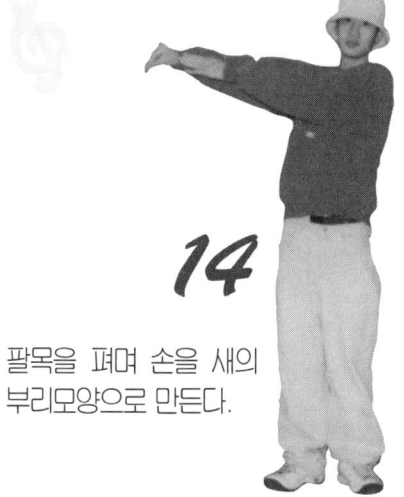

14 팔목을 펴며 손을 새의 부리모양으로 만든다.

15 손을 펴면서 손가락을 구부린다.

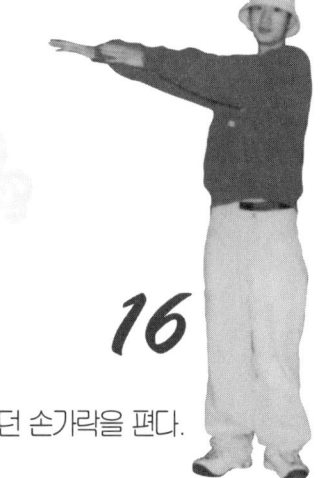

16 구부렸던 손가락을 편다.

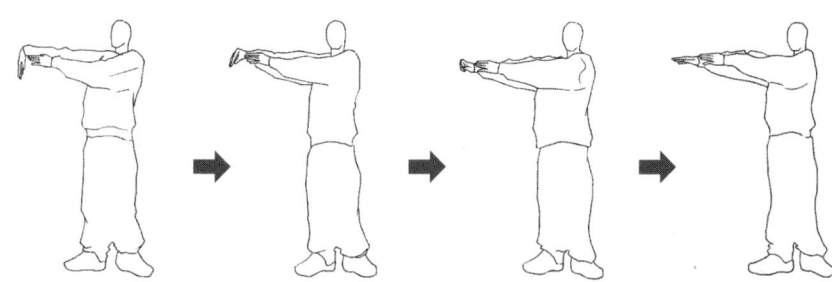

1

리듬을 느낀다.

2

오른쪽으로 골반을 쭉 내밀고 튕긴다.

3

무릎으로 원을 그리고

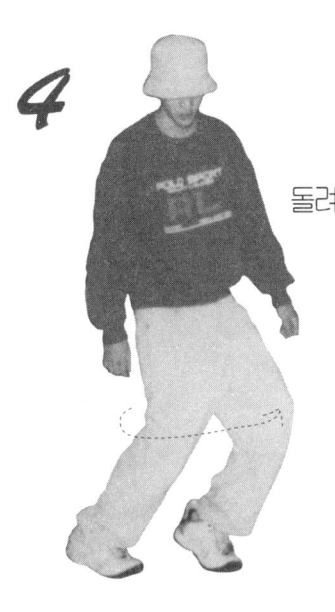

4

돌려준다.

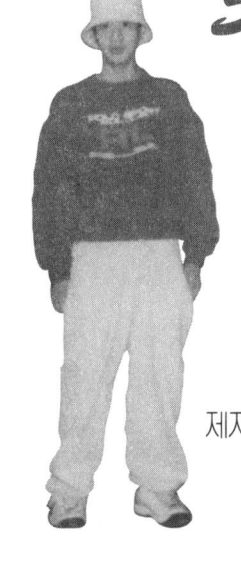

5

제자리

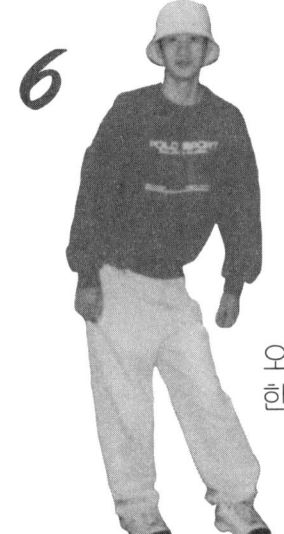

6

오른쪽을 골반을 내밀고
한번 튕긴다.

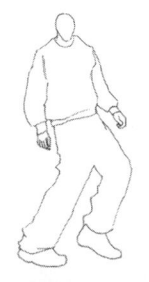 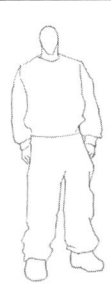  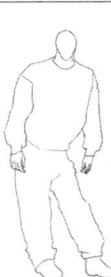

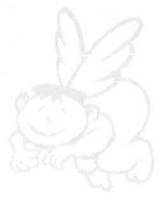

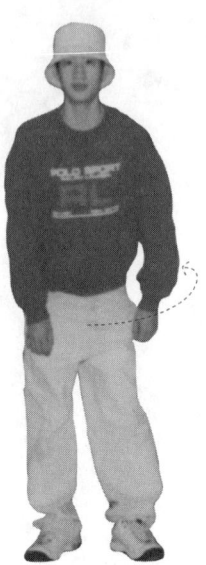

7

골반을 뒤로 내민다.

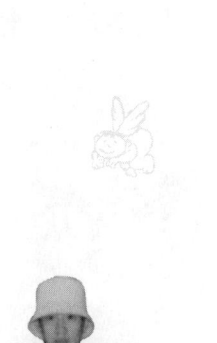

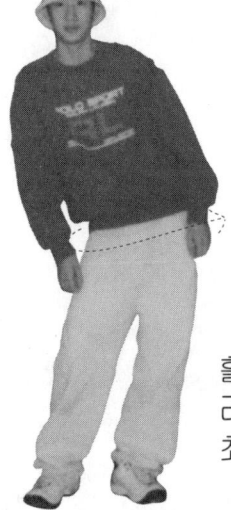

8

훌라우프 하듯이 허리를 돌린다. 최대한 크게 내민다.

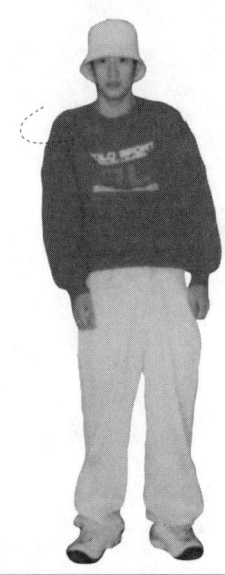

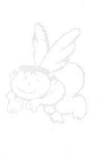

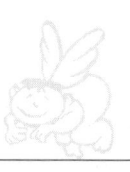

9

어깨로 원을 그린다.

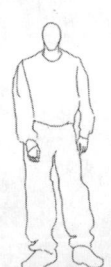 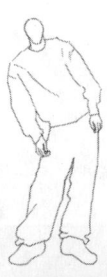  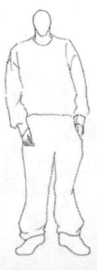

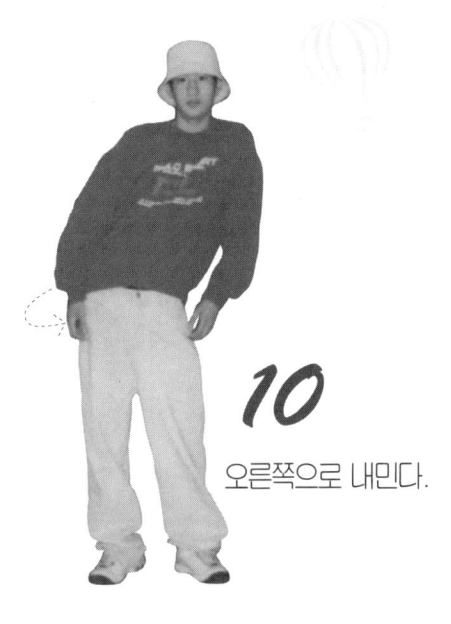

10 오른쪽으로 내민다.

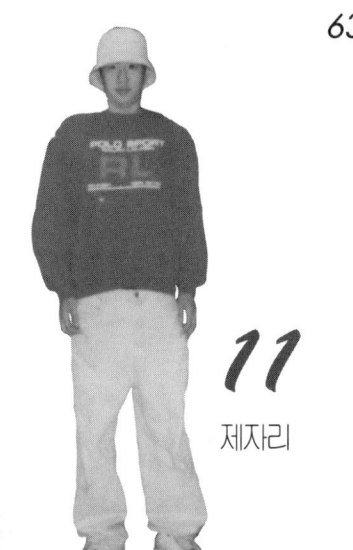

11 제자리

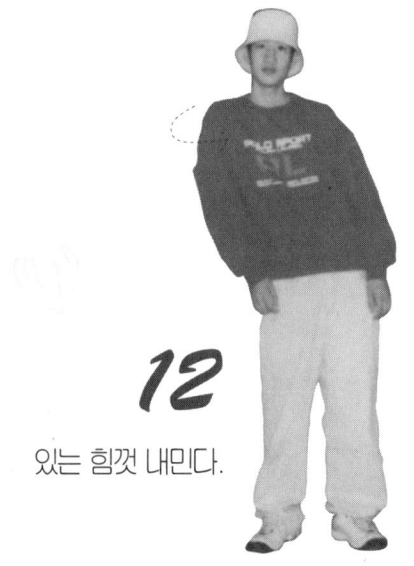

12 있는 힘껏 내민다.

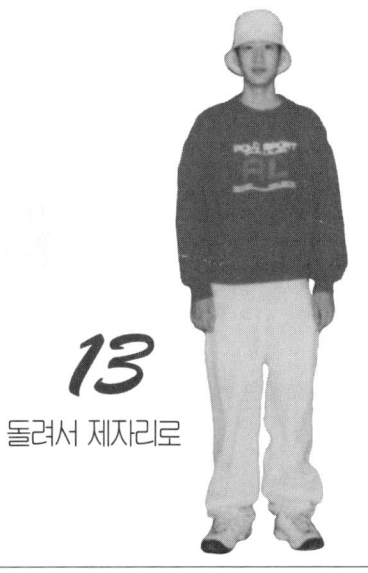

13 돌려서 제자리로

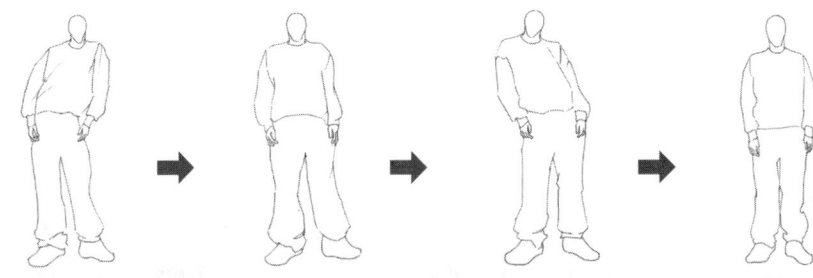

② 팝핑 & 응용 (부갈로)

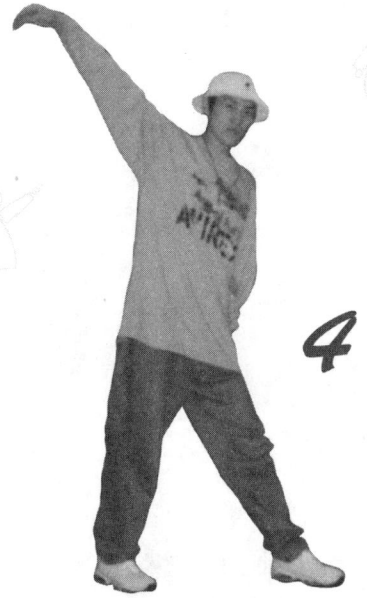

1

다리를 어깨넓이로 벌린다.

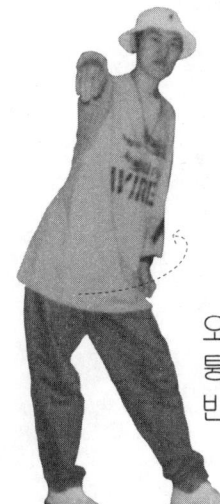

2

오른팔 팔꿈치를 돌려 튕기며 몸을 돌려 골반을 쭉 내민다.

3

반대로 한다.

4

왼팔을 크게 우측상단 45°로 뻗은 후

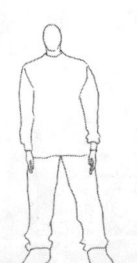 →  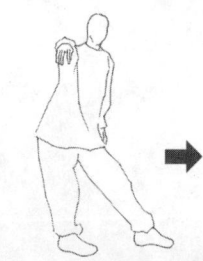 → 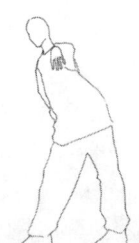 →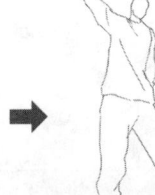

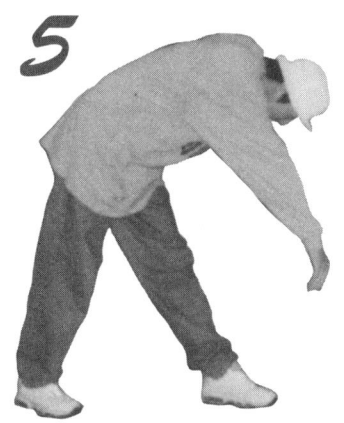

몸을 돌려 그 팔 그대로 45° 왼쪽 아래 방향으로 내린다.

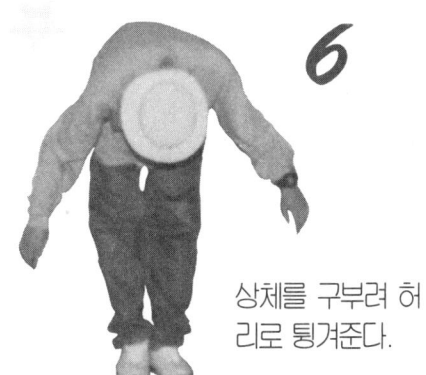

상체를 구부려 허리로 튕겨준다.

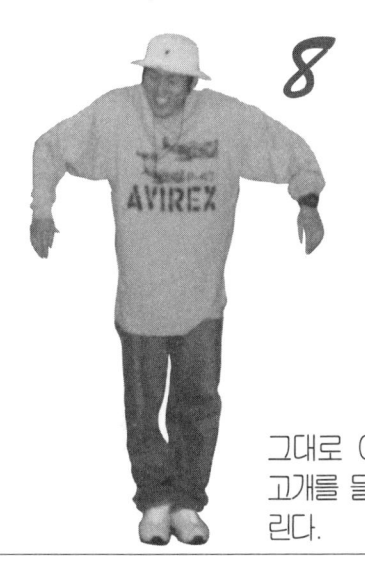

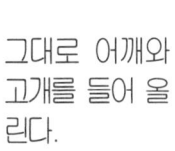

그대로 어깨와 고개를 들어 올린다.

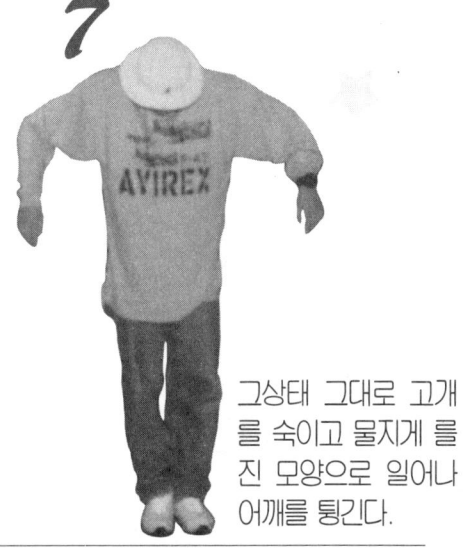

그 상태 그대로 고개를 숙이고 물지게를 진 모양으로 일어나 어깨를 튕긴다.

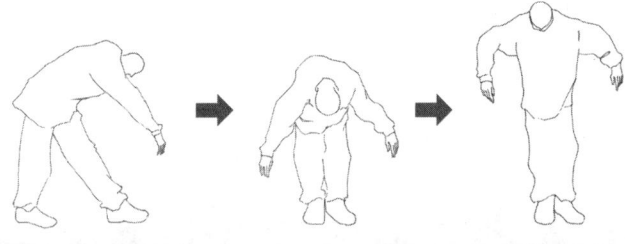

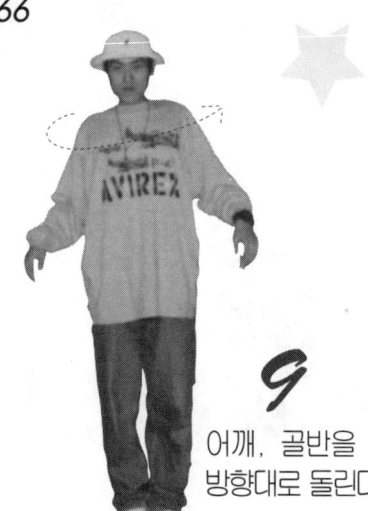

9
어깨, 골반을 → 방향대로 돌린다.

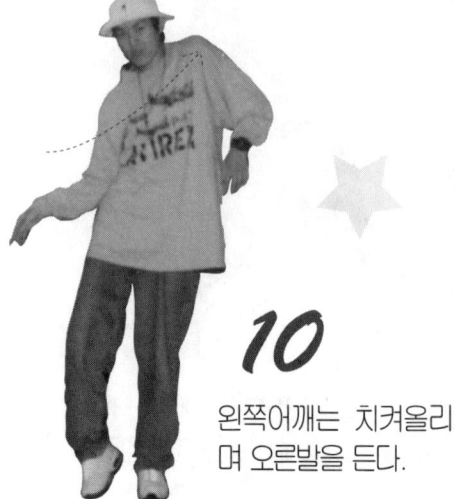

10
왼쪽어깨는 치켜올리며 오른발을 든다.

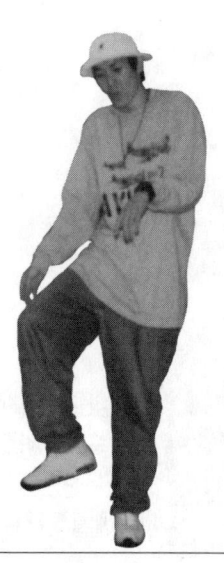

11
오른발을 살짝 들어올리며 어깨를 튕긴다.

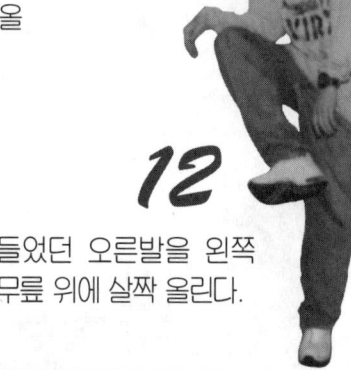

12
들었던 오른발을 왼쪽 무릎 위에 살짝 올린다.

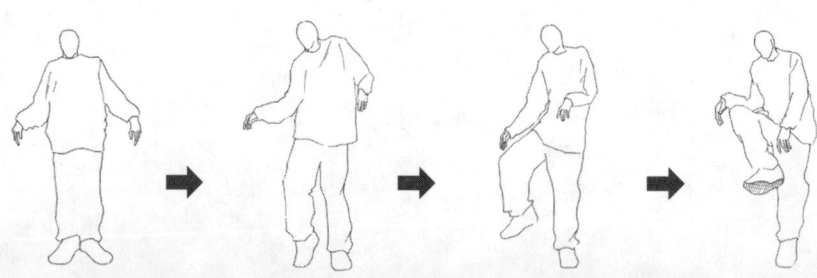

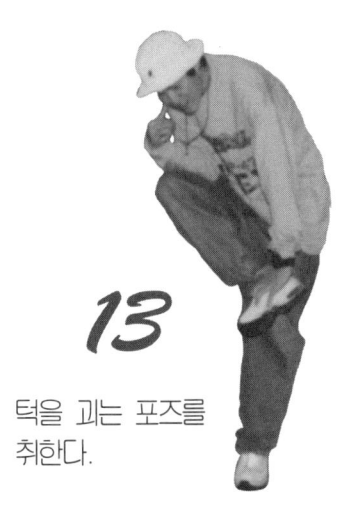

13

턱을 괴는 포즈를 취한다.

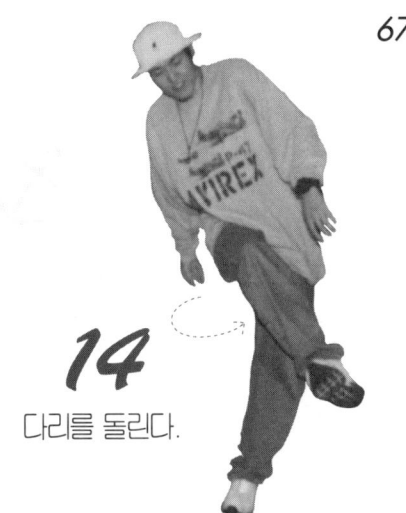

14

다리를 돌린다.

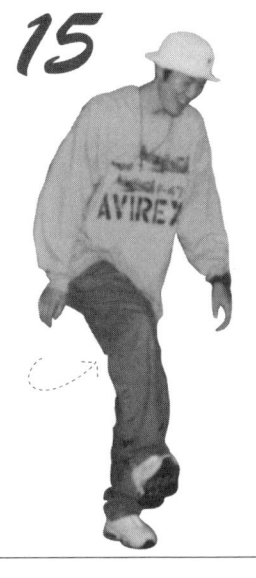

15

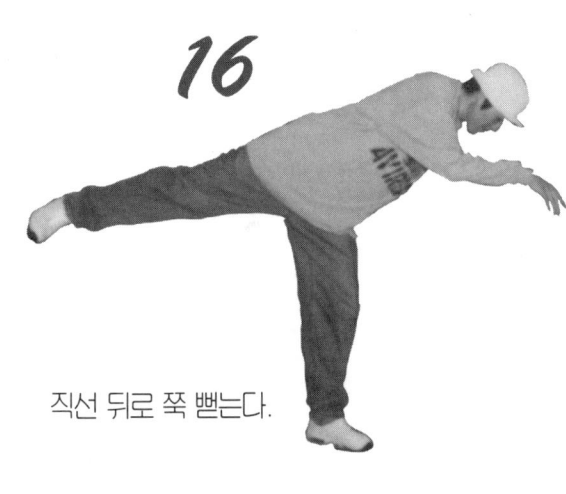

16

직선 뒤로 쭉 뻗는다.

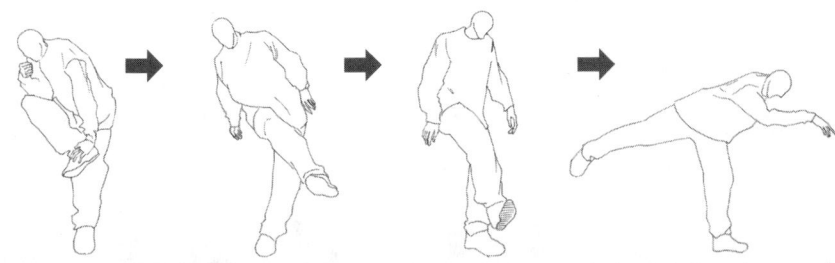

1 가슴을 튕겨준다.

2 오른발을 들어 튕겨준다.

3 멈춘자세로 한번 더 튕겨준다.

4 상체를 최대한 웅크린다.

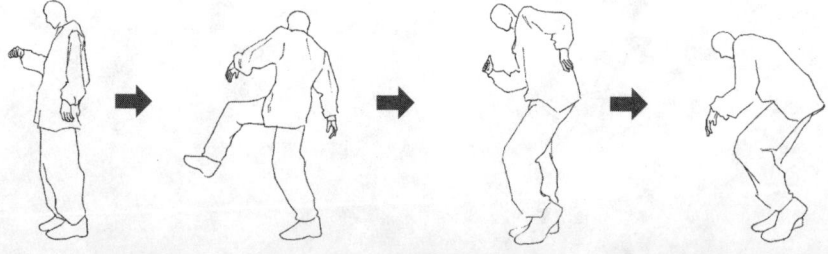

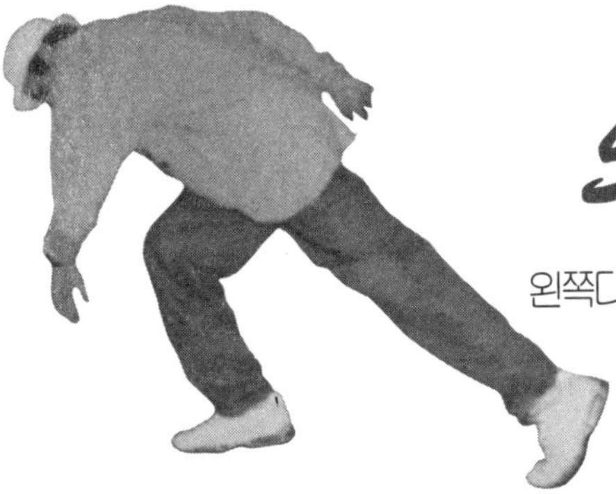

5

왼쪽다리를 뒤로 쭉 뻗는다.

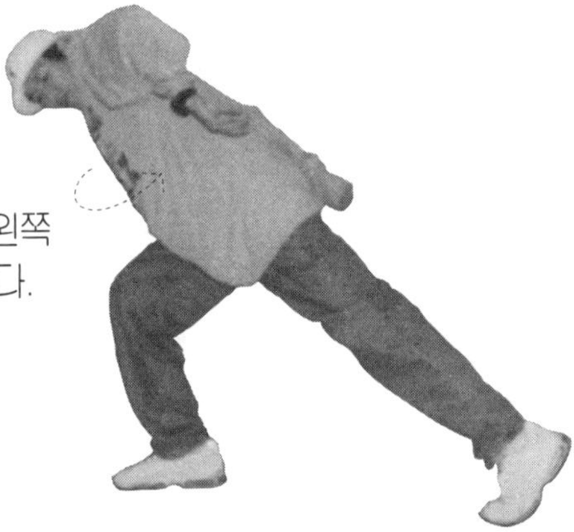

6

상체를 기울여 왼쪽 어깨를 치켜 올린다.

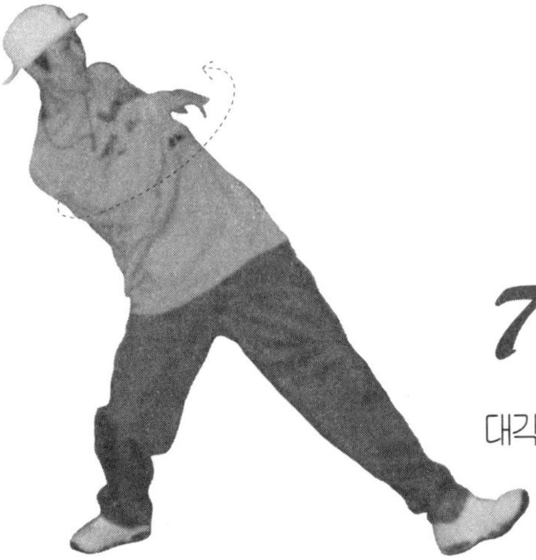

7

대각선 앞쪽을 바라본다.

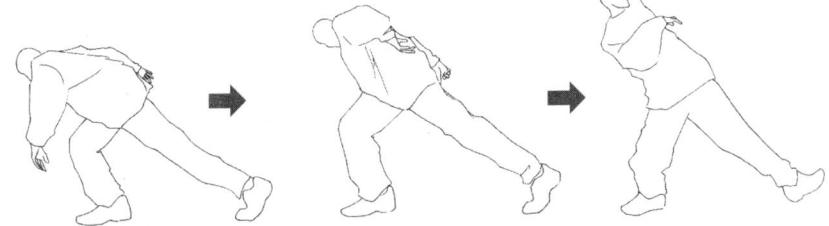

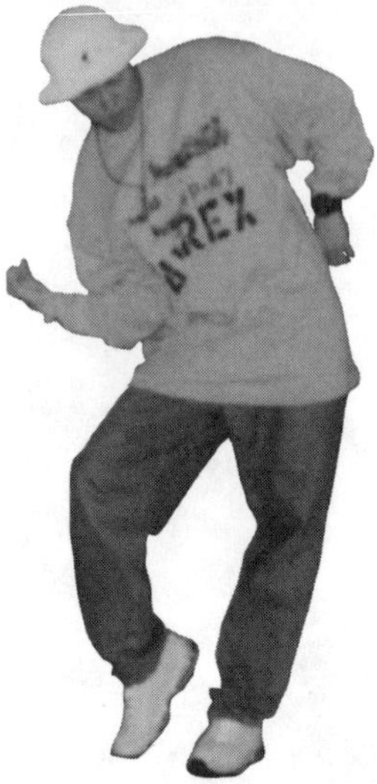

8
멈춤자세를 취한다.

9
포즈를 바꿔 한번 더 멈춤 자세를 취한다.

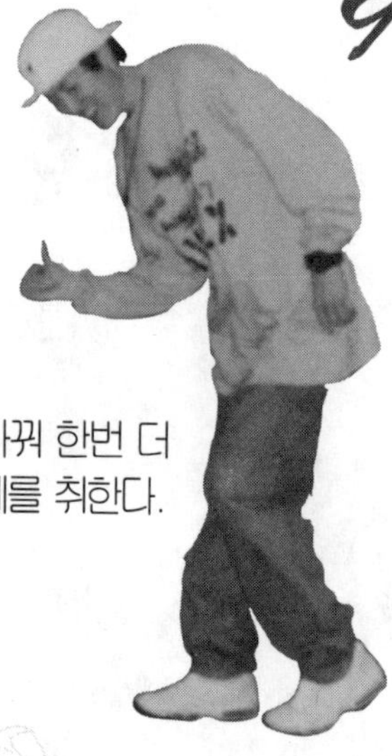

10
마무리

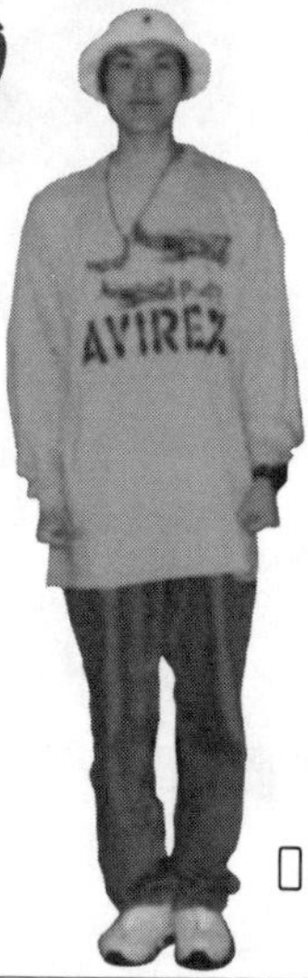

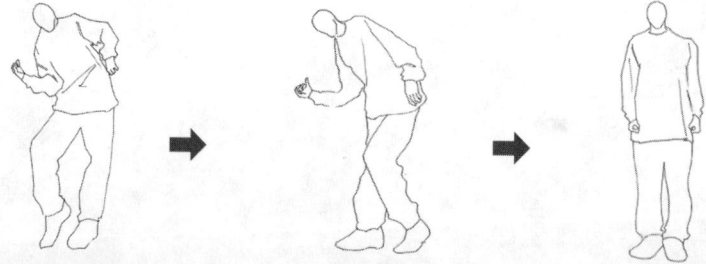

힙합의 응용

1 wave pop

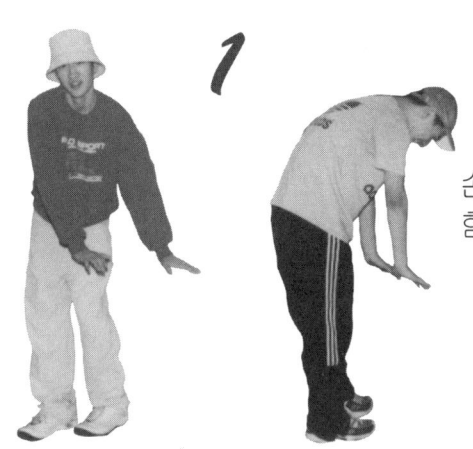

손과 발의 방향을 반대로 힘있게 튕긴다.

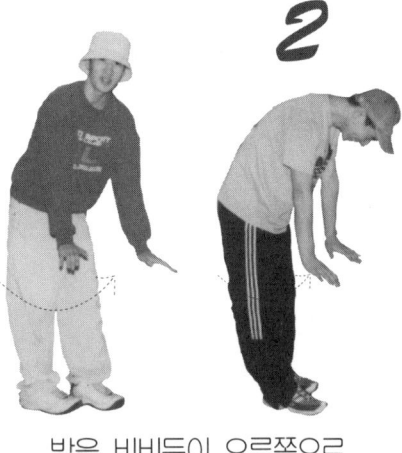

발을 비비듯이 오른쪽으로 돌려 튕긴다.

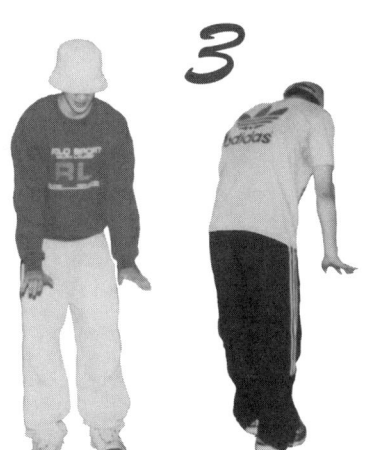

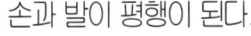

손과 발이 평행이 된다.

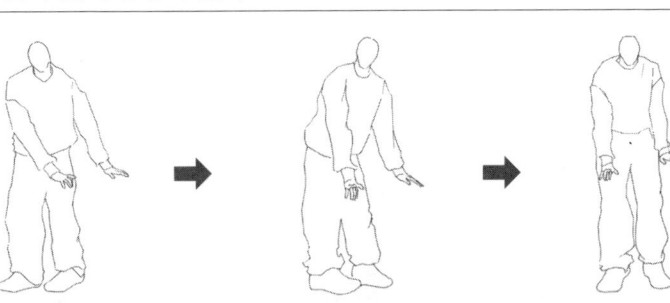

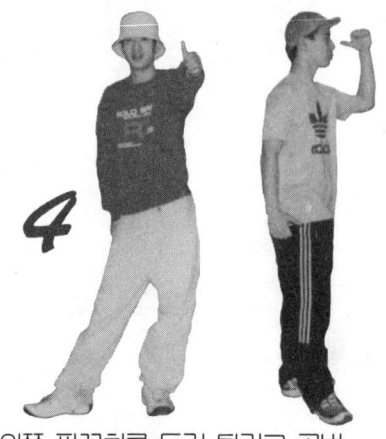

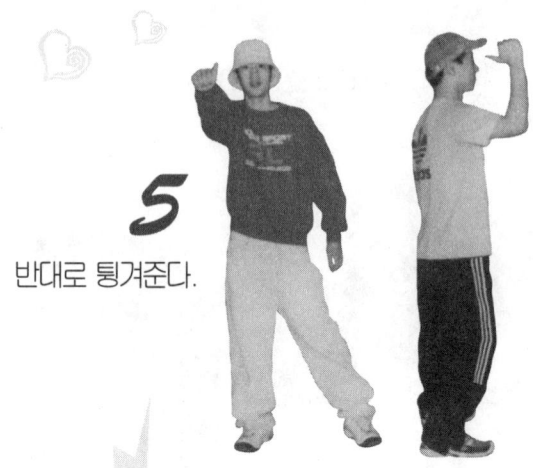

왼쪽 팔꿈치를 돌려 튕기고 골반을 왼쪽으로 내밀고 튕겨준다.

반대로 튕겨준다.

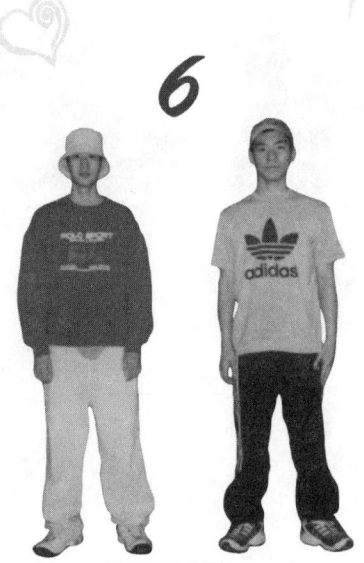

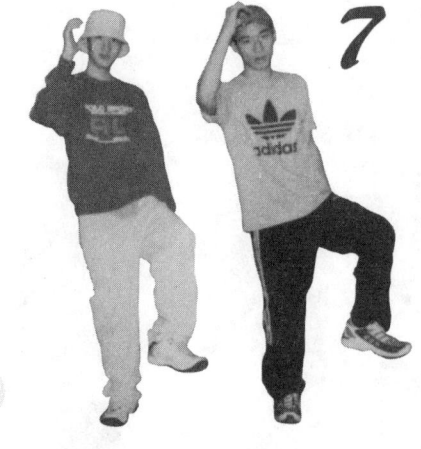

마무리 한다.

앞으로 나갈듯 오른팔과 왼다리를 들어 올린후 튕겨준다.

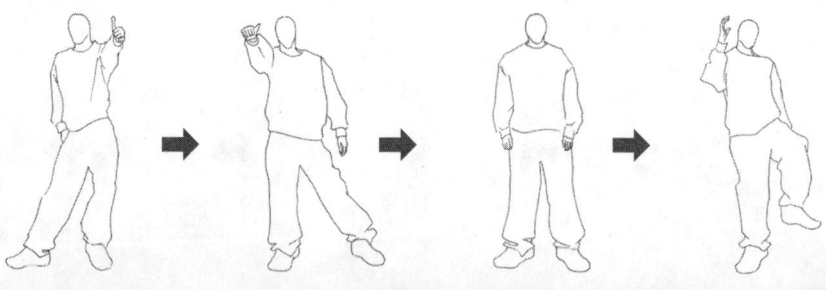

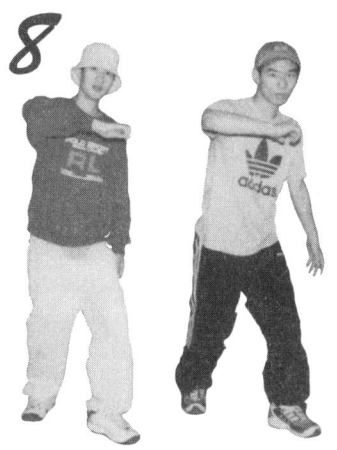

다리를 내려 놓으며 팔을 가슴 앞으로 땡겨 튕겨준다.

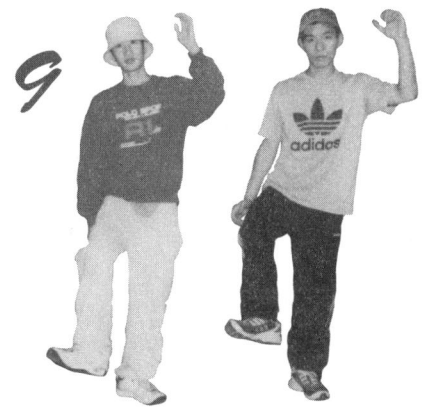

7과 반대로 한다.

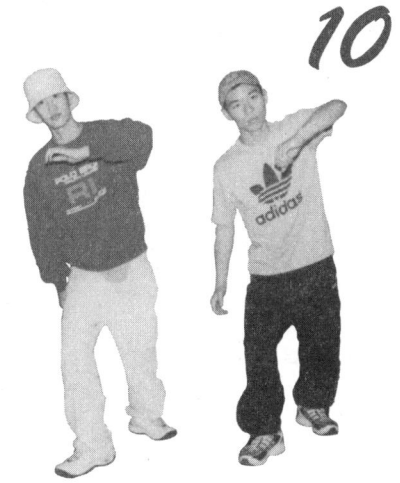

8과 반대로 한다.

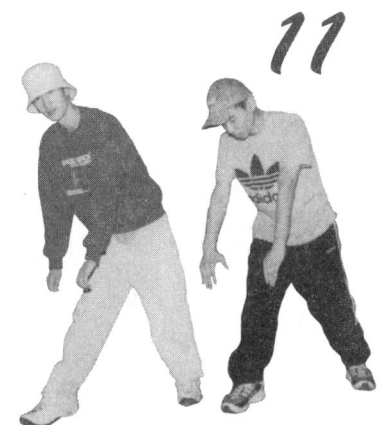

두 팔을 오른다리 위에 두고 튕겨준다.

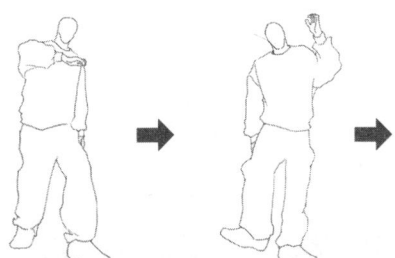
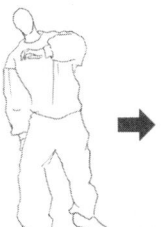
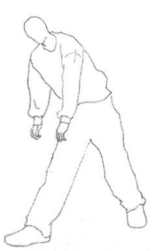

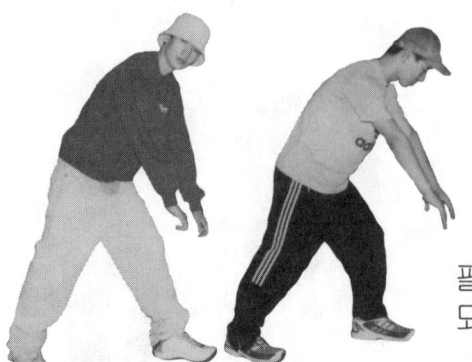

팔을 오른다리와 수평이
되게 놓고 튕겨준다.

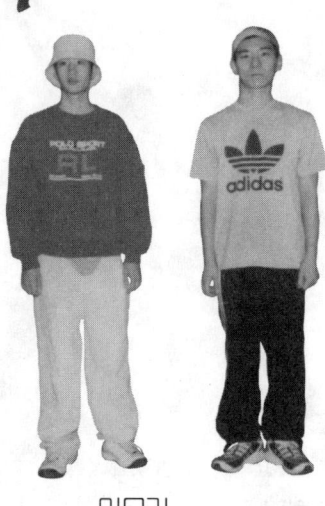

마무리

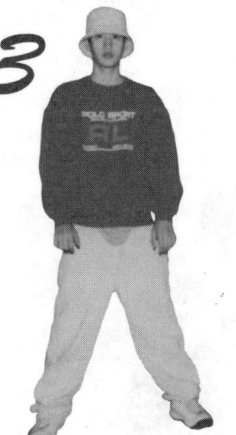

정면을 보고 튕겨준다.

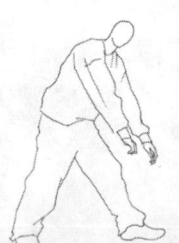 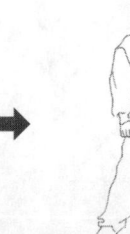  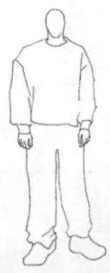

② free style

1

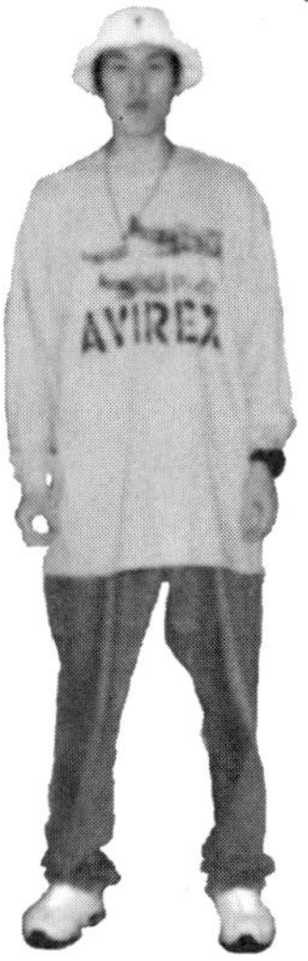

2 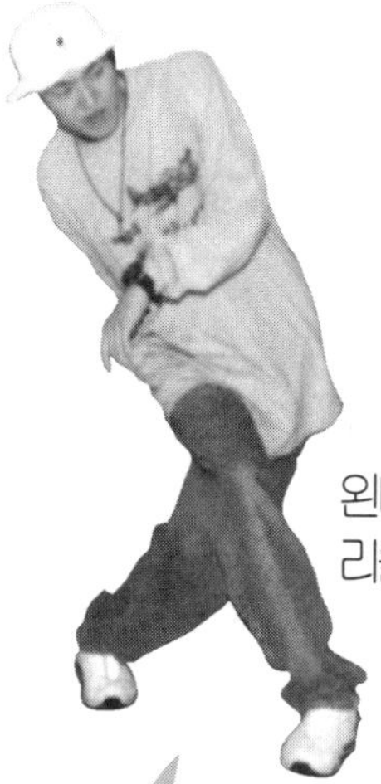 왼다리를 구부려 오른다리를 앞으로 보낸다.

3 왼다리를 더욱 뒤로 내밀려 상체를 돌려 왼쪽으로 시선을 둔다.

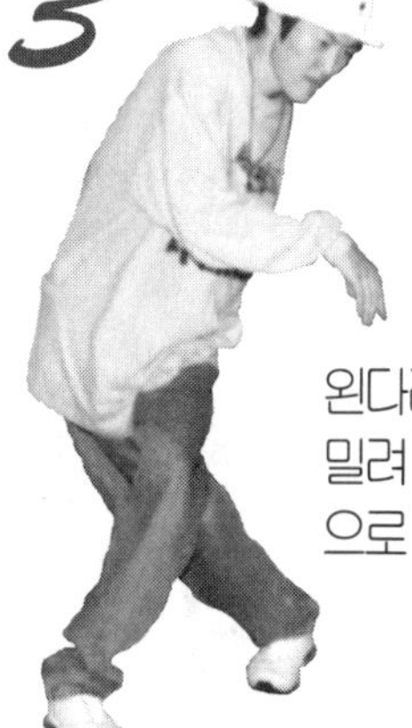

4 몸을 쭉 뻗는다.

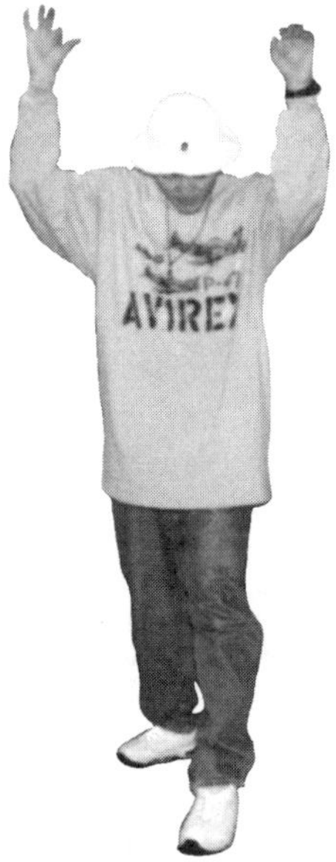

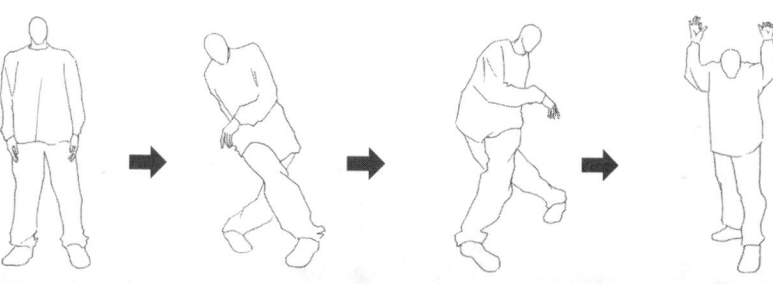

5
쭈그리고 앉는다.

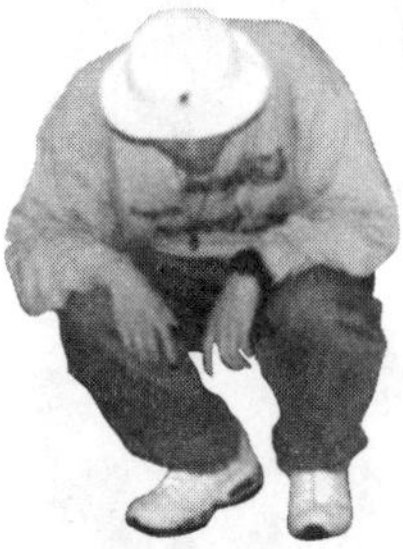

6
재빨리 다리를 어깨넓이로 구부려 앉는다.

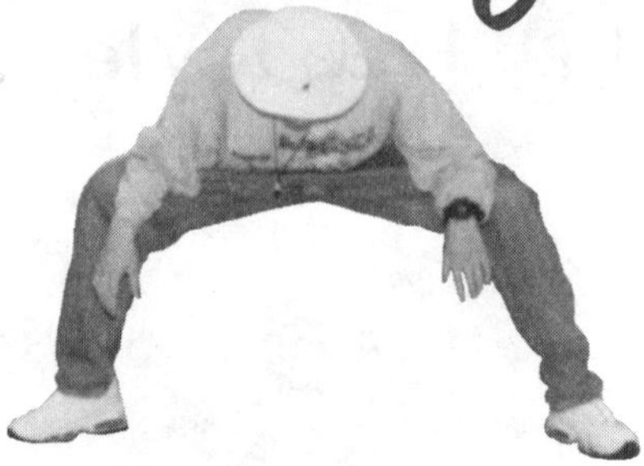

7
두팔을 반대다리로 교차시키며 무릎을 모은다.

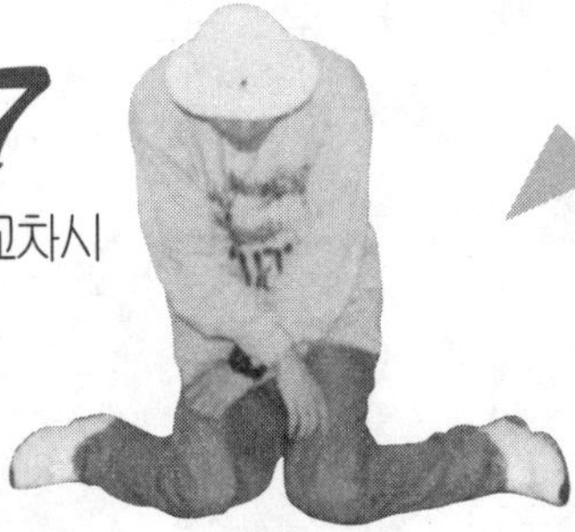

8
다시 펼쳐 일어난다. 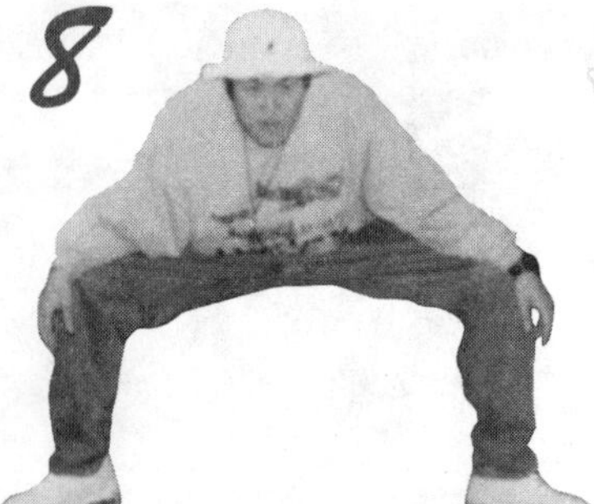

9
왼쪽으로 골반을 내밀고 튕겨준다.

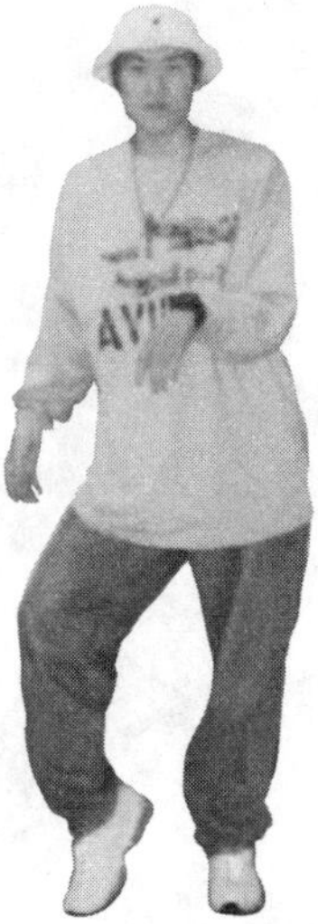

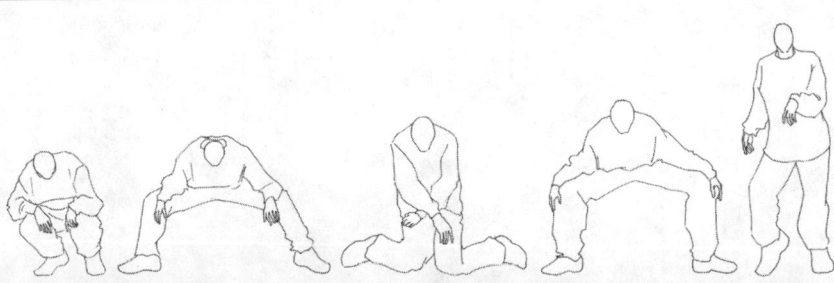

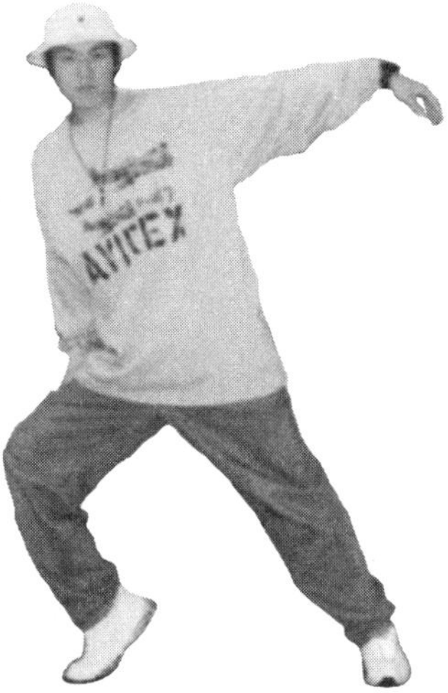

10

오른무릎을 빼서 왼다리를
밀고 왼팔을 쭉 뻗는다.

11

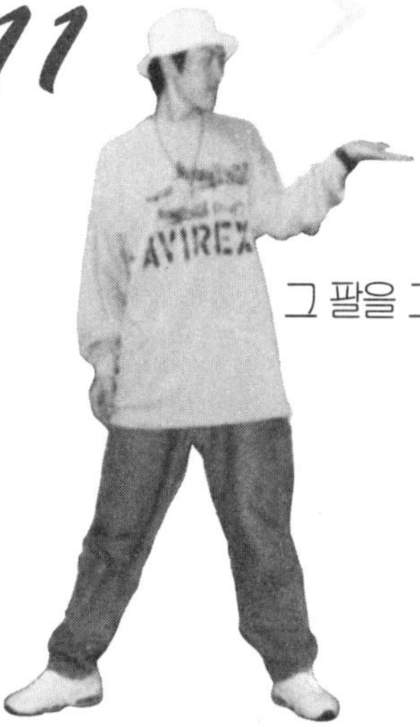

그 팔을 그대로 구부린다.

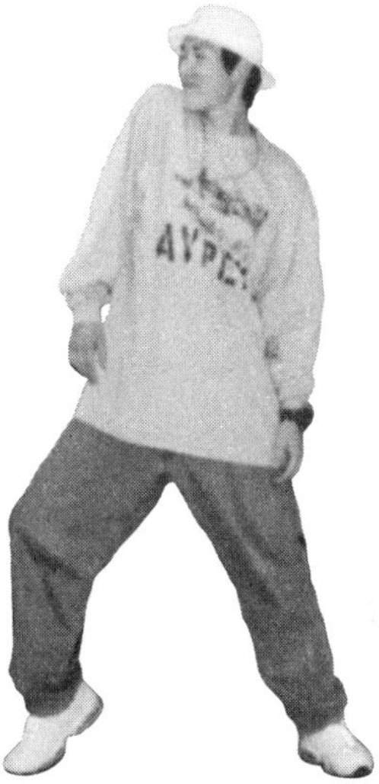

12

오른쪽 어깨를 치켜올린다.

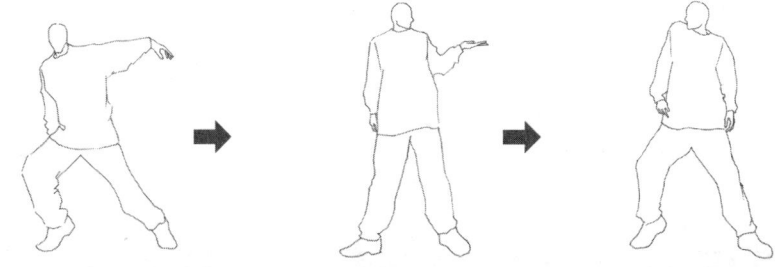

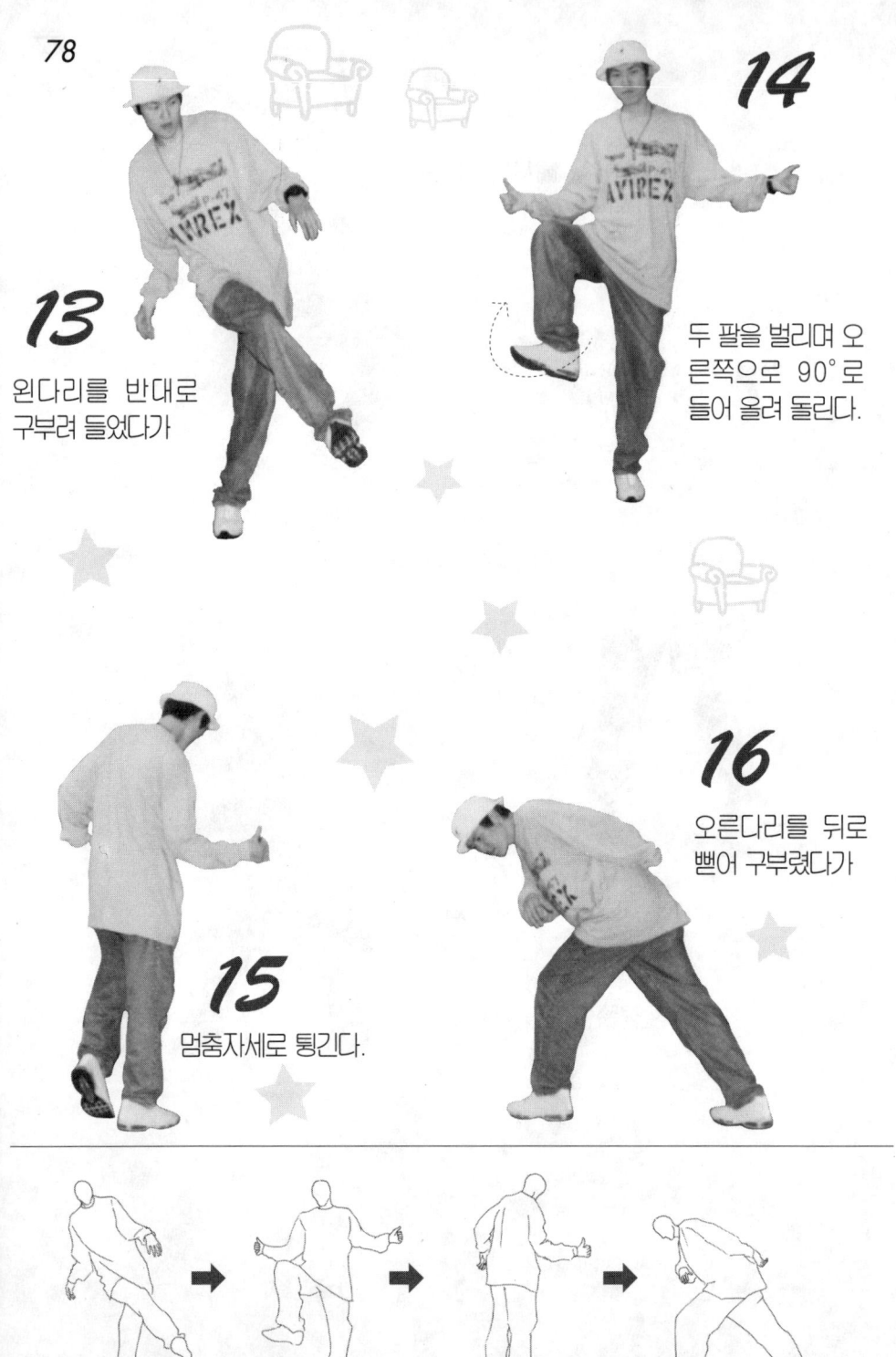

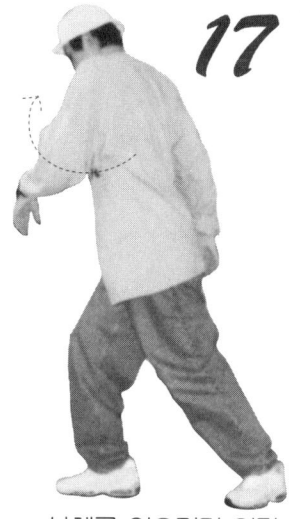

상체를 일으키며 왼다
리를 뒤로 뺀다.

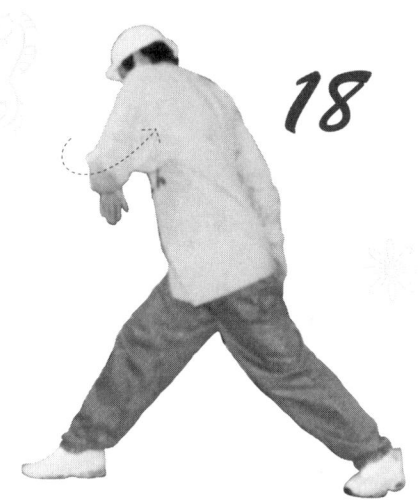

어깨를 돌리며 더욱 길게
미끄러지도록 한다.

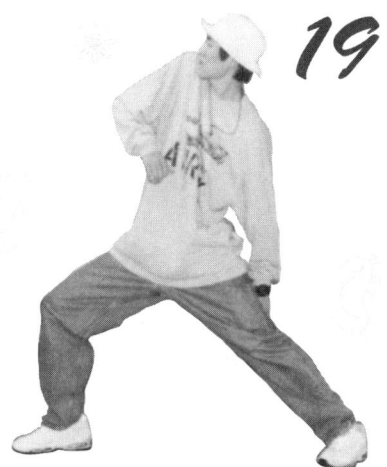

오른쪽어깨를 올리며 시선
을 오른편에 둔다.

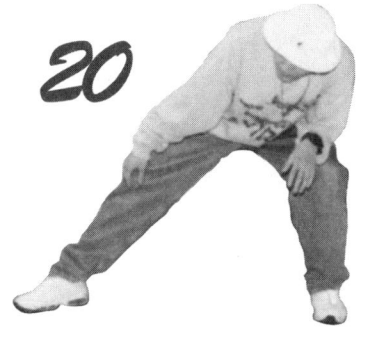

몸의 무게중심을 왼쪽
으로 변경하면서 오른
다리를 쭉 뻗는다.

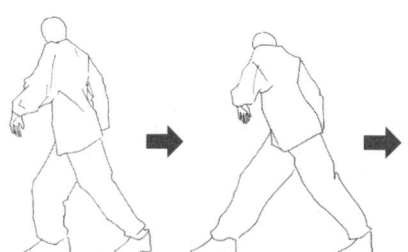
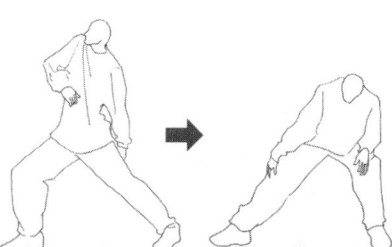

80

21
상체를 구부려 튕겨준다.

22
일어나면서 오른쪽 어깨와 다리를 든다.

23
어깨를 물결처럼 움직인 뒤 오른다리를 세운다.

24
다리를 내린 후 가슴을 앞으로 내민다.

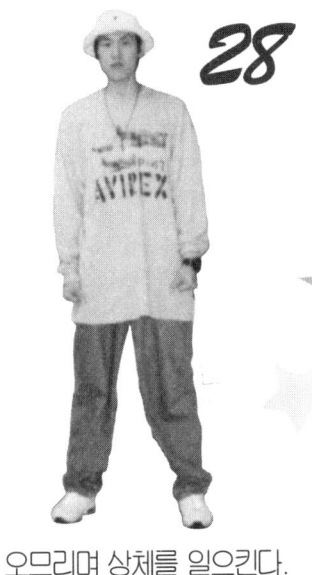
오므리며 상체를 일으킨다.

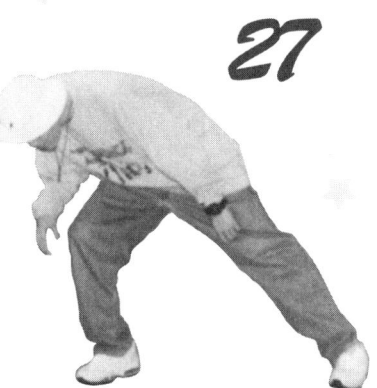
왼다리를 밀어주고

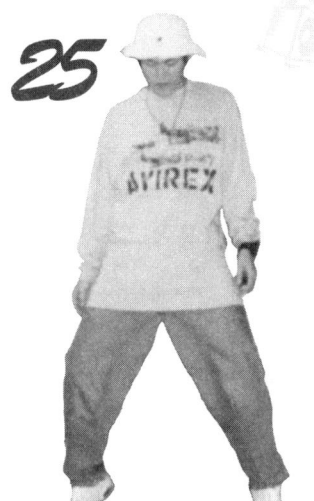
골반을 내밀어 준 후

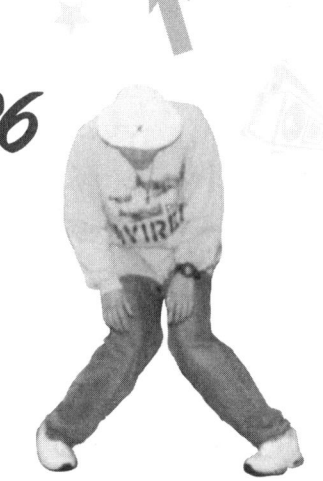
다리를 돌려 구부렸다가

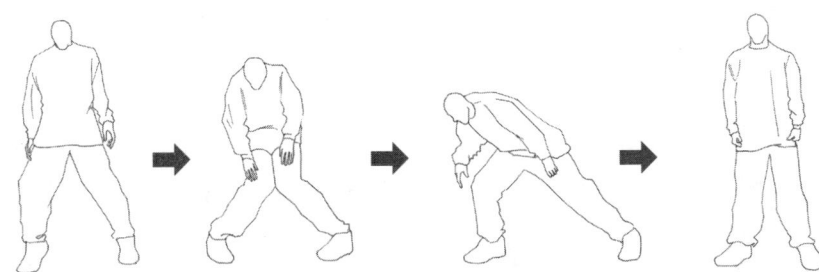

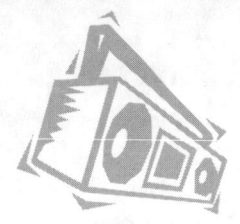

힙합 기본 용어

✤ **원킥 (One Kick)**
쭈그리고 앉아 두 손을 뒤로하고 다리 하나를 차는 킥. (왼발, 오른발)

✤ **투킥 (Two Kick)**
쭈그리고 앉아 뒤로 뛰며 두 손으로 받치고, 두 다리로 공중을 차고 착지.

✤ **쓰리킥 (Three Kick)**
투킥에 손 하나를 더 올림. (팔 하나로 지탱)

✤ **백투킥 (Back Two Kick)**
투킥을 뒤로하는 형식. 두 다리를 뒤로 45도 각도로 참.

✤ **LA 보이스 킥 (LA BOYS Kick)**
LA BOYS가 선보였던 이 Kick은 투킥을 한 후에 그대로 앉은 상태로 돌아오는 것이 아니라 허리를 들어서 몸을 뒤로 약간 기울여 2~3초 동안 세우는 것.

✤ **백 동키즈 킥 (Back-Donkeys Kick)**
백 동키즈와 원킥을 합친 것. 발을 차면서 몸을 백 동키즈를 하는 식으로 두 손을 목의 양옆으로 위치하게 해서 땅을 받친 후에 뒤로 눕는다. 발을 내리는 동시에 두 팔로 땅을 밀며 원래대로 돌아옴.

✤ **스탠드 킥 (Stand-Kick)**
일어선 상태에서 왼발을 살짝 앞으로 띄운다. (오른발 Kick을 기준) 다음 왼발을 땅에 내려 넣는 동시에 몸을 뒤로 눕히며 오른발 Kick.

PART 2

브레이킹
Breaking

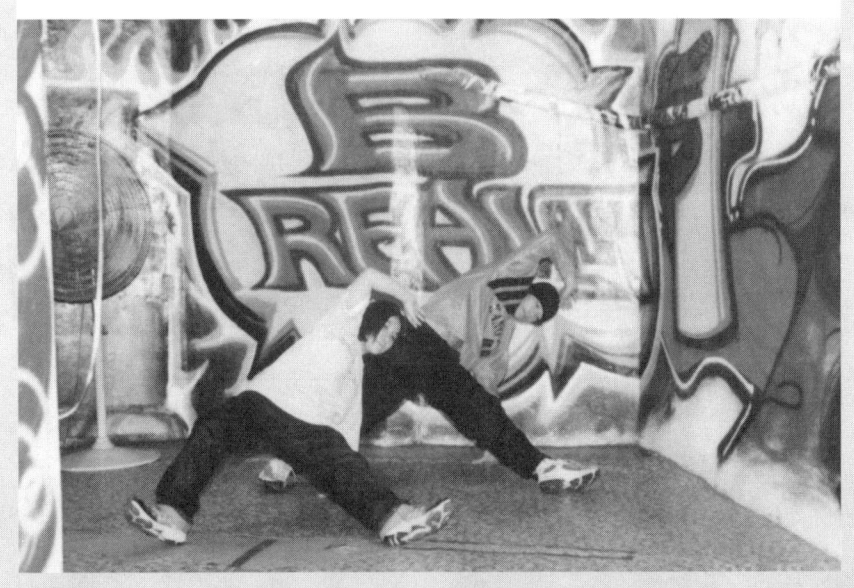

기본동작

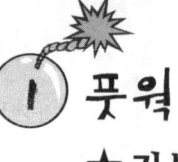

1 풋웍
★ 기본

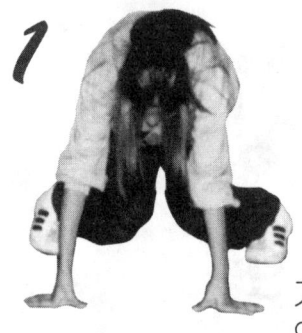
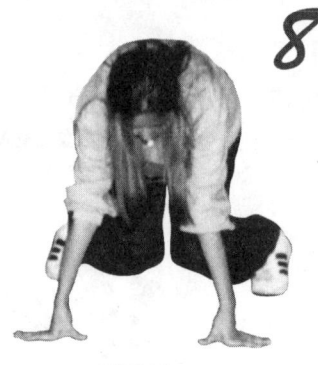

정자세

기본자세
엄지는 서로 마주보고 무릎을 붙인 뒤 어깨 넓이로 팔을 벌린다.

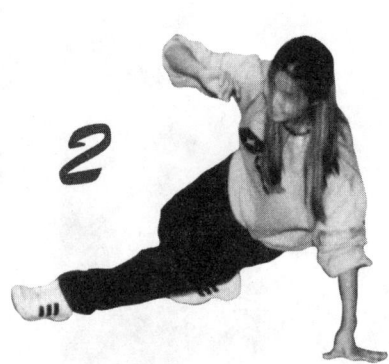
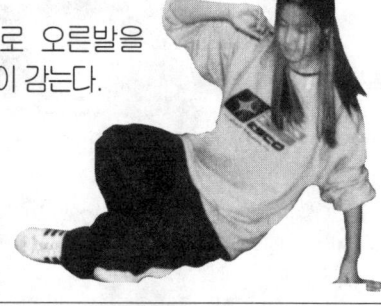

왼다리로 오른발을 감싸듯이 감는다.

왼팔을 짚고 골반을 세우고 왼다리를 뻗는다.

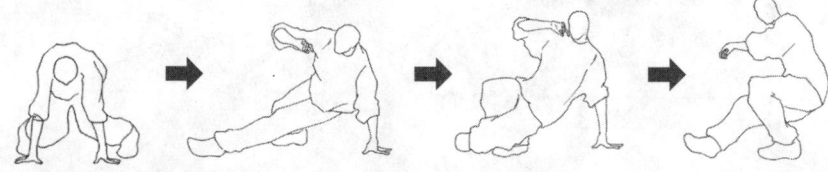

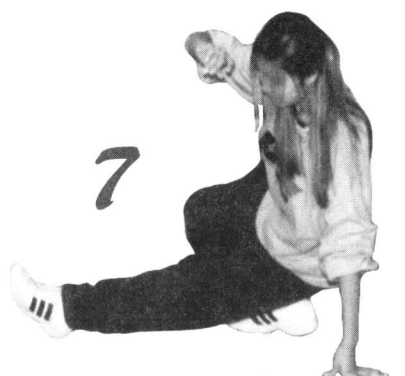

다시 오른다리를 뻗은 후 감는다.

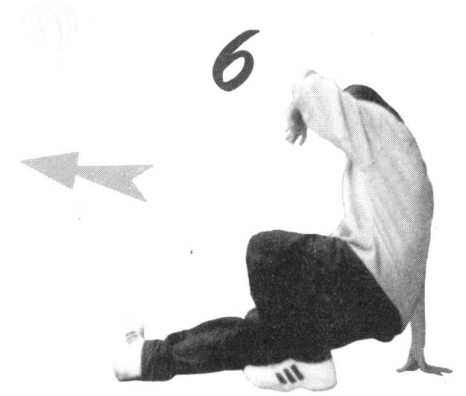

오른다리를 내밀고
(이때 주저 앉으면 안된다)

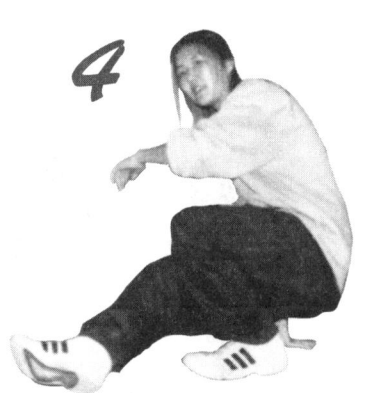

오른팔을 짚으며 오른다리로 왼다리를 감싼다.

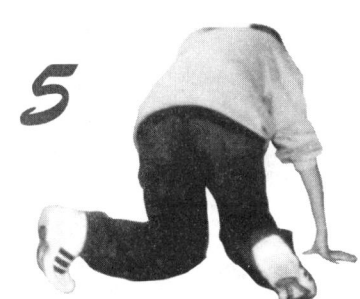

뒤로 기본자세를 잡는다.

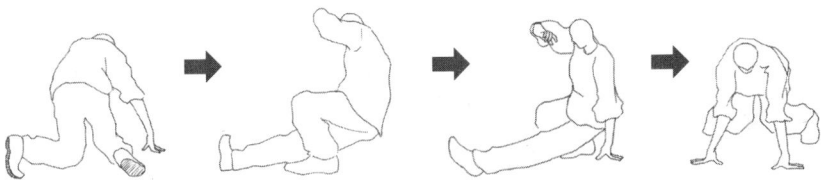

★ 응용

1 오른다리를 앞으로 내고 두 팔을 벌린 뒤 발을 구르듯이 뛴다.

2 다리를 바꿔 오른팔을 머리 위로 치켜들고

3 왼발을 땡기면서 오른발을 앞으로 뻗는다.

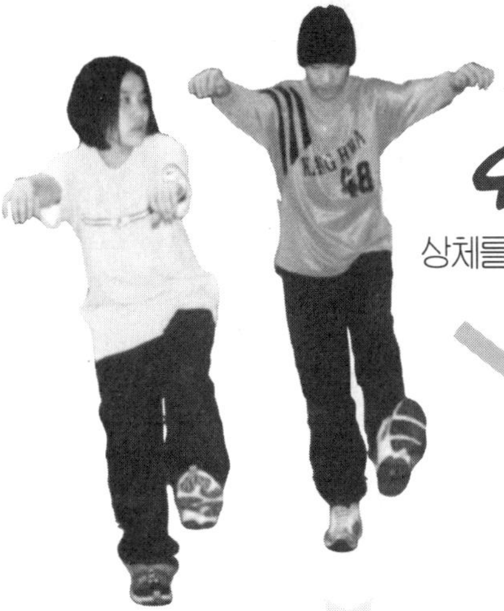

4

상체를 숙이면서 발을 바꾼다.

5

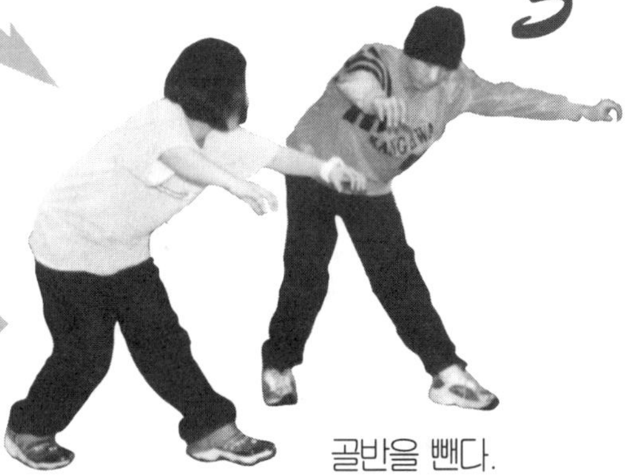

골반을 뺀다.

6

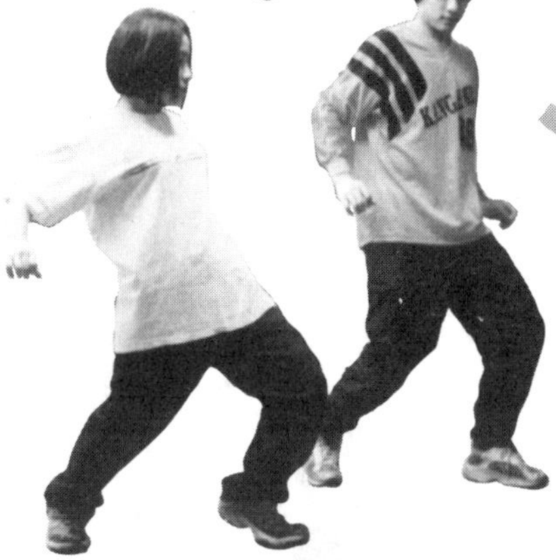

골반을 땡겨준다.

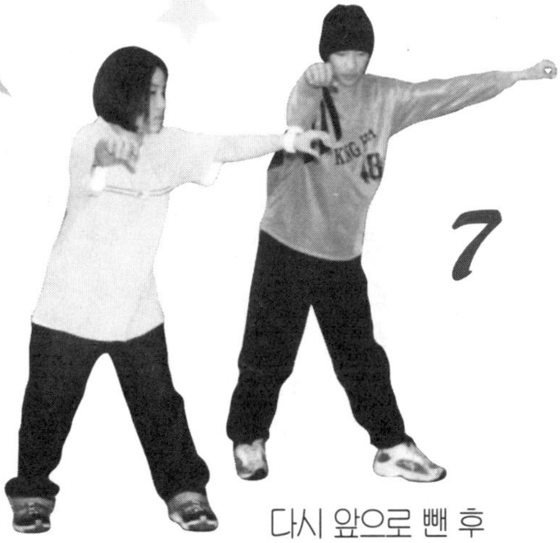

7

다시 앞으로 뺀 후

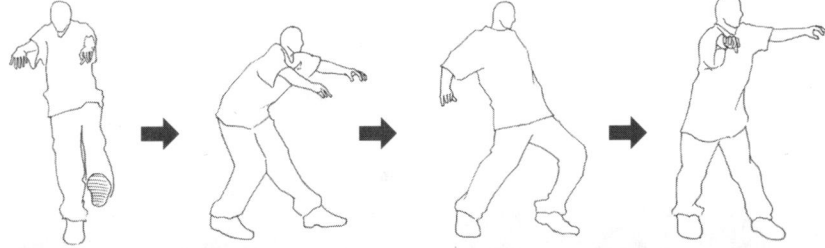

88

8

제자리

9

왼다리를 오른다리 뒤에 놓는다.

10

시선을 오른쪽에 두고 다리를 벌린다.

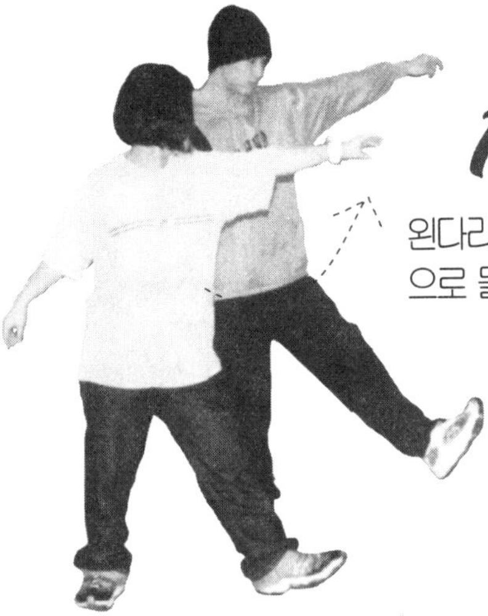

11

왼다리를 들고 왼방향 으로 돌 준비

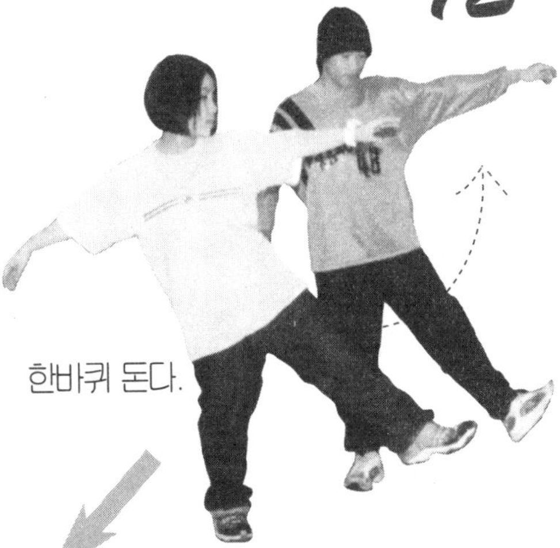

12

한바퀴 돈다.

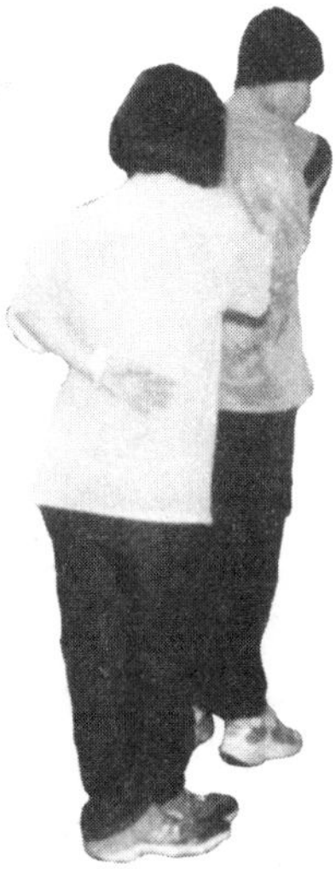

13

몸을 돌려 쉰다.

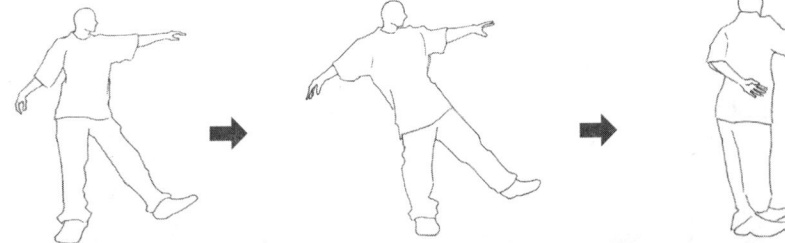

14

정면을 본 후

15

오른다리를 대각선 앞에 놓는다. (살짝 뛴다)

16

제자리로

17

쭈그리고 앉는다.

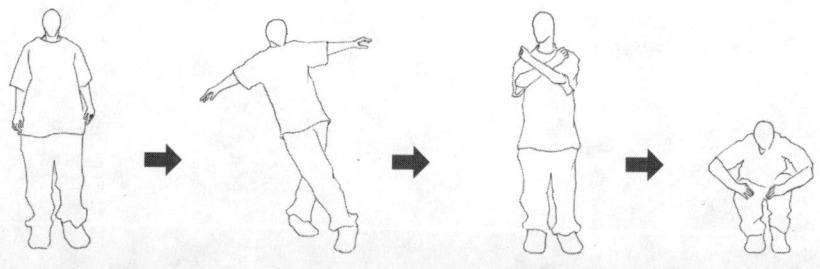

18
왼다리를 뻗으며 돌린다.

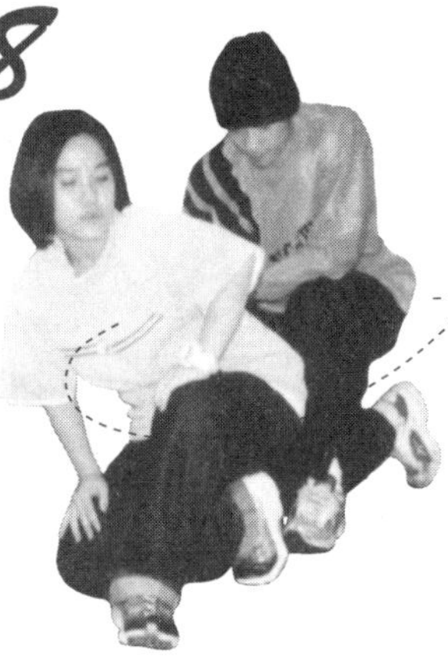

19
오른다리를 뻗는다.

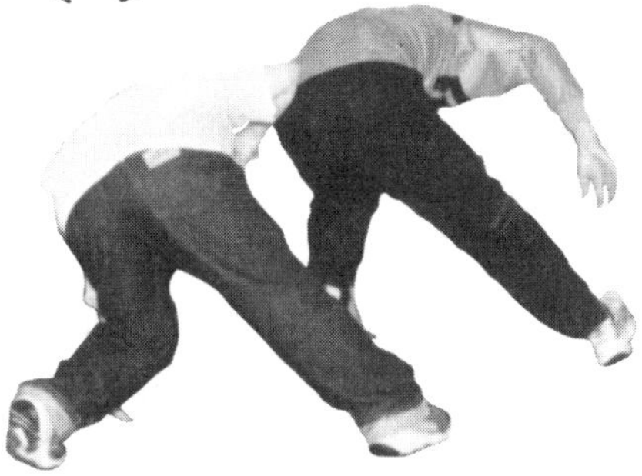

20
돌아온 상태에서

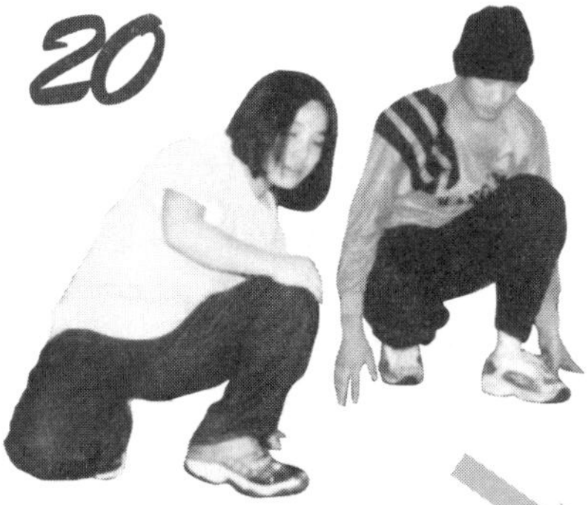

21
앞으로 두 다리를 쭉 뻗는다.

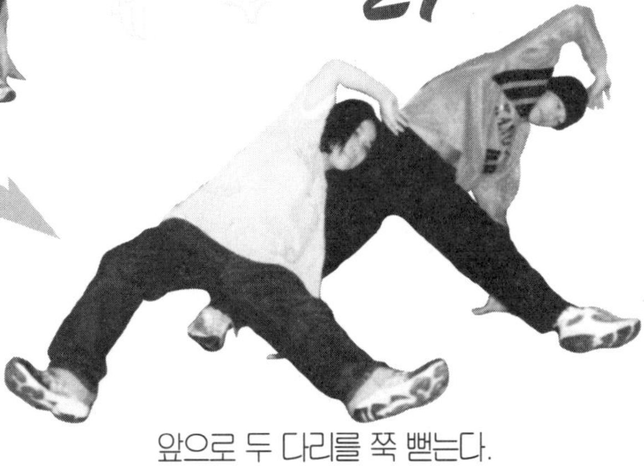

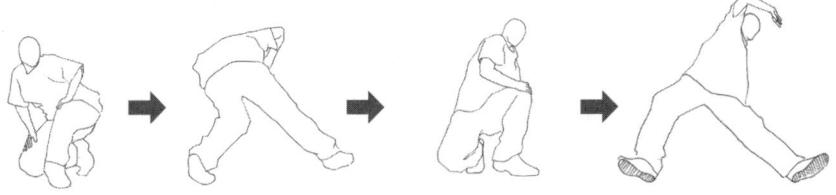

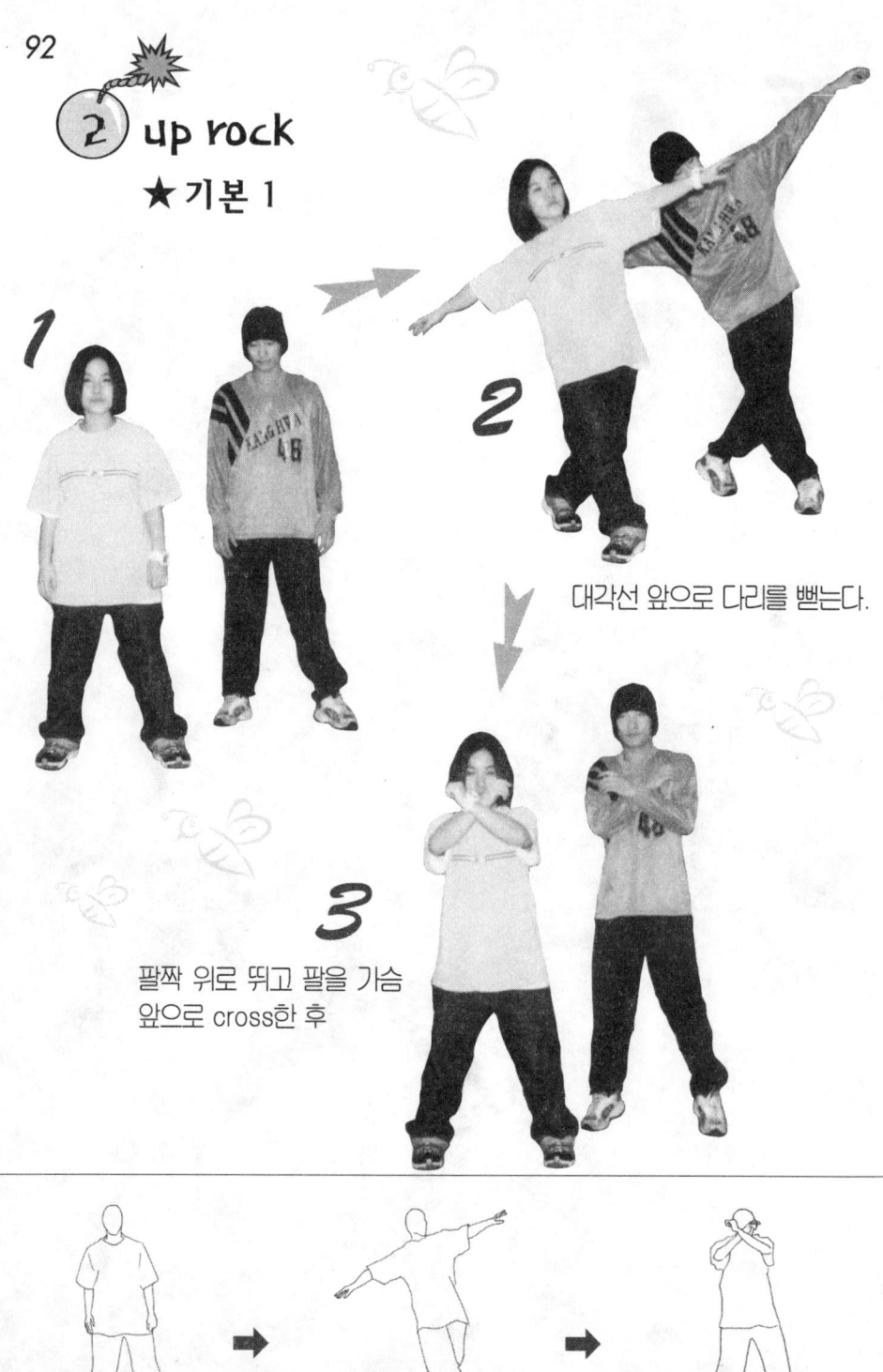

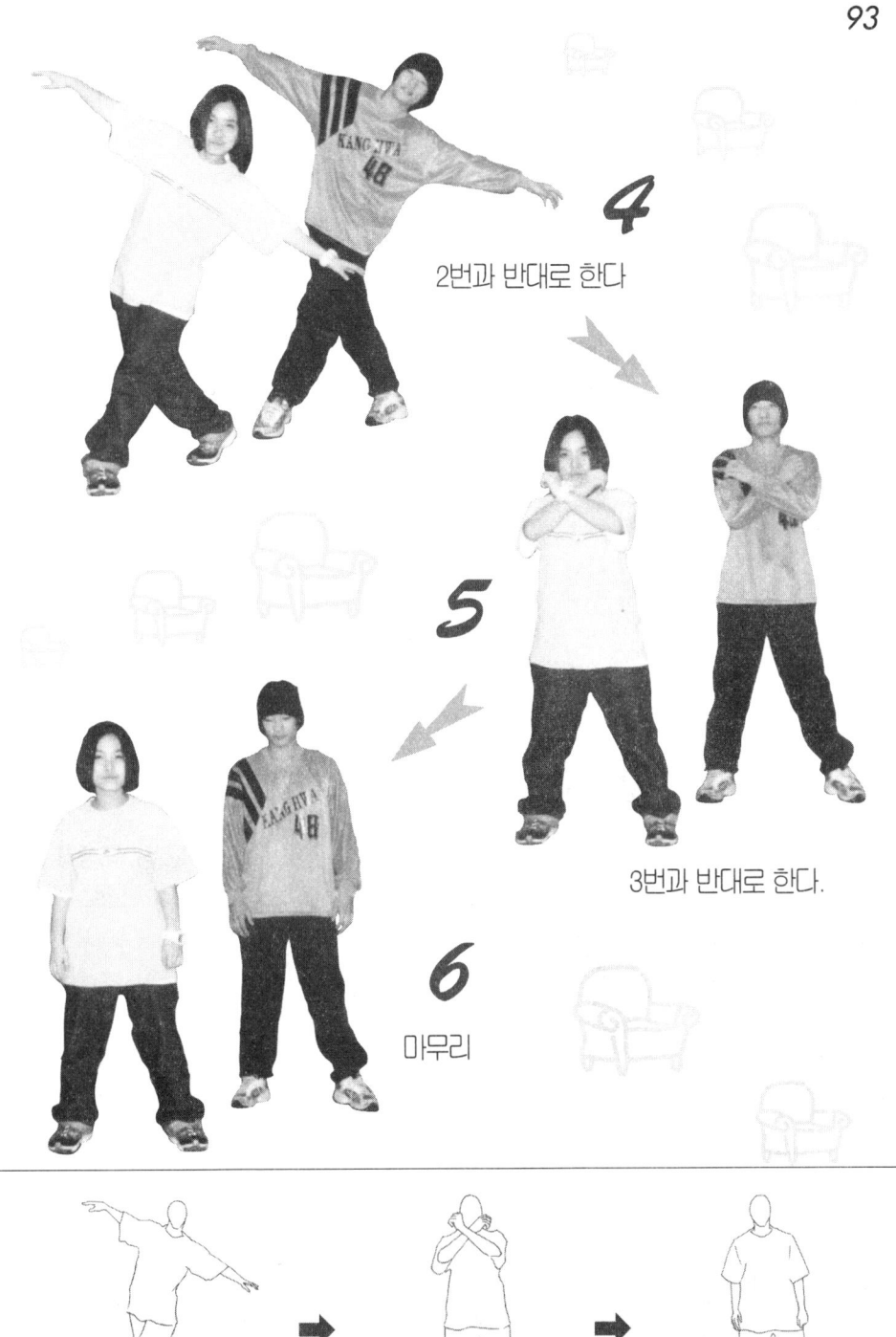

★ 기본 2

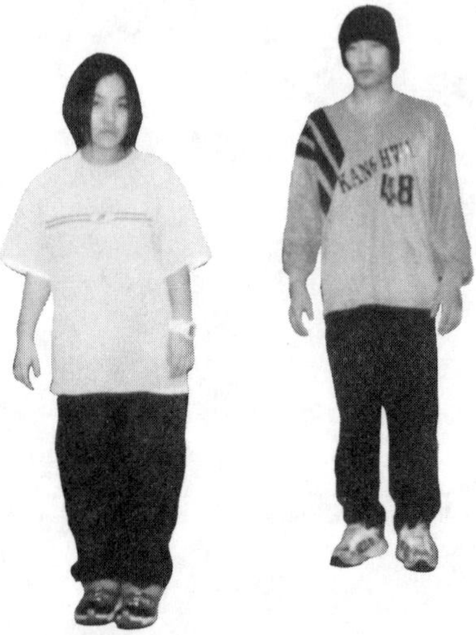

1 준비

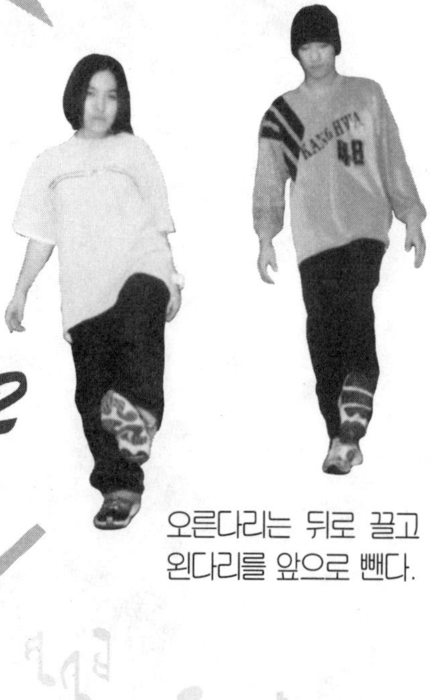

2 오른다리는 뒤로 끌고 왼다리를 앞으로 뺀다.

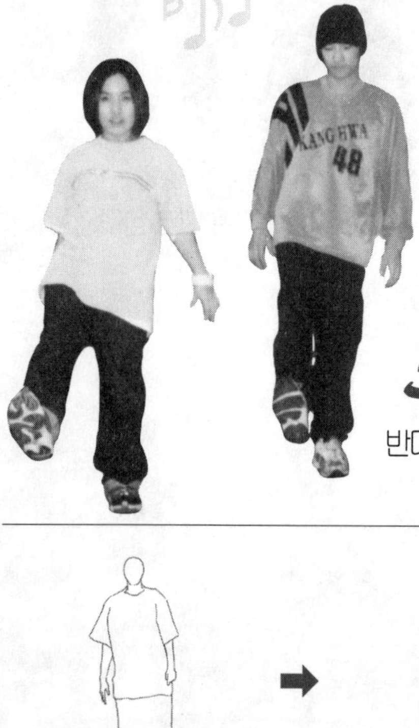

3 반대발을 들어준다.

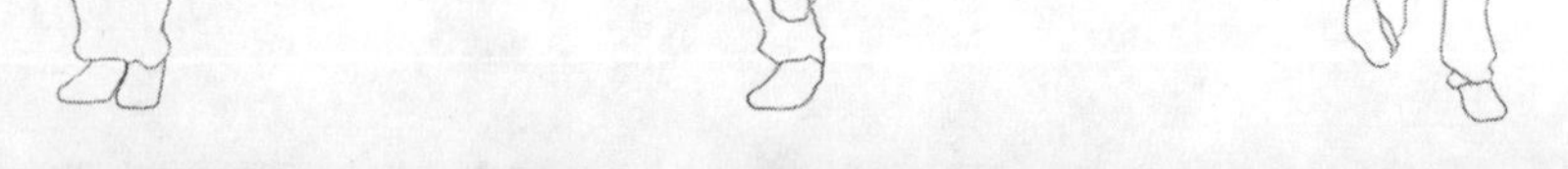

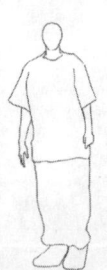 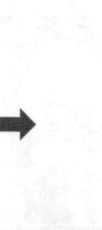 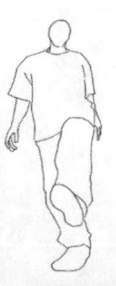 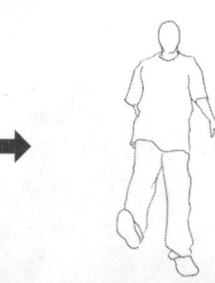

95

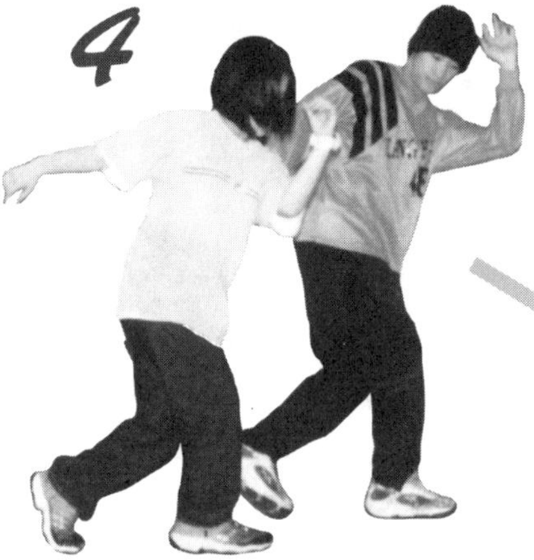

오른쪽 골반이 정면을 향하게 한다.

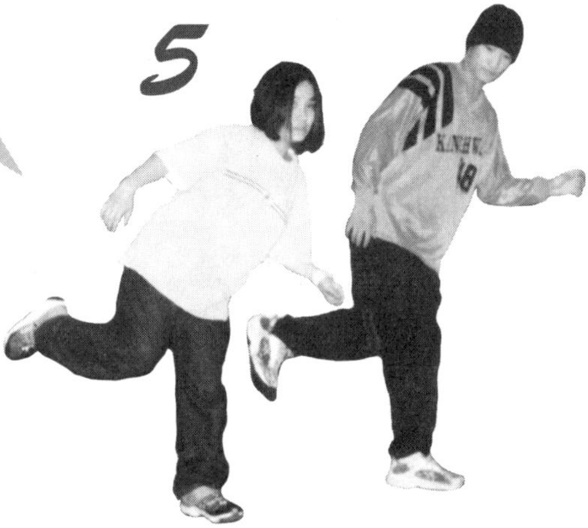

오른다리 감아서 뻗을 준비

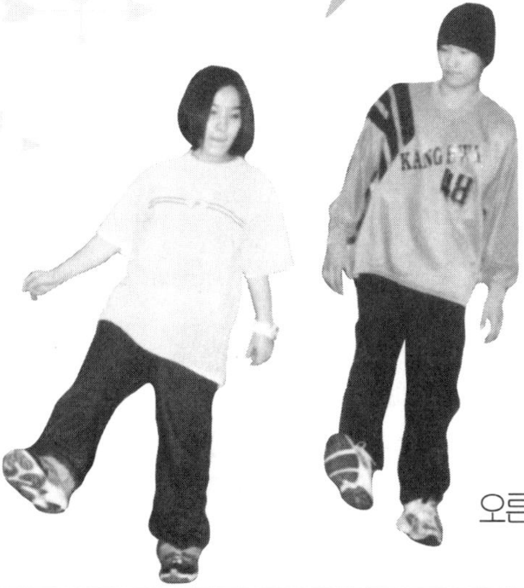

오른다리를 뻗는다.

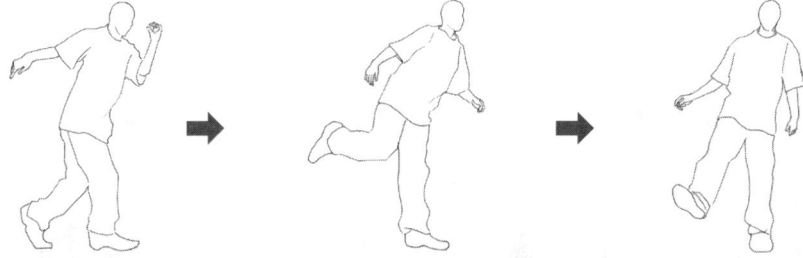

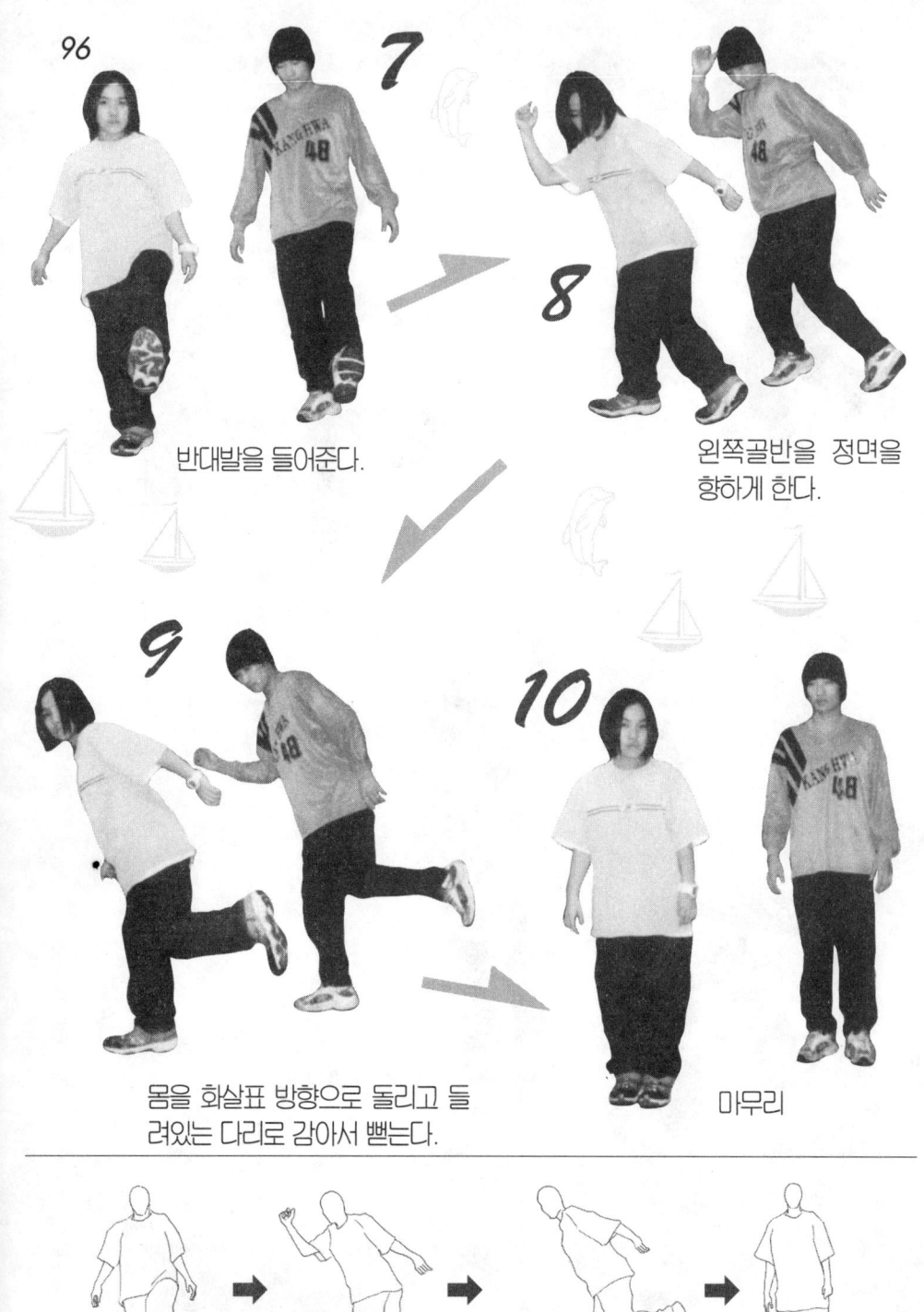

★ 기본 3

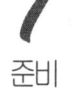
준비

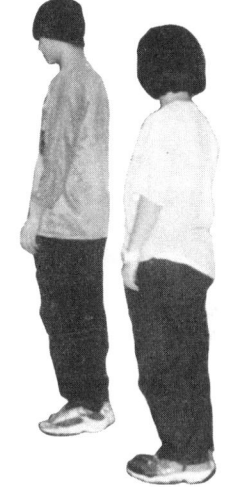

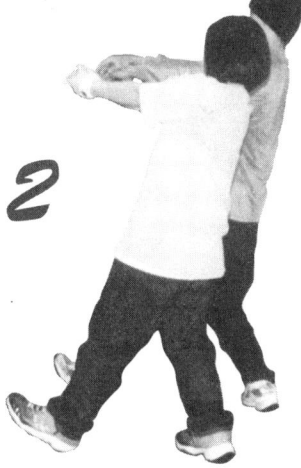

무게중심을 뒤로 한뒤
박수 한 번을 친다.

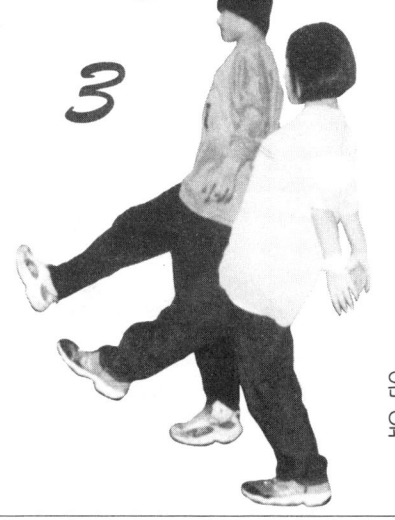

왼다리를 끌고 오른발을
앞으로 낸다.

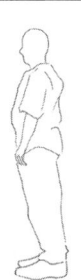 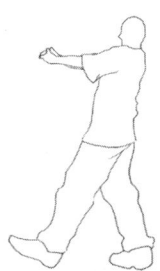 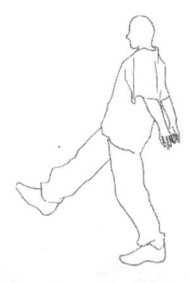

4 왼다리를 뻗으며

5 앉는다.

6 몸을 돌려 앞으로 나갈 준비

7 무게중심을 뒤로 하고 다리를 뻗는다.

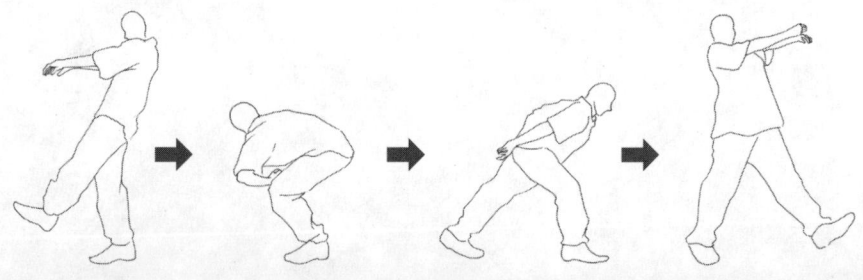

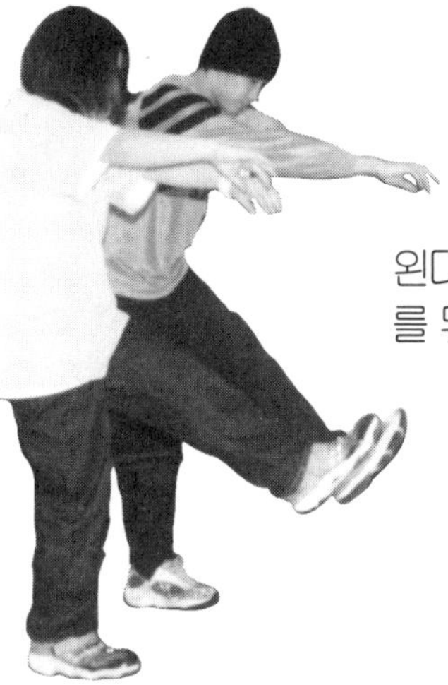

8

왼다리를 뻗고 오른다리를 뒤로 끈다.

9

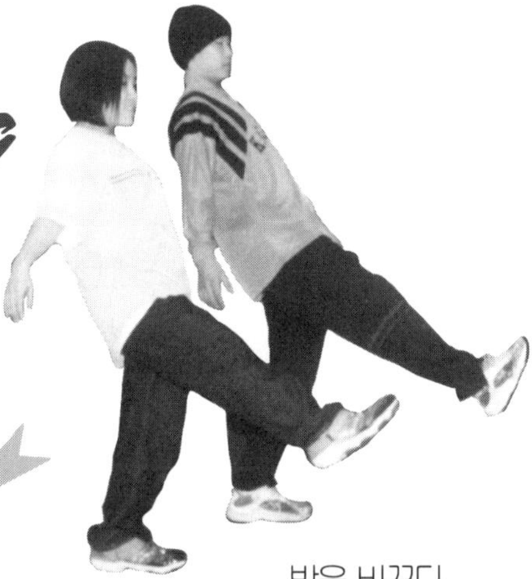

발을 바꾼다.

10

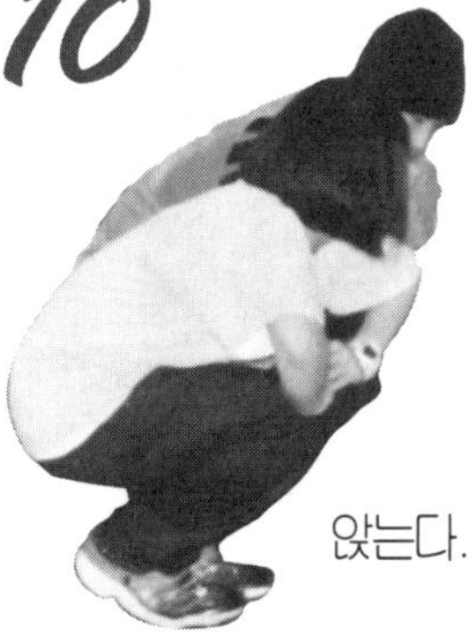

앉는다.

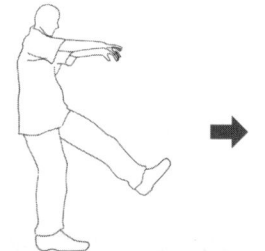
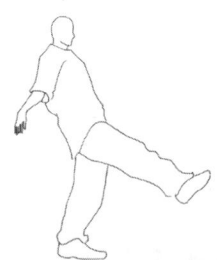
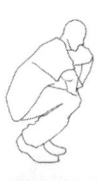

★ 기본 4

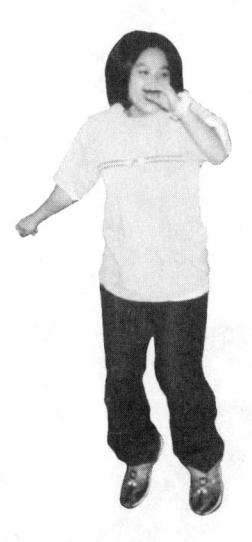
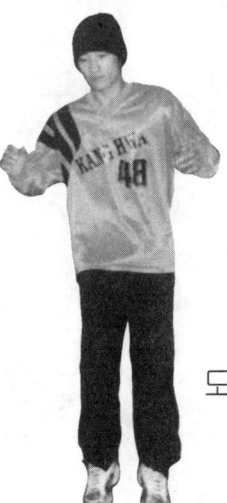

1 도움닫기하여 높이 뛸 준비

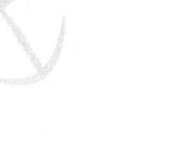
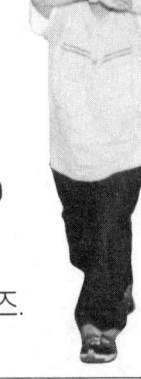
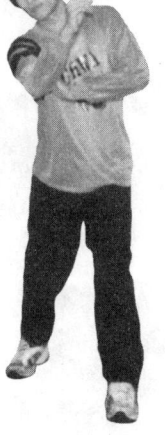

2 내려왔을 때의 자유스러운 포즈.

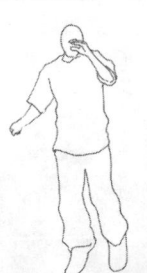 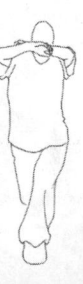

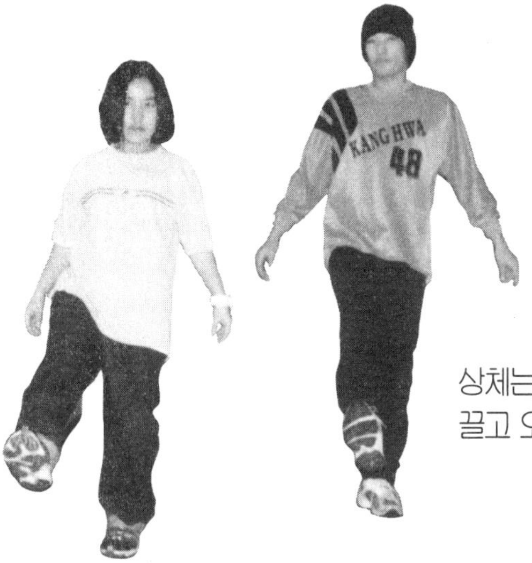

3

상체는 뒤로 왼다리를 뒤로
끌고 오른발 내밀고

4

상체를 앞으로 구부리고
다리를 바꾸며

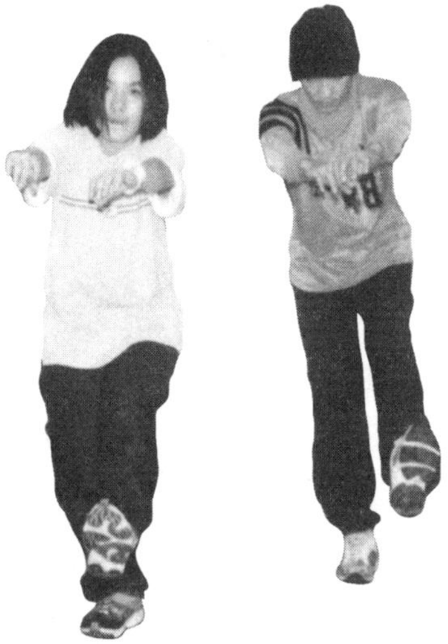

5

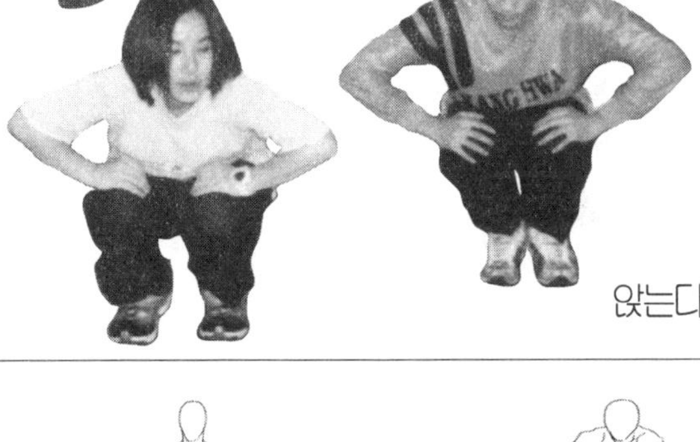

앉는다.

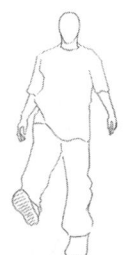  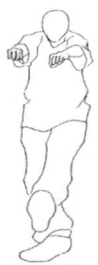 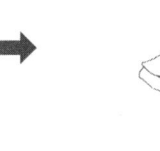 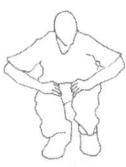

★기본 5

1 준비

2

대각선 오른쪽 앞으로
뛰어 나아간다.

3

왼발이 뒤로
미끄러진다.

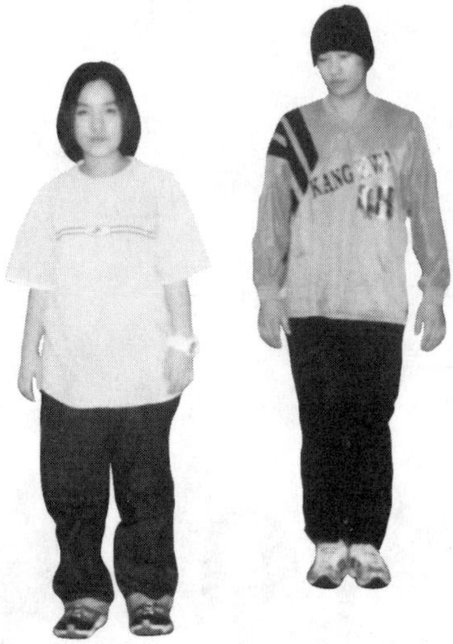

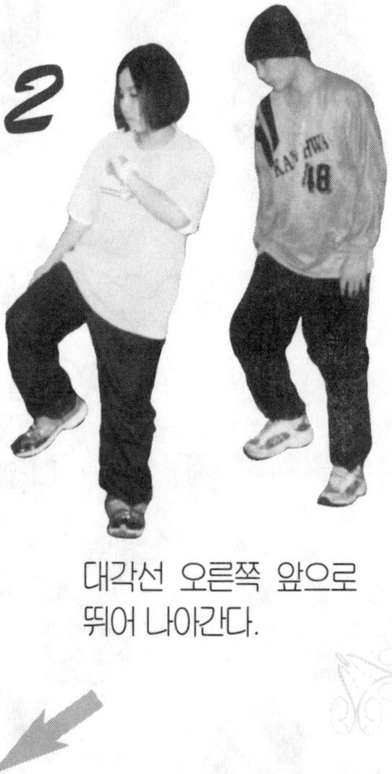

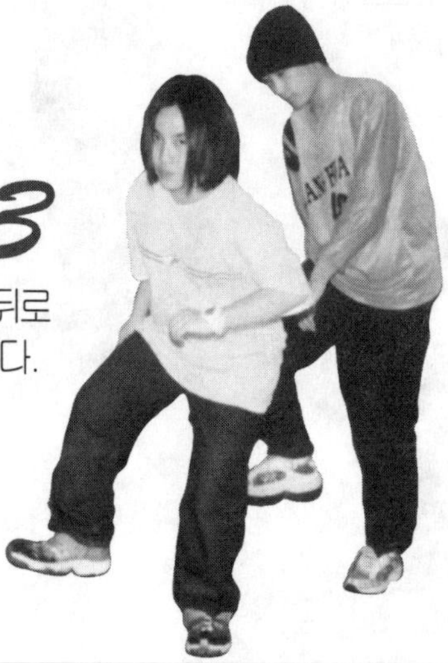

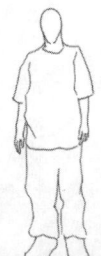

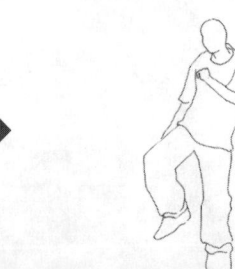

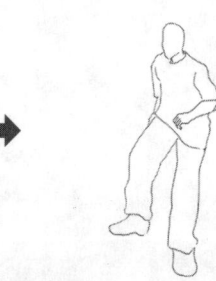

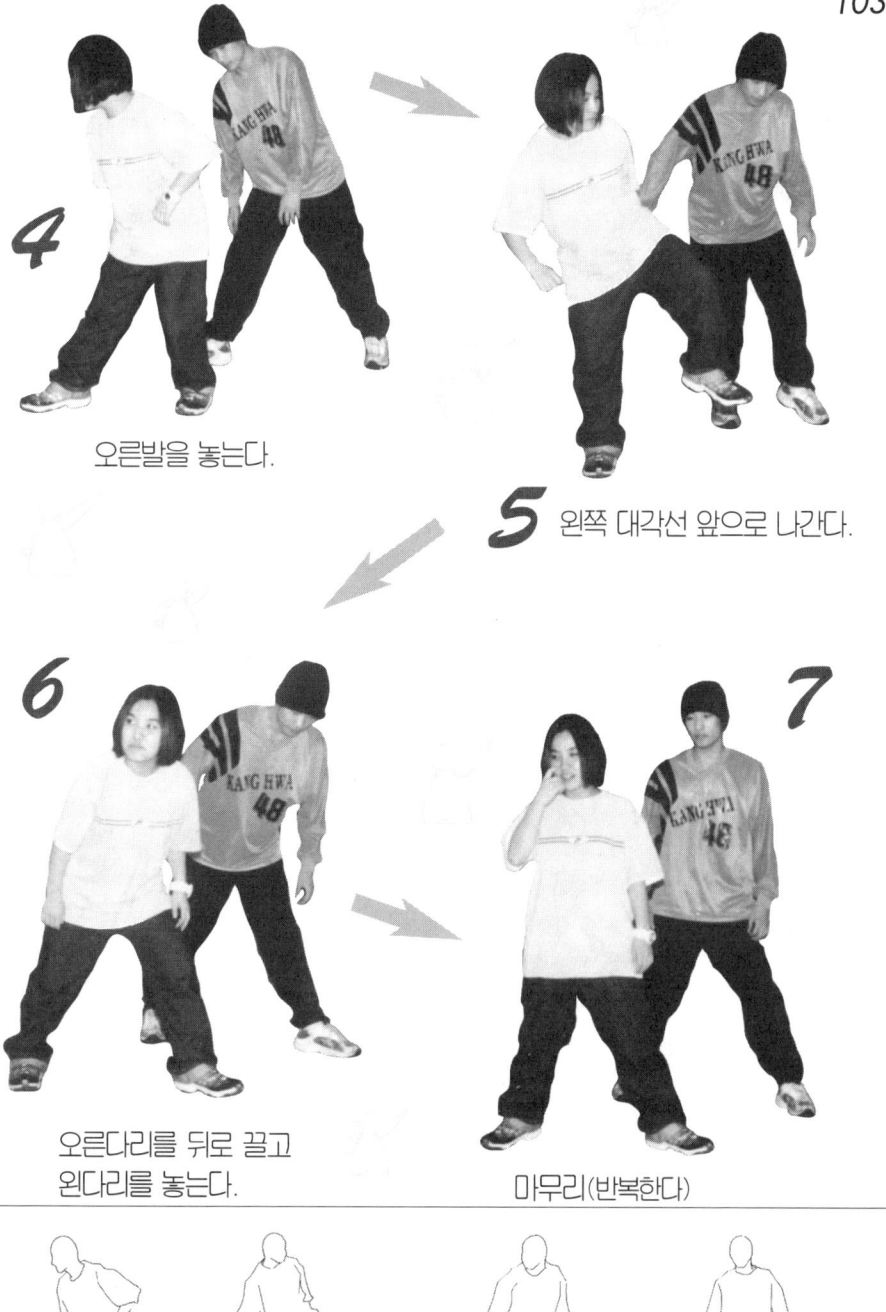

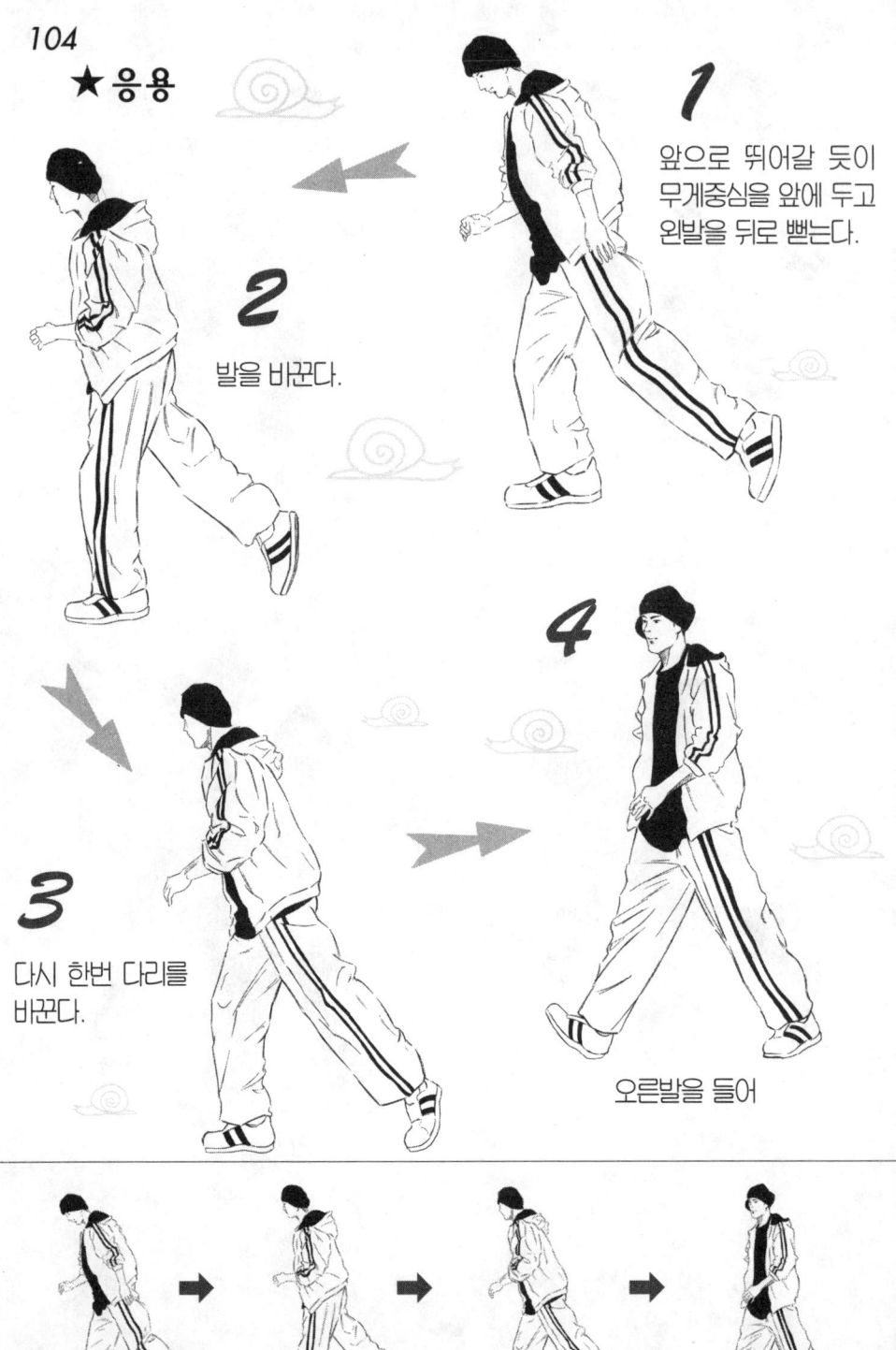

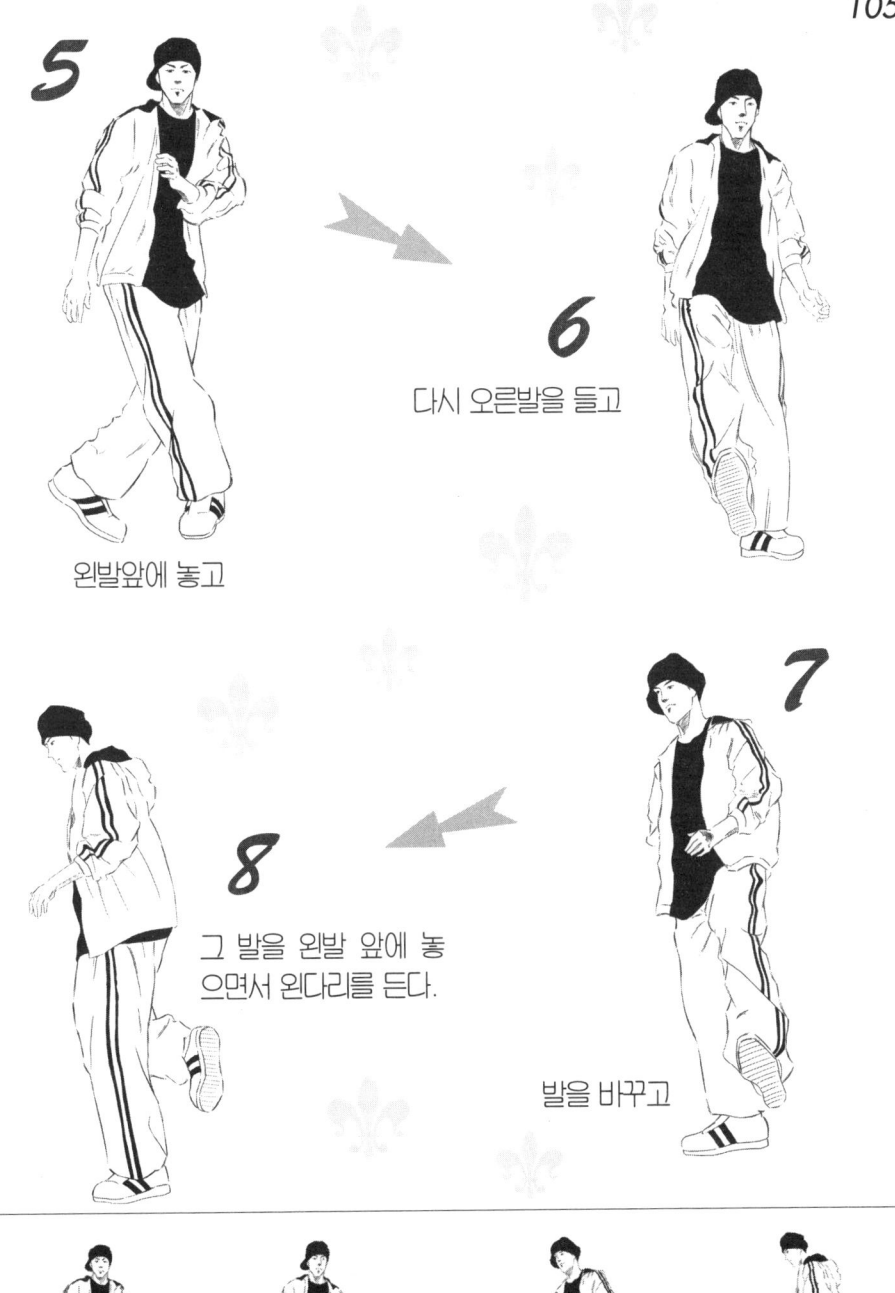

106

9 그다리를 감아서 든다.

12 감아놓고 오른다리를 든다.

10 다리를 놓고 오른발을 든다.

11 다리를 놓고 왼다리를 든다.

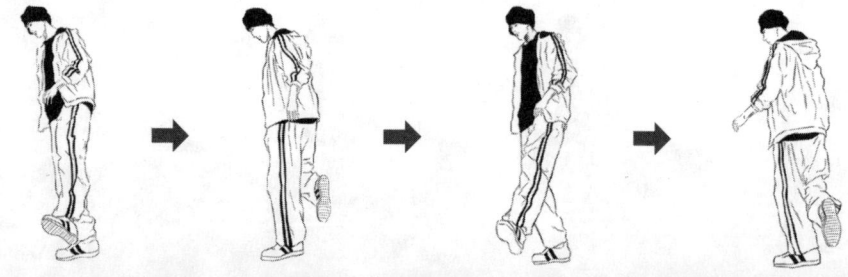

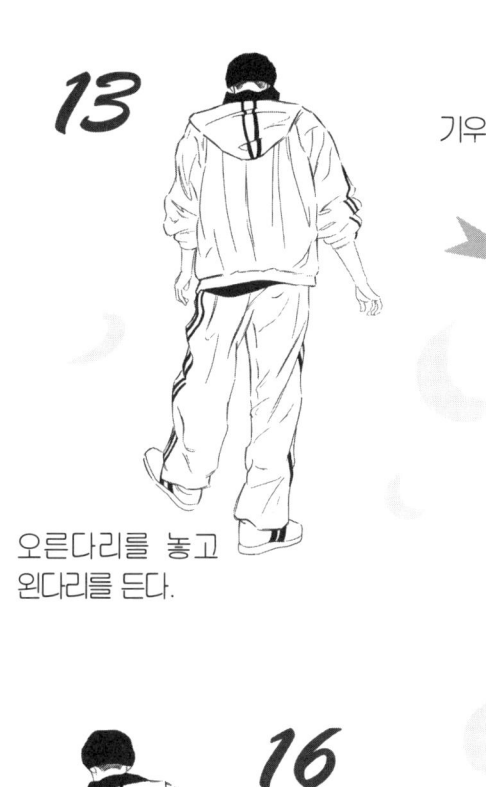
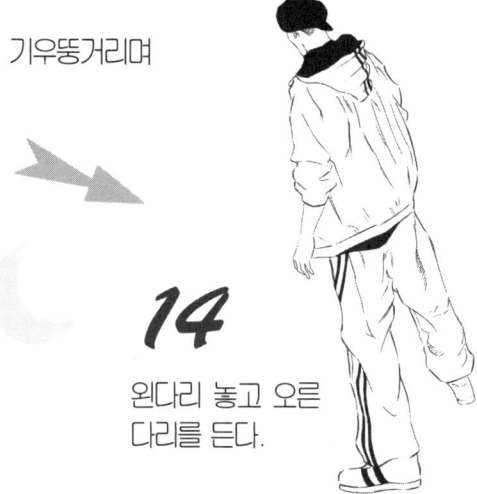

13 기우뚱거리며 **14**

오른다리를 놓고 왼다리를 든다.

왼다리 놓고 오른 다리를 든다.

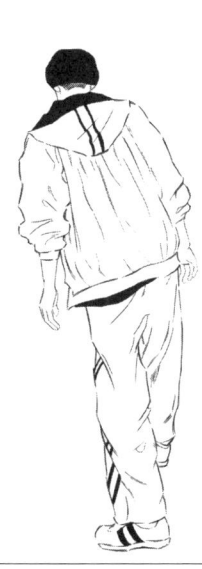

16

왼다리를 감아 놓으며 오른다리를 다시든다.

15

오른다리를 놓으면서 왼다리를 접는다.

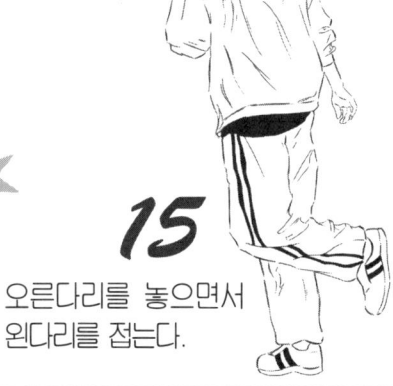
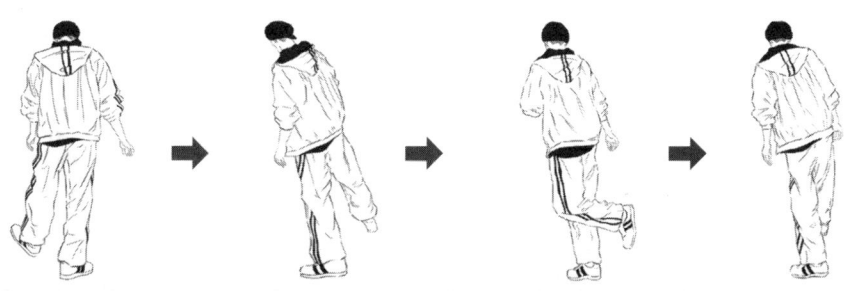

108

17 다시 발을 바꾼다.

18 왼다리로 오른발 대각선 앞에 놓는다.

19 앞으로 나갈듯이 왼다리를 들고

20 다시 발을 바꾸어 오른다리를 든다.

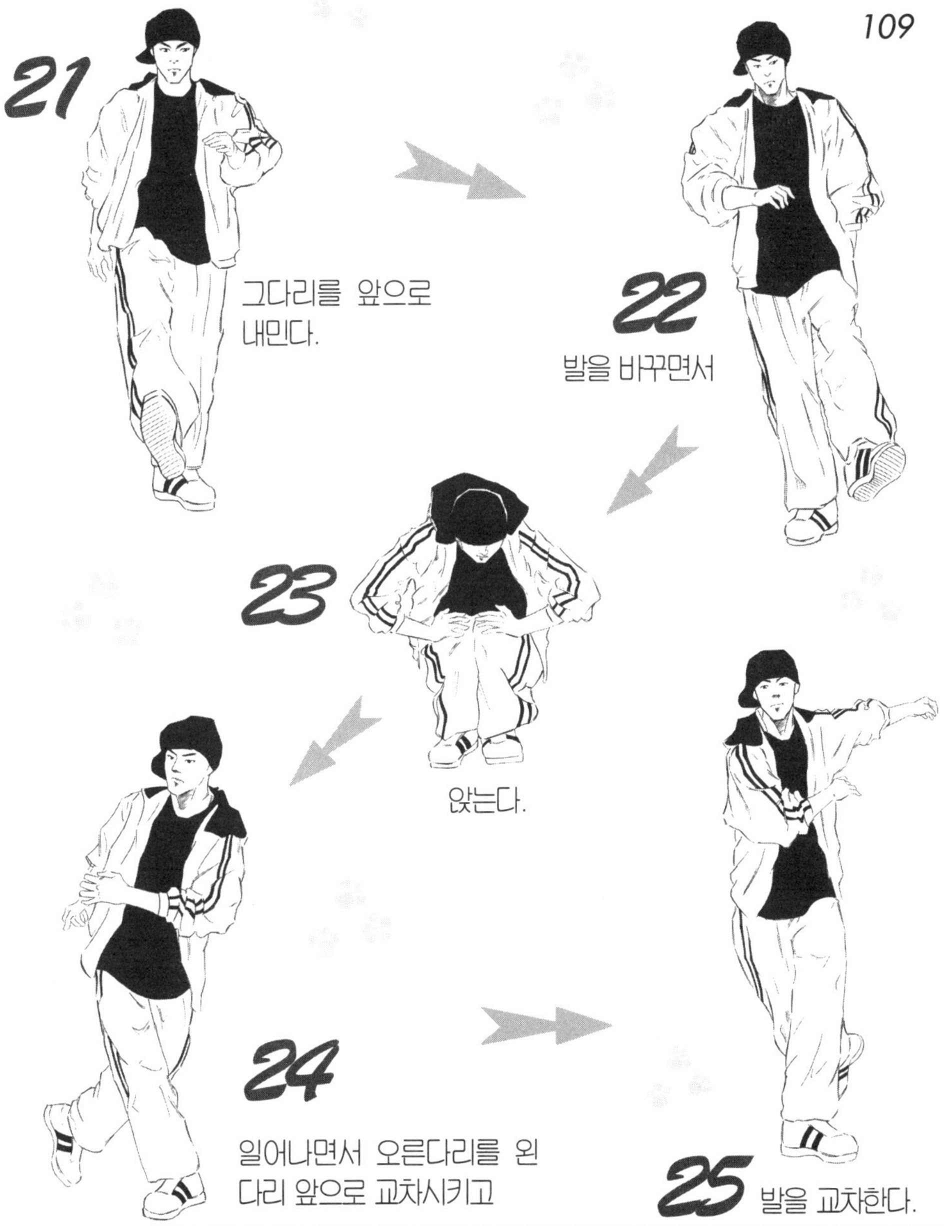

21 그 다리를 앞으로 내민다.

22 발을 바꾸면서

23 앉는다.

24 일어나면서 오른다리를 왼다리 앞으로 교차시키고

25 발을 교차한다.

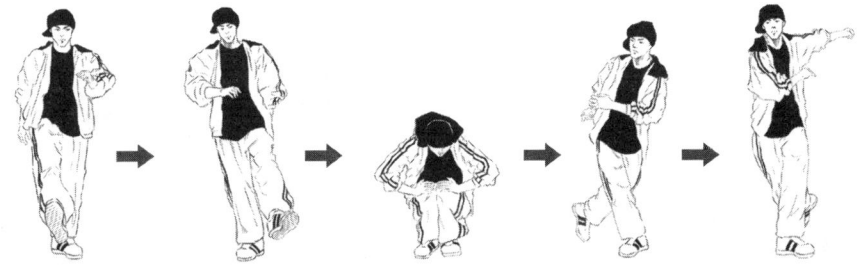

26
그 발을 들어 오른쪽으로 회전한다.

27
다시 회전해서

28

29
정면을 본다.

3 헤드스핀
★ 기본

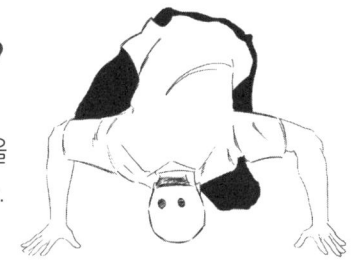

1 머리와 손 짚는곳을 정삼각형으로 만든다.

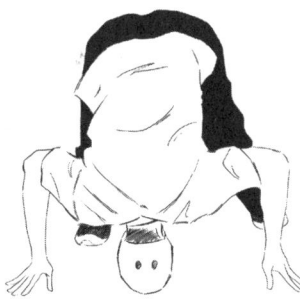

2 무게중심을 정수리에 고정시킨다.

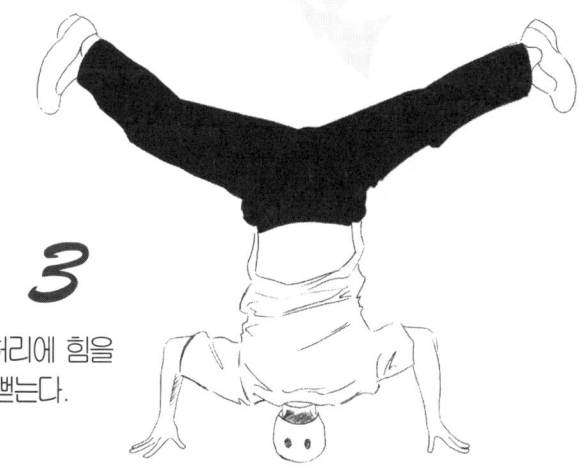

3 하체를 일으켜 허리에 힘을 주어 다리를 쫙 뻗는다.

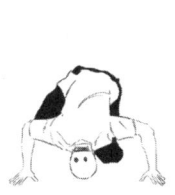 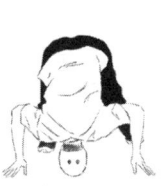 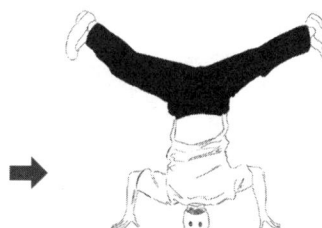

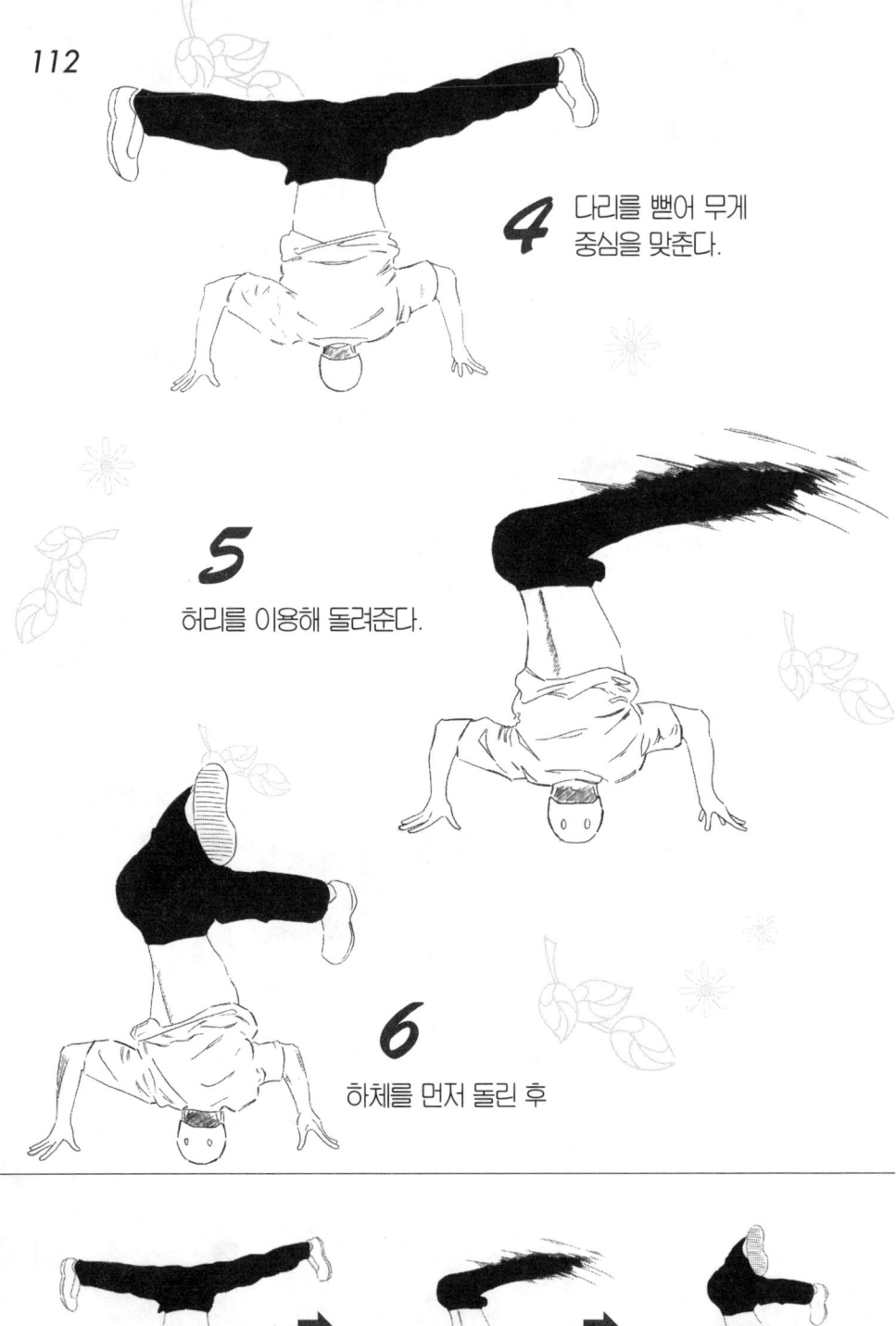

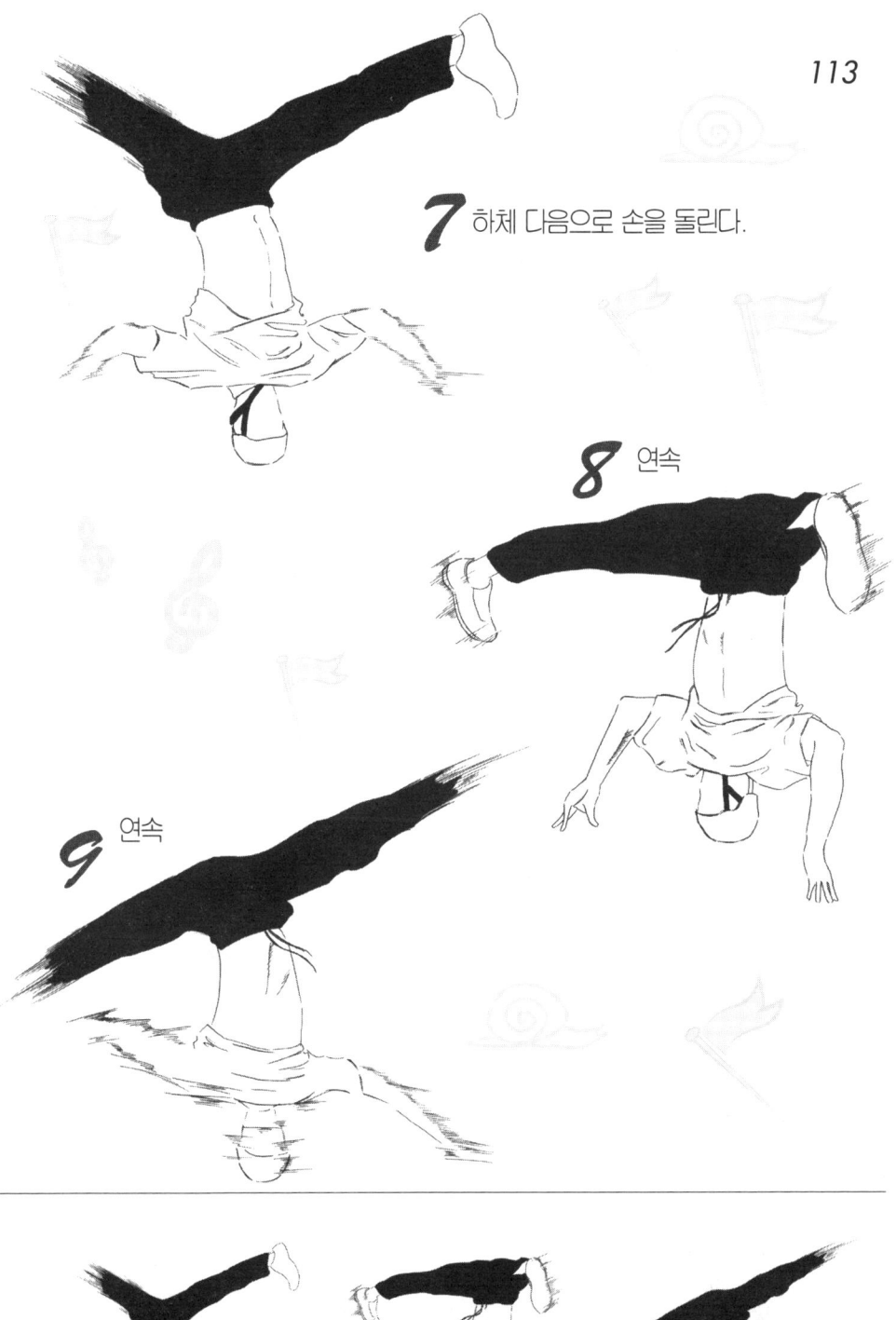

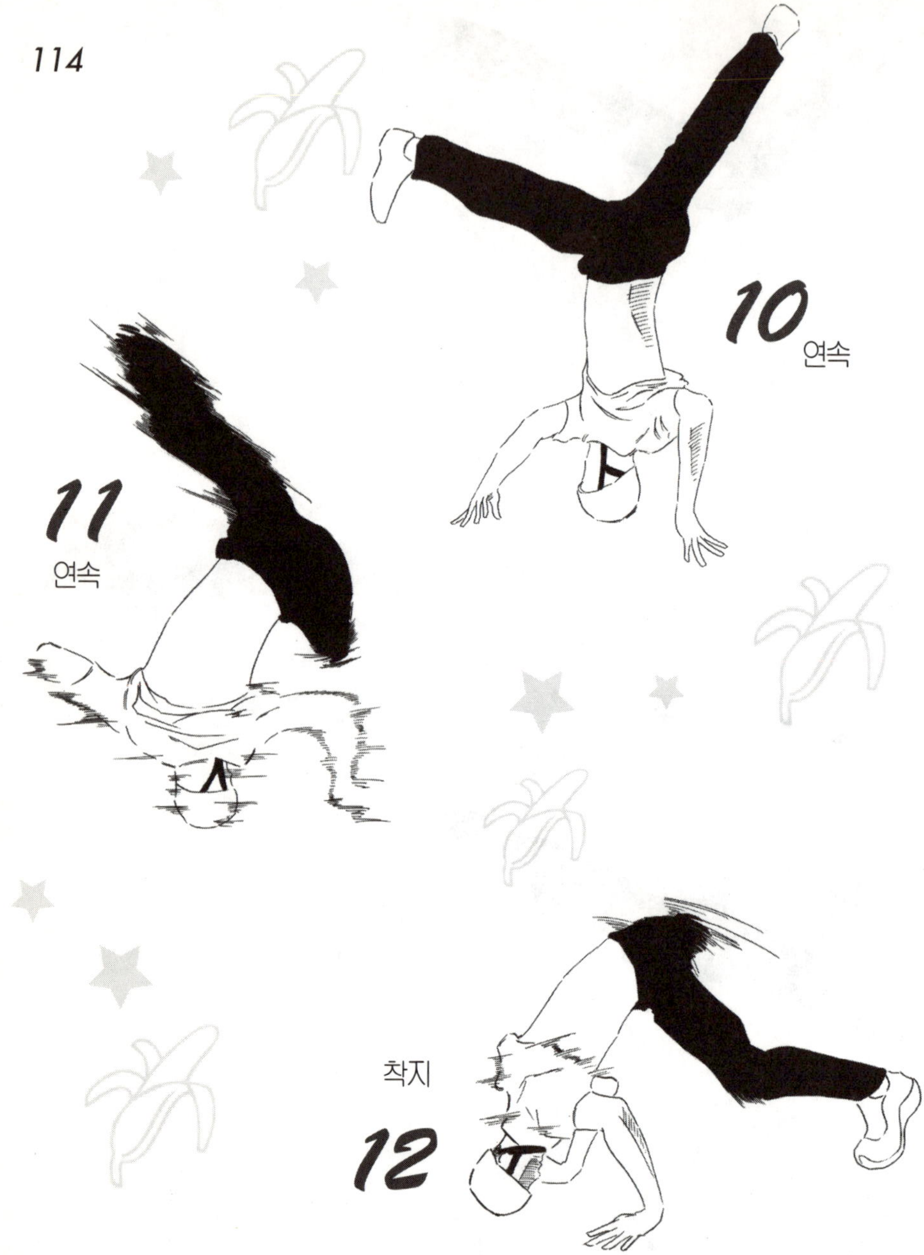

10 연속

11 연속

착지
12

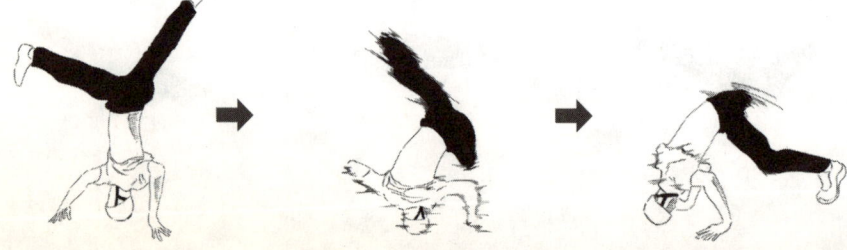

★ 로빈

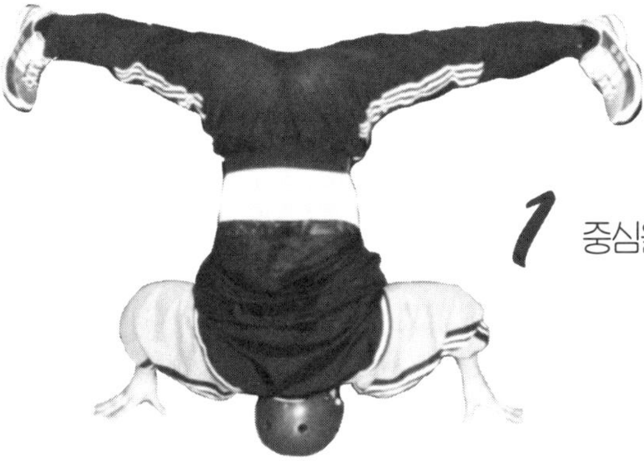

1 중심을 잡는다.

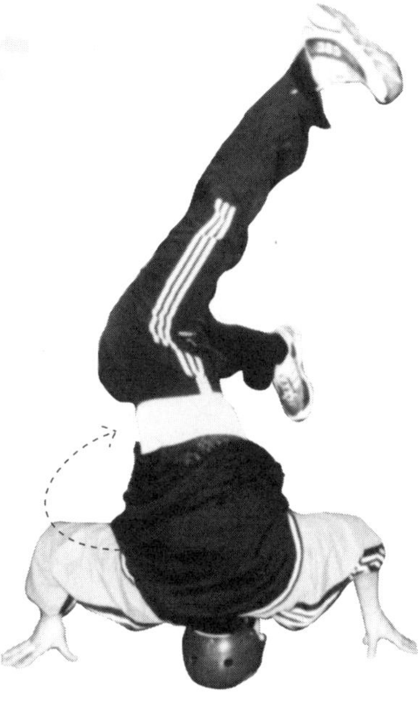

2 하체를 먼저 돌린다.

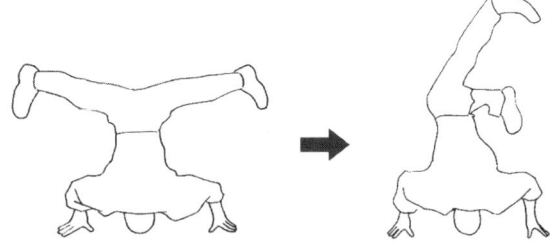

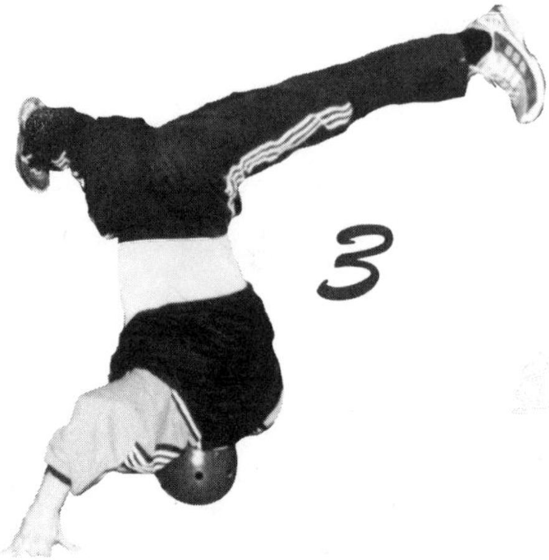

3

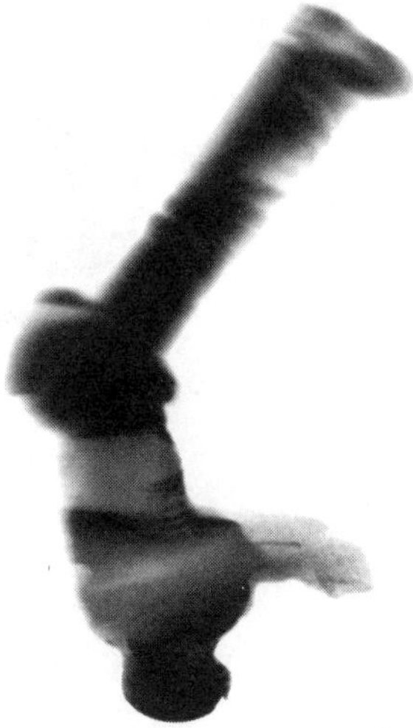

4

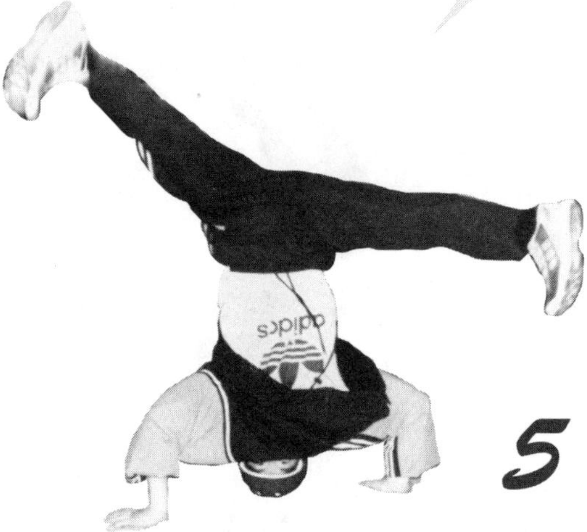

5

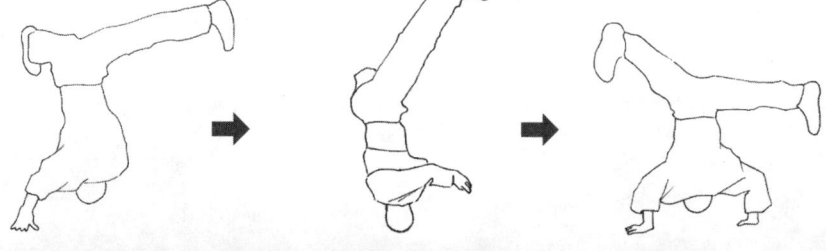

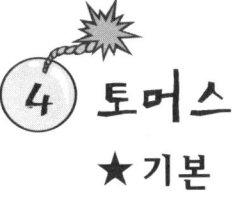

4 토머스
★ 기본

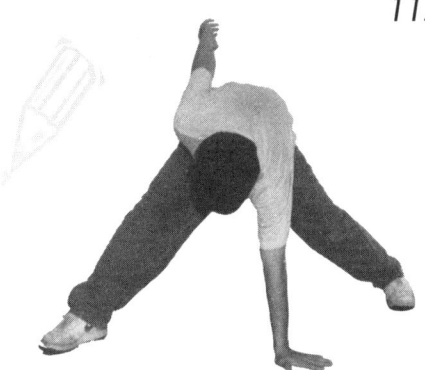

1 자기중심 바로 앞에 손은 놓고

2 왼다리로 원을 그리다.

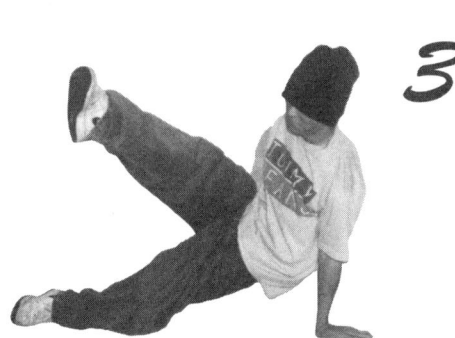

3

오른다리는 오른쪽으로 차준다.

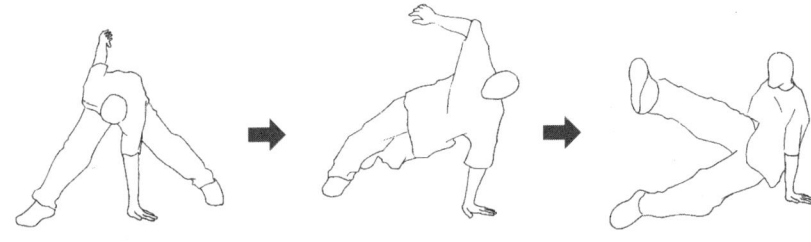

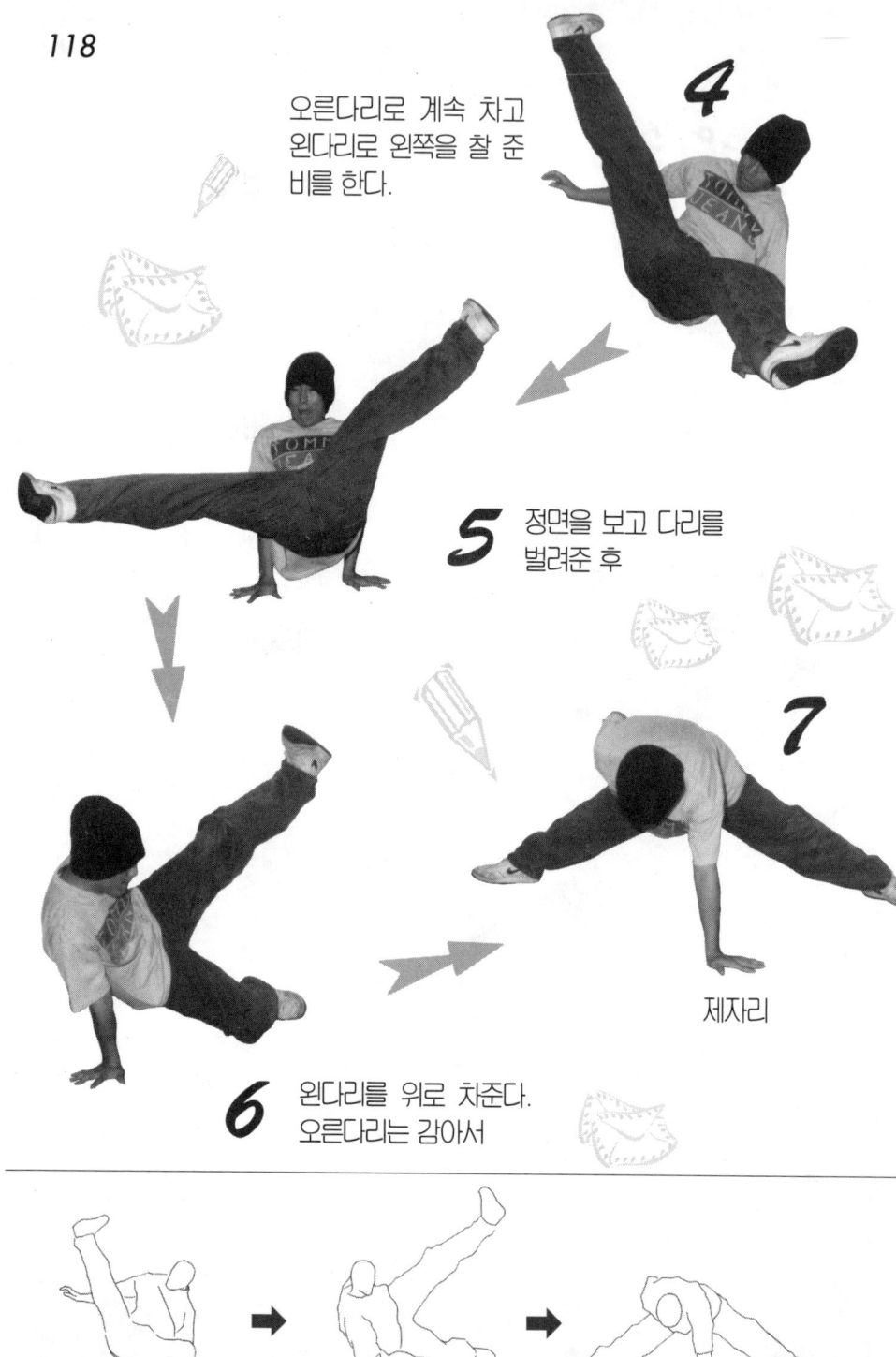

★ 후리기 토머스

1 준비

2 왼팔을 짚고

3 오른팔로 바꾼 뒤 왼쪽다리로 찰 준비를 한다.

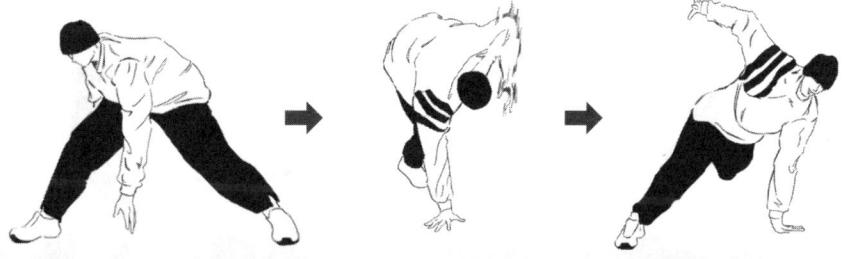

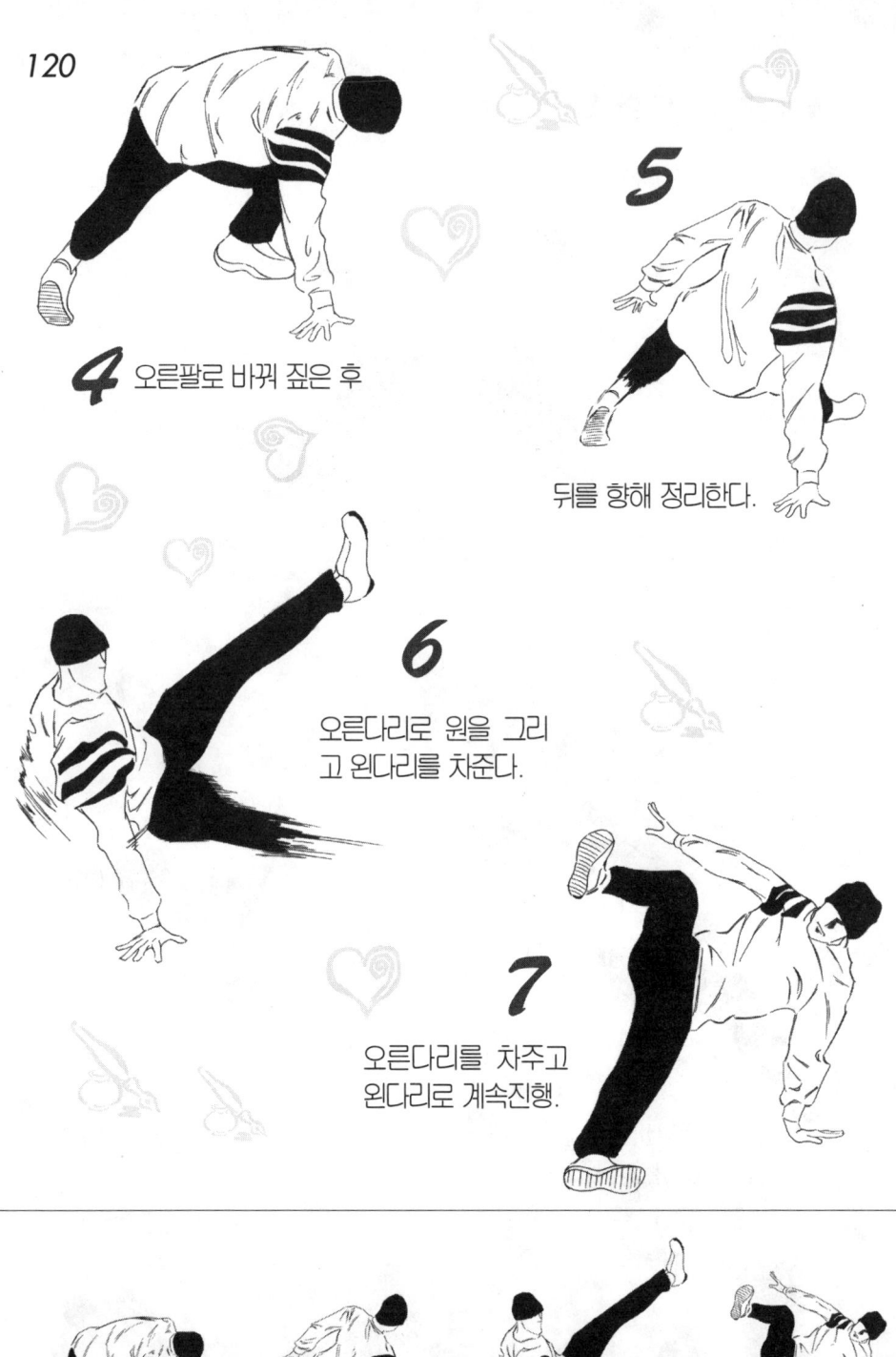

8 왼손을 짚고

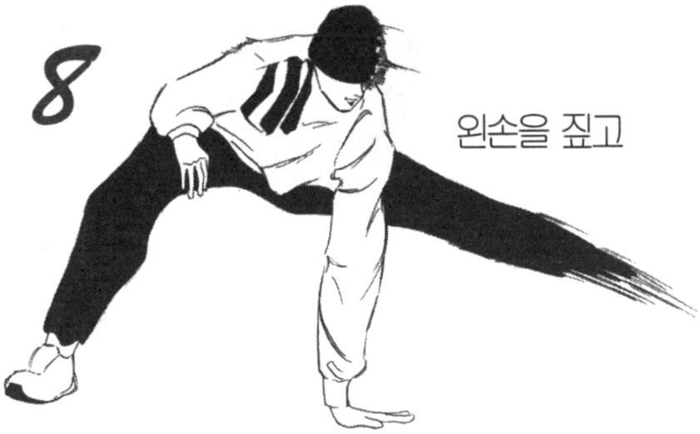

9 왼다리를 돌린다.

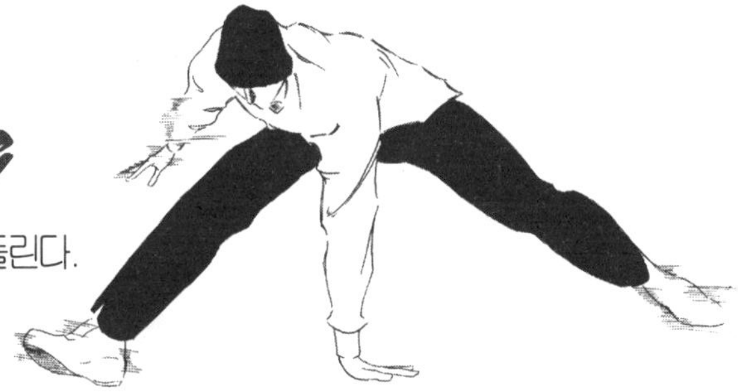

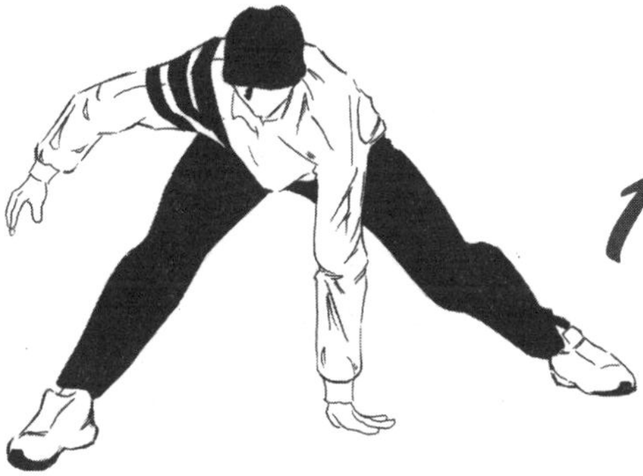

10 오른다리를 뻗는다.

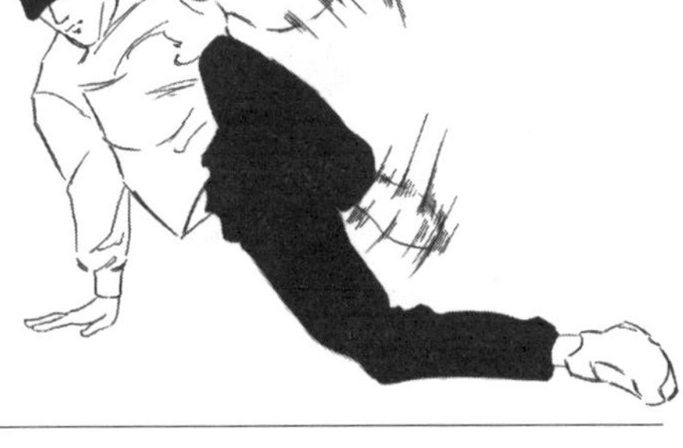

11 오른다리를 감아서 돌리며

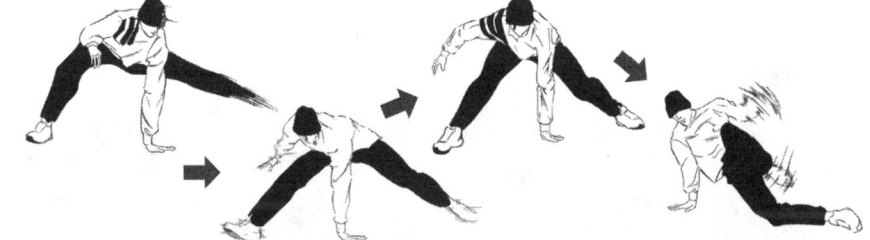

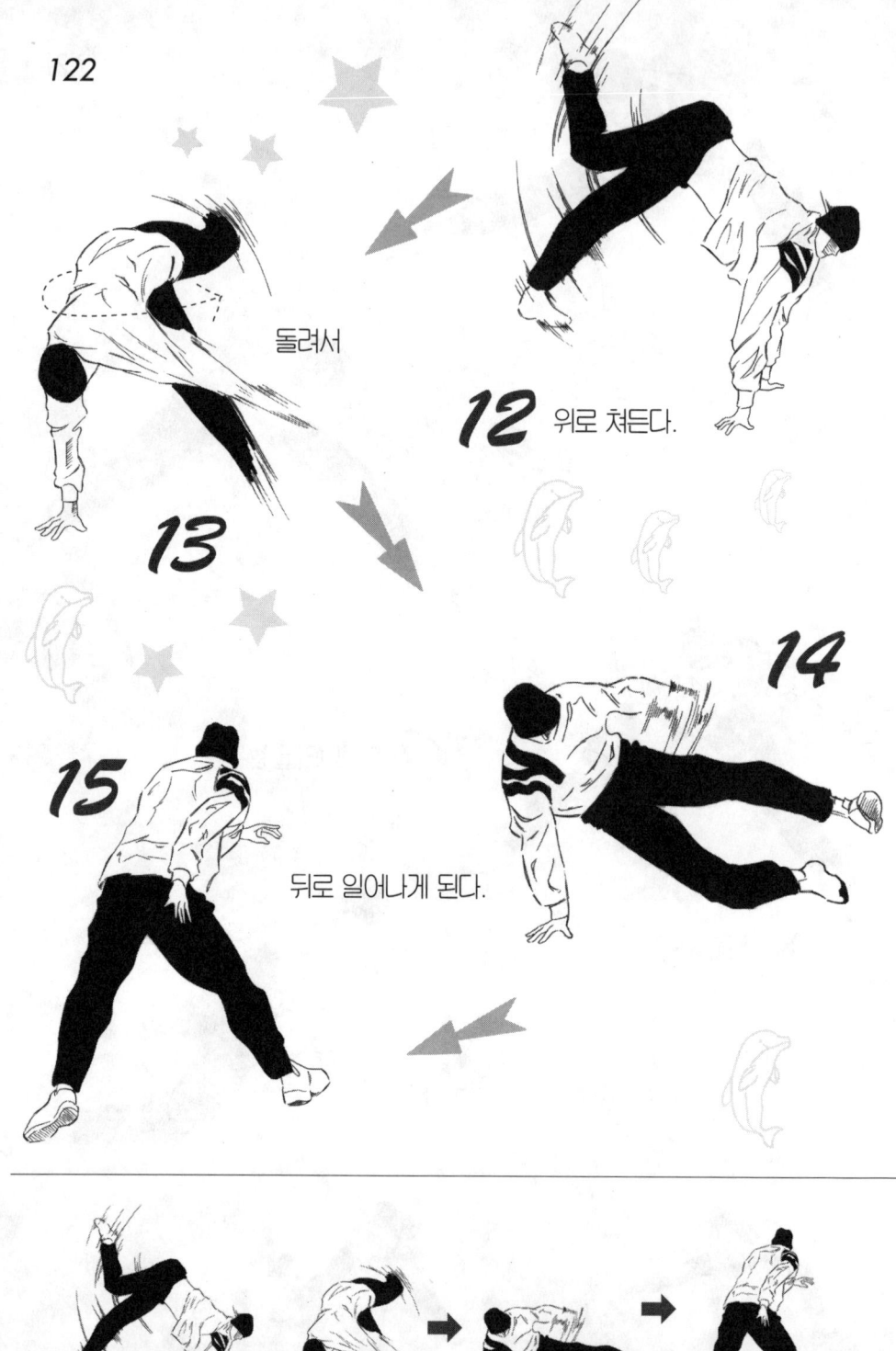

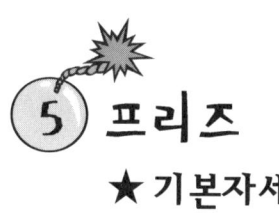

5 프리즈
★ 기본자세

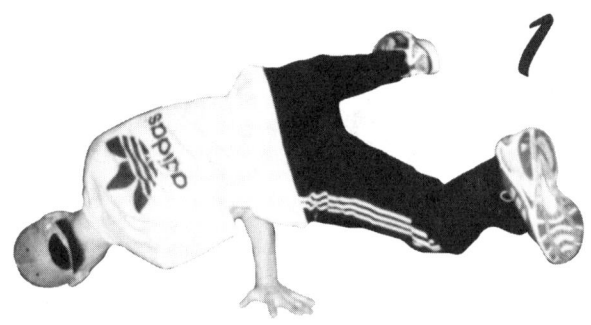

다리 자세를 잘 잡고 이마는 바닥에

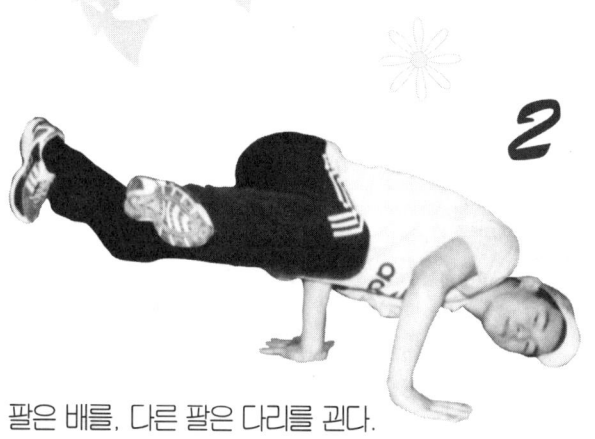

한쪽 팔은 배를, 다른 팔은 다리를 괸다.

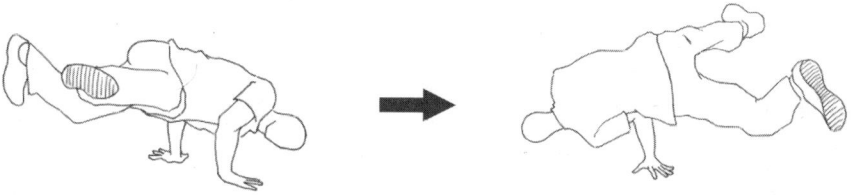

124

★ 기본동작

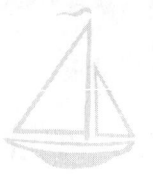

1

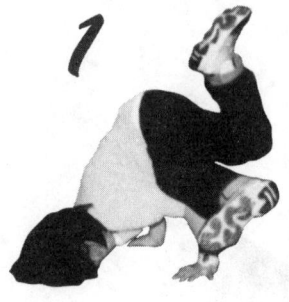 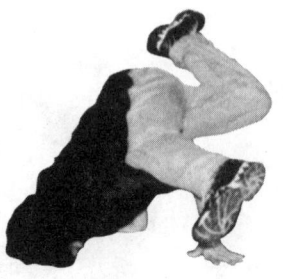

오른쪽 이마를 바닥에 대고 오른팔꿈치를 오른쪽 배를 짚고 왼쪽 팔꿈치 위로 뻗은 오른 다리를 놓는다.

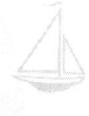

2

접혀있던 왼다리를 앞으로 끌어와 왼쪽 팔꿈치에 옮긴다.

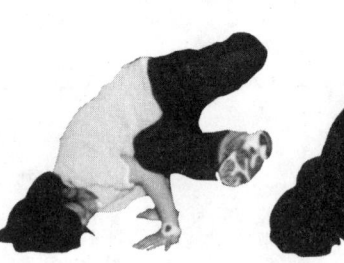 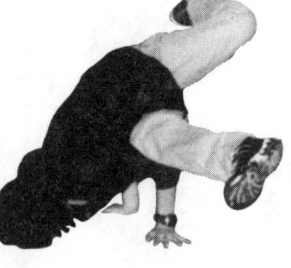

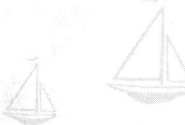

3

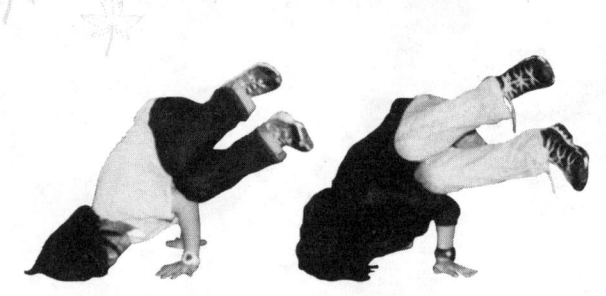

두 다리를 모아서 왼쪽 팔꿈치를 옮긴다.

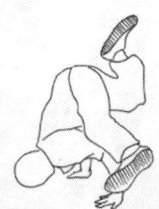 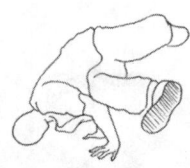 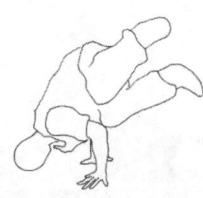

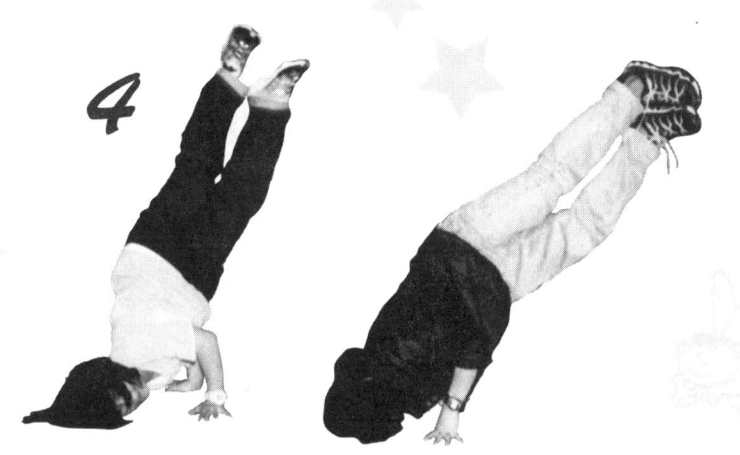

그대로 다리를 죽 뻗는다.

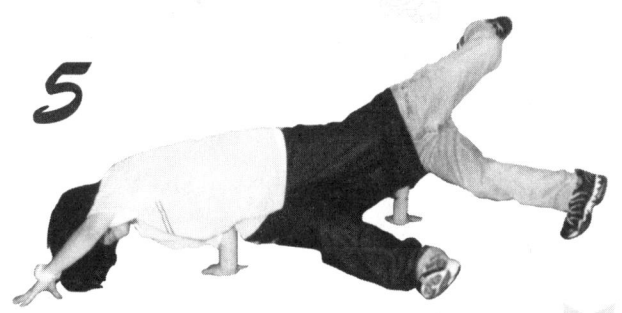

왼쪽 팔을 머리위로 옮기고 오른발은 앞으로 쭉 뻗고 왼다리를 뒤로 접는다.

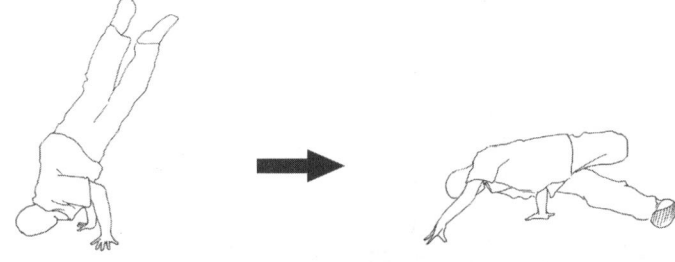

★ 스타일 프리즈

1 준비

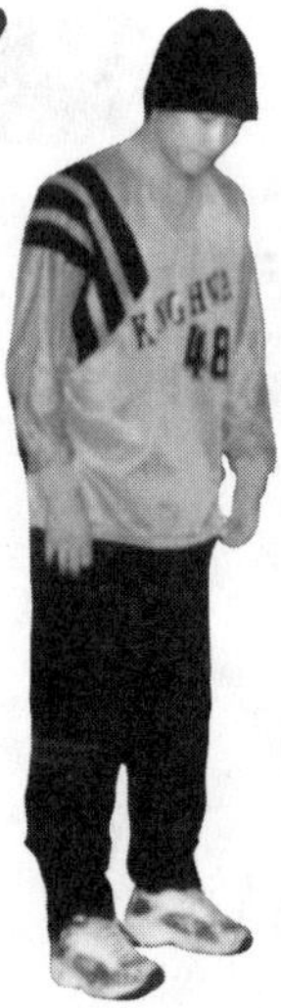

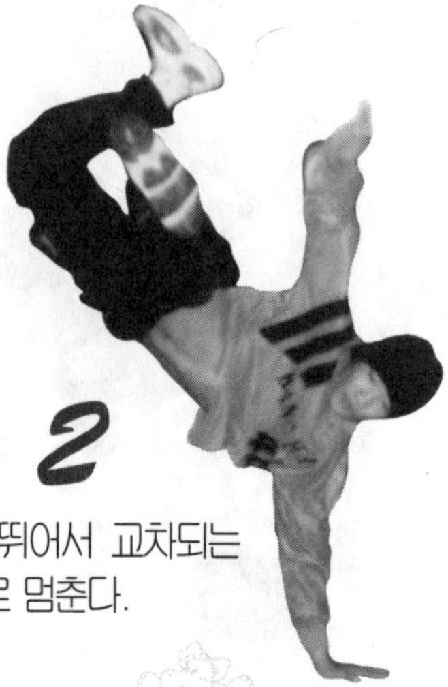

2 살짝 뛰어서 교차되는 다리로 멈춘다.

3 다시 다리를 바꾸어

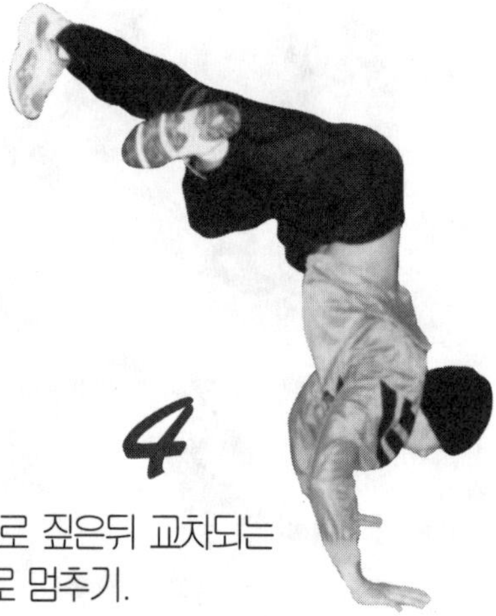

4 두 팔로 짚은뒤 교차되는 다리로 멈추기.

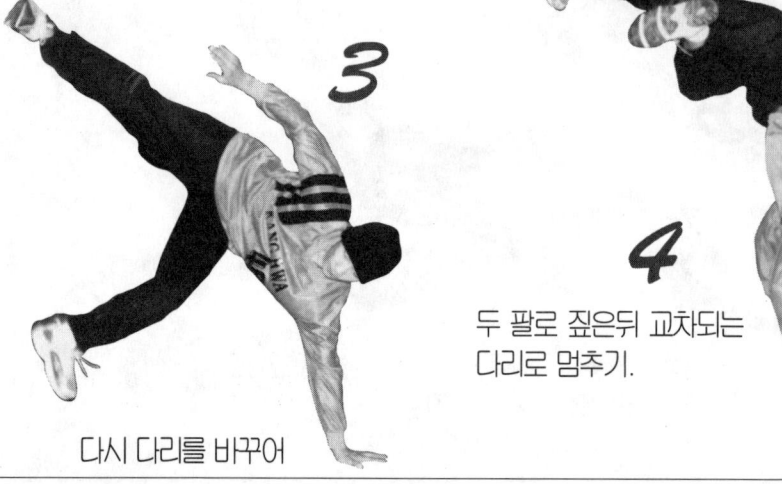

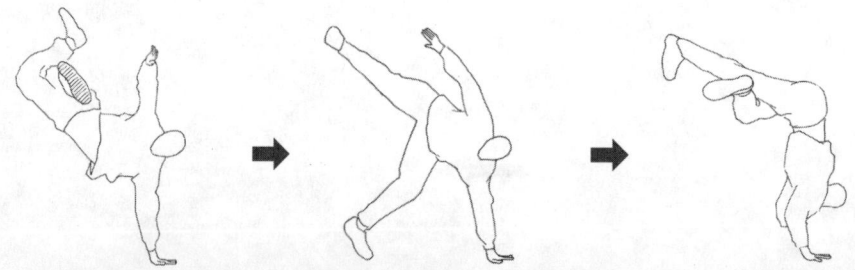

★ 사이드프리즈

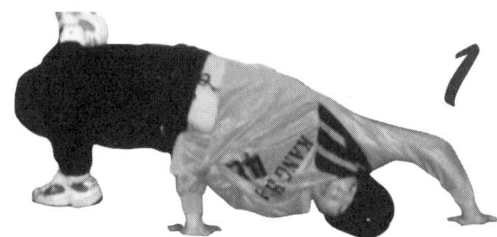

1 왼다리를 굽힌 오른무릎 위에 얹고 오른팔을 머리 위로 왼 팔은 옆구리를 짚는다.

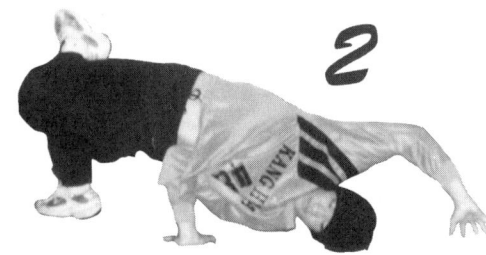

오른팔을 옮기어 2

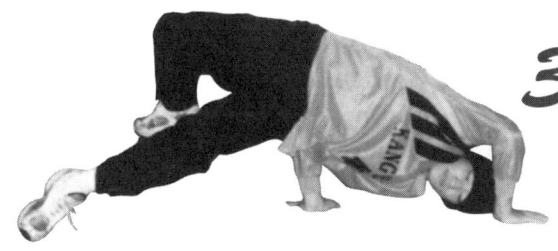

3 이마 앞으로 옮기고 짚 었던 왼다리를 뻗는다.

4 골반을 돌려 마무리를 한다.

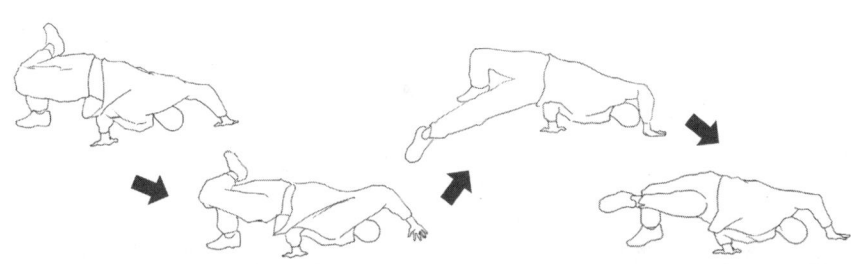

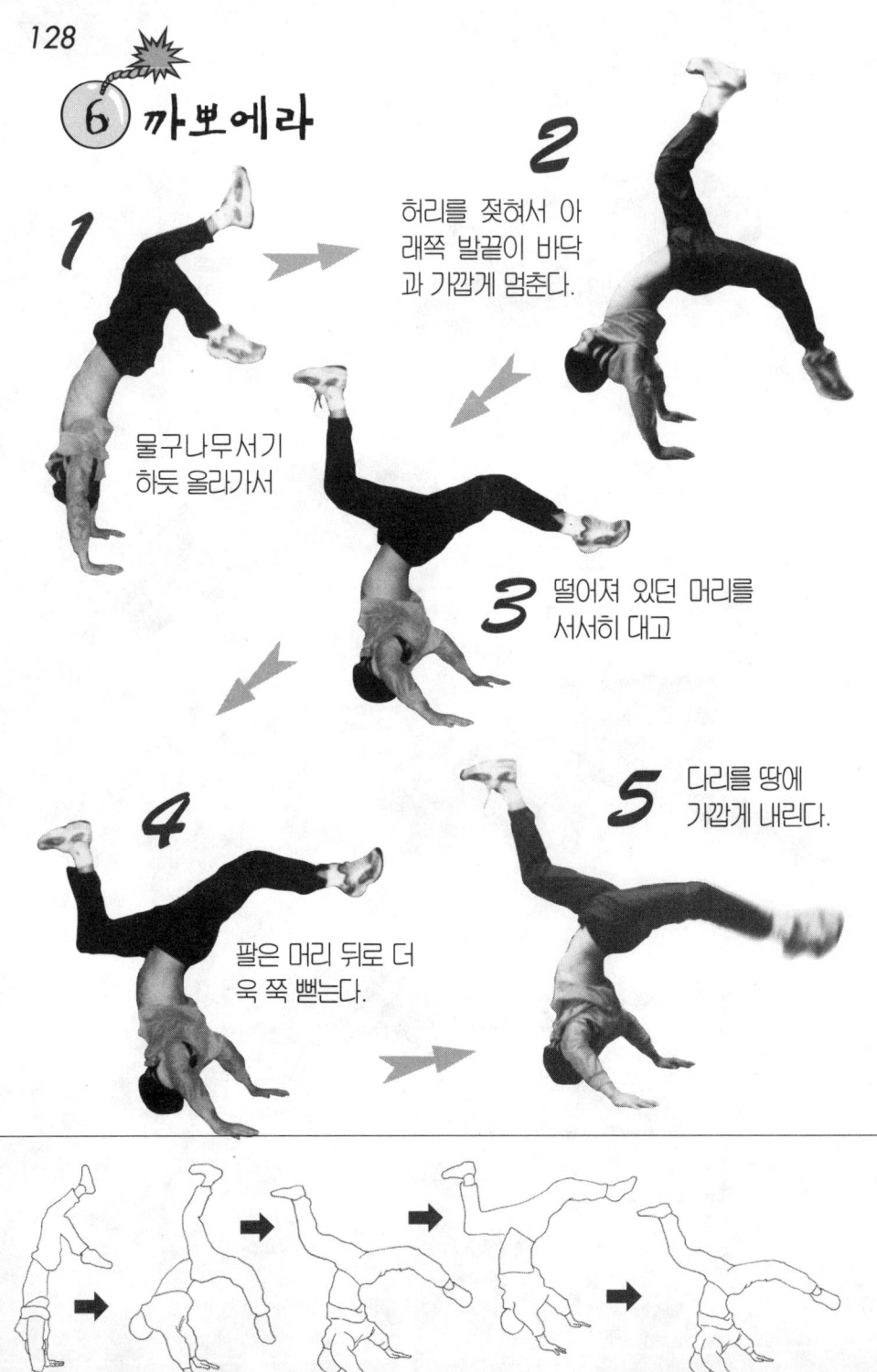

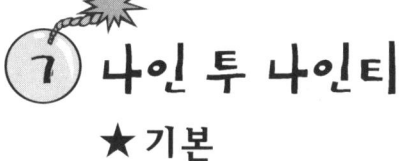

7 나인 투 나인티
★ 기본

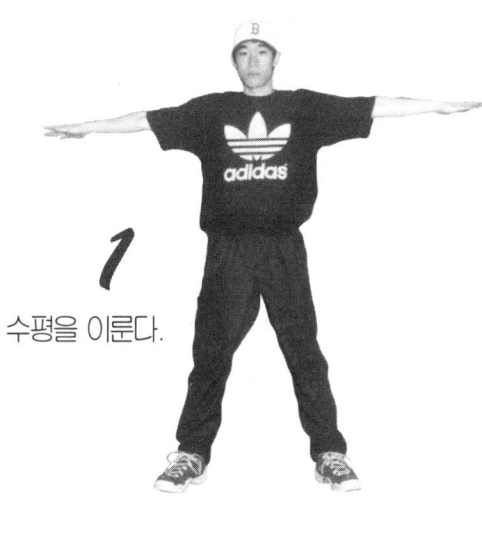

1 수평을 이룬다.

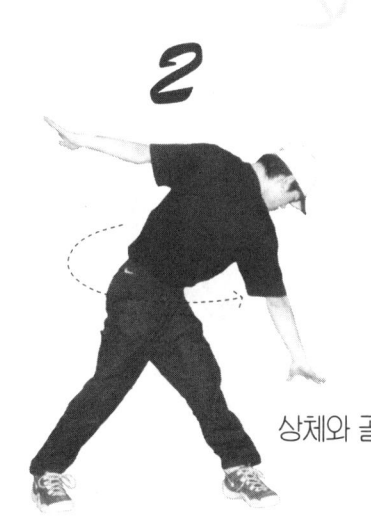

2 상체와 골반을 돌린다.

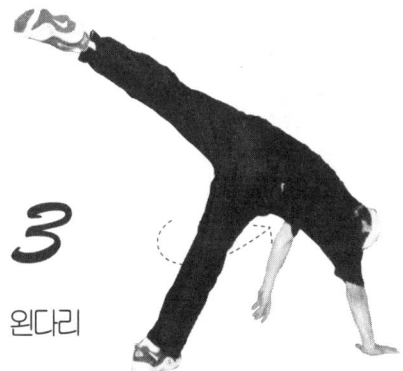

3 오른팔로 땅을 짚으며 왼다리를 쳐들어 올린다.

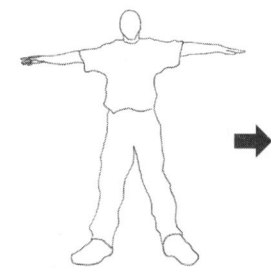 → 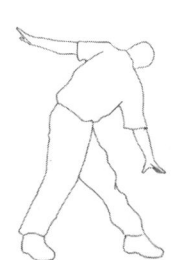 →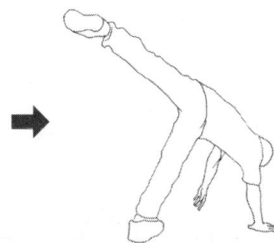

4 골반을 돌린다.

5 정면을 보고 다리를 벌린다.

6 꼬듯이 왼다리를 오른다리 앞으로 감으며 한쪽 팔을 뗀다.

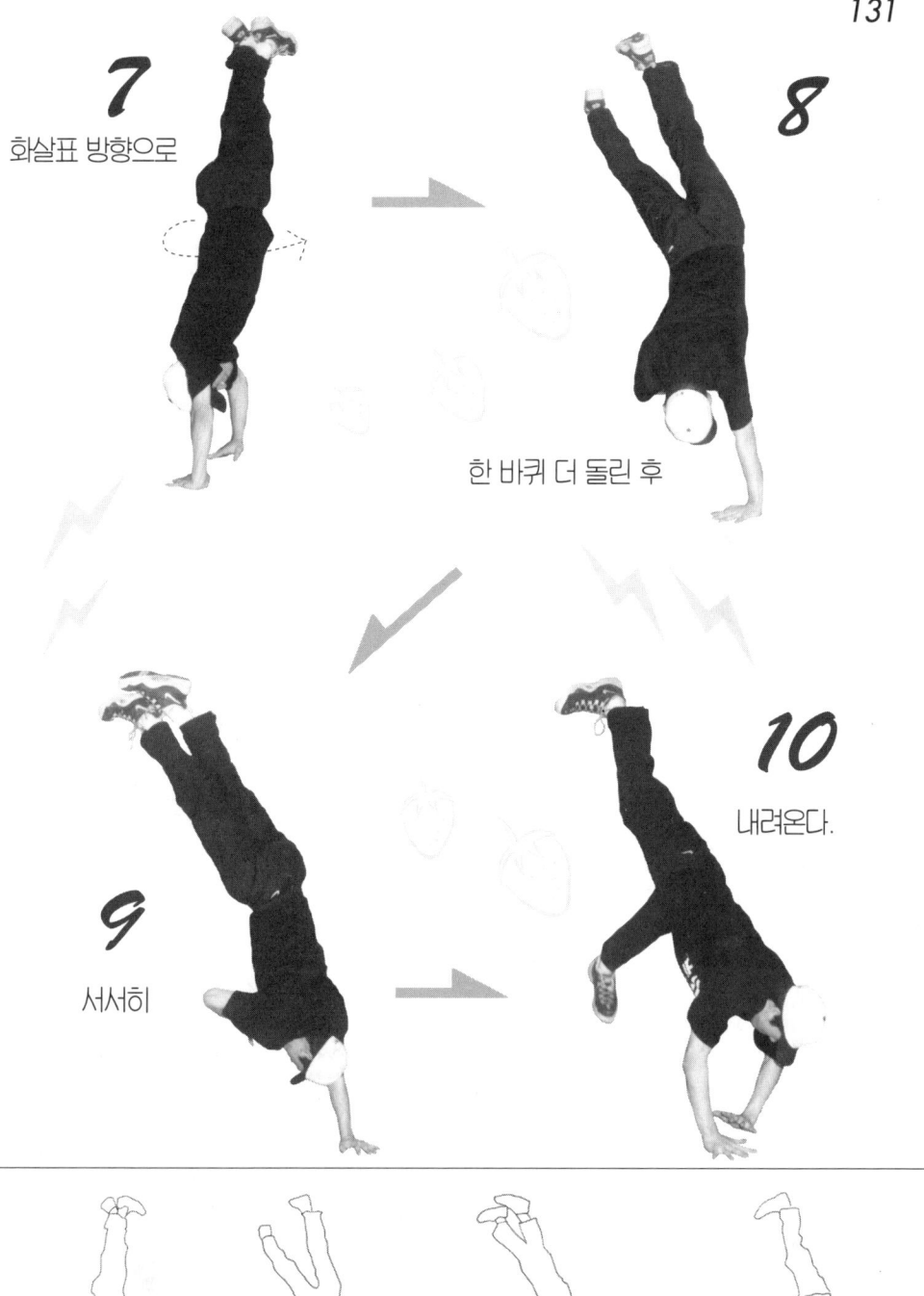

★ 응용

1
오른다리를 뒤로 뺀다.

2
왼팔을 짚으며 왼다리를 돌린다.

3
오른팔을 왼팔 뒤쪽에 짚으며 골반을 돌려준다.

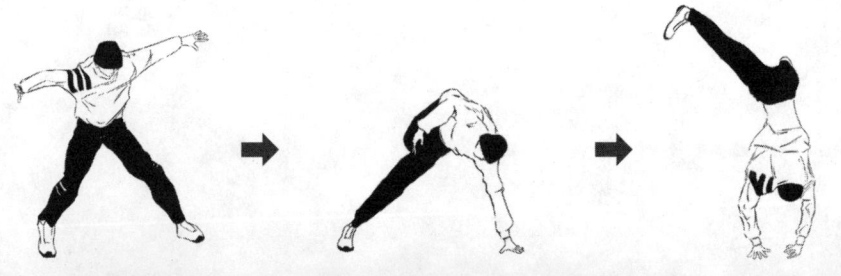

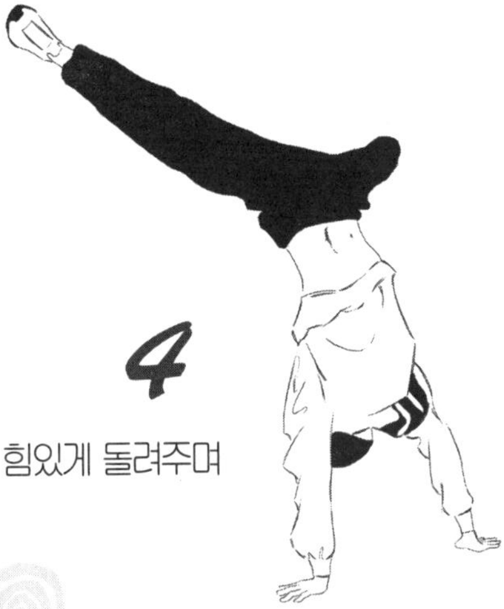

4
힘있게 돌려주며

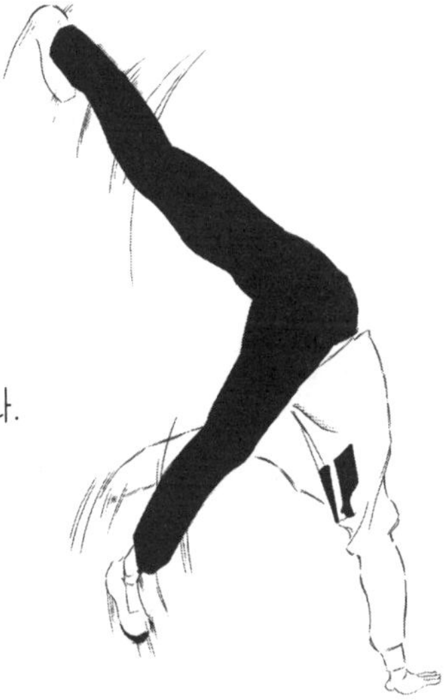

5
다리를 내린다.

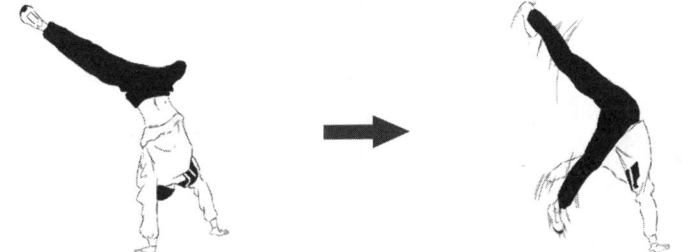

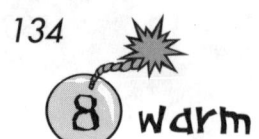 warm

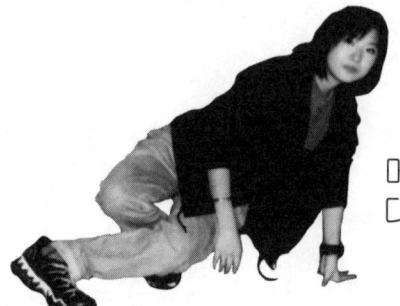

1

머리 정수리 → 볼 → 가슴 → 허리 → 다리차기 순이다.

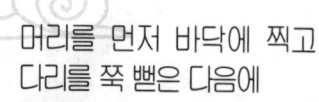

2

머리를 먼저 바닥에 찍고 다리를 쭉 뻗은 다음에

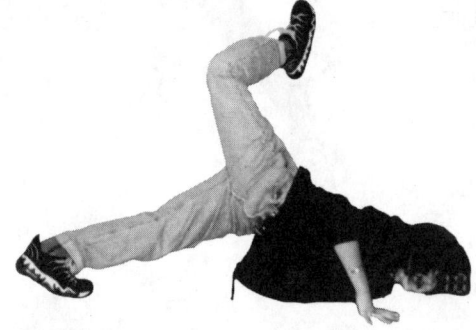

3

볼 → 가슴순으로 대고 다리를 찬다.

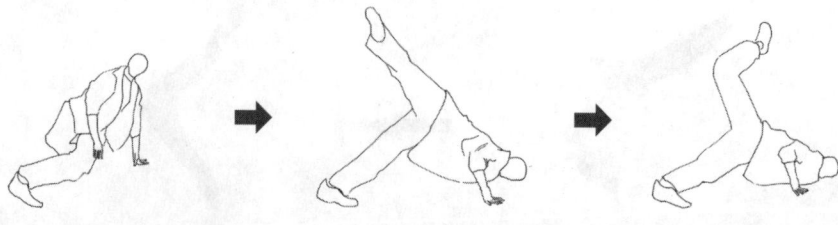

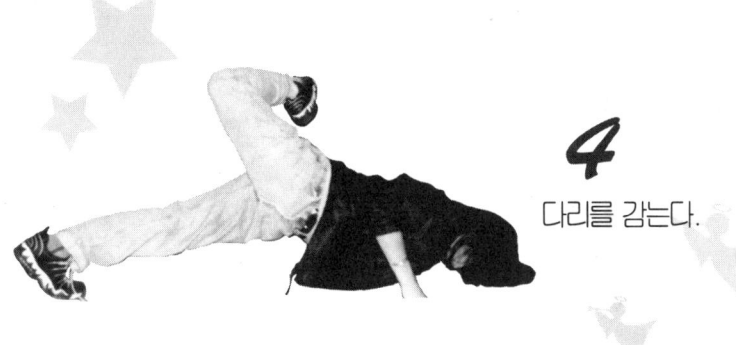

4 다리를 감는다.

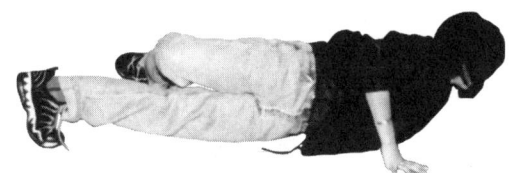

5 가슴 → 얼굴 → 머리 순으로 일어난다.

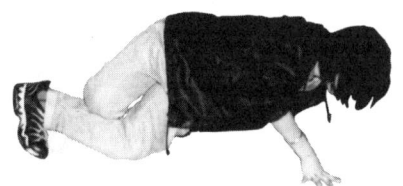

6 마무리

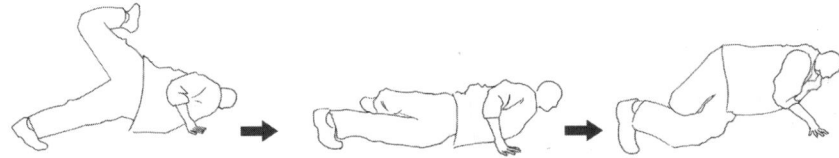

9 원퀵

1 준비

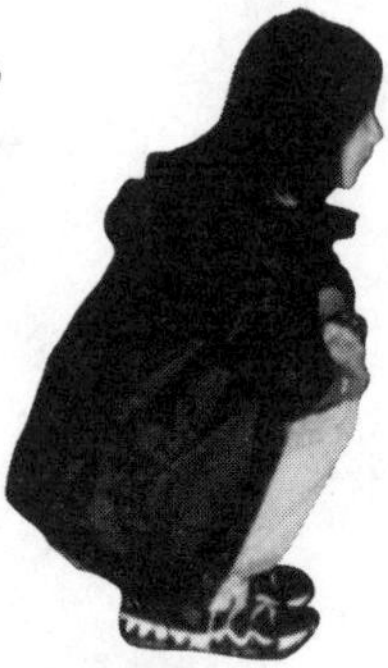

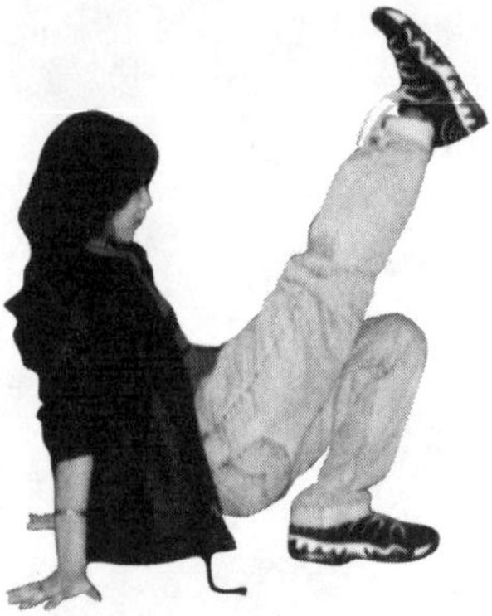

2 두 팔로 짚고 오른 다리를 치켜든다.

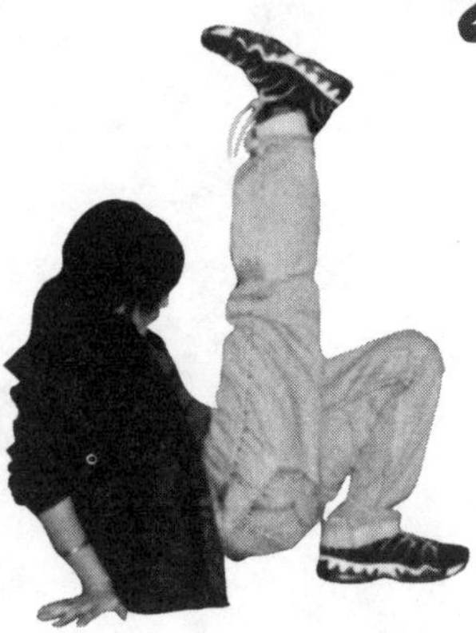

3 허리를 접어서 직선을 만들고

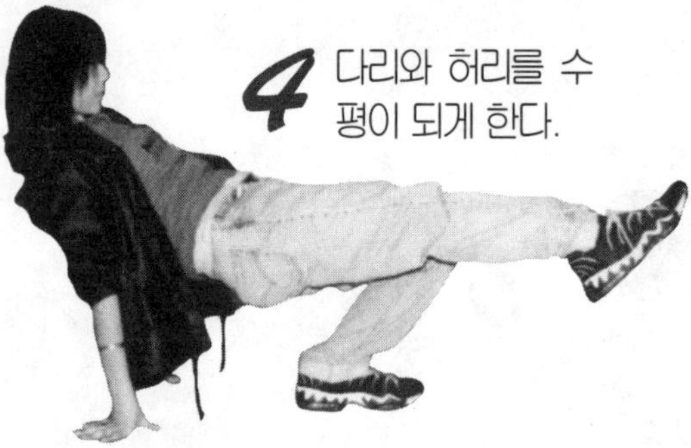

4 다리와 허리를 수평이 되게 한다.

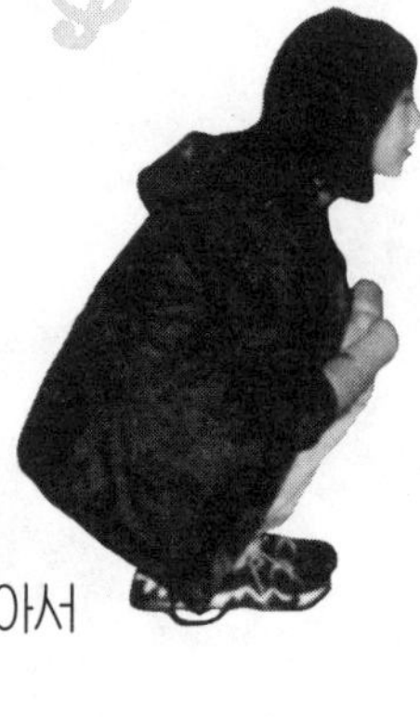

5 그대로 감아서 일어선다.

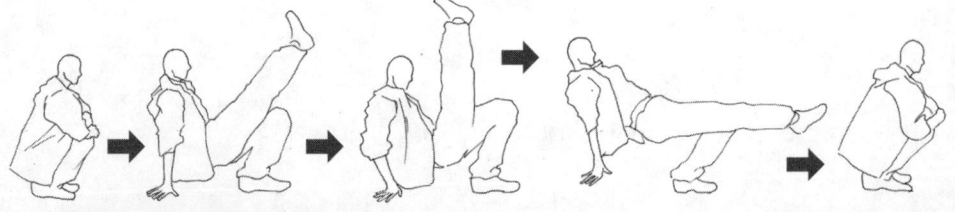

10 나이키

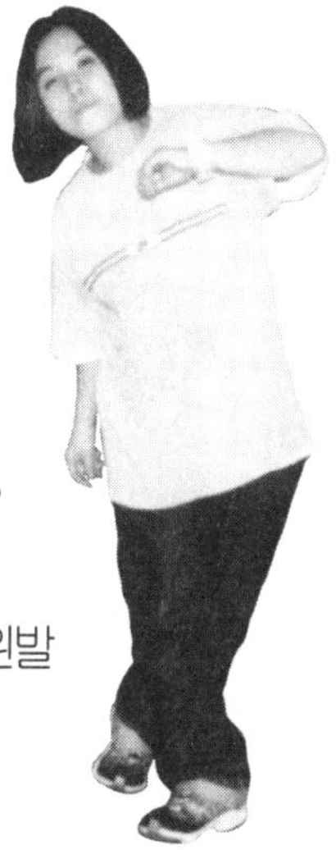

1 오른발을 왼발 앞에 놓고

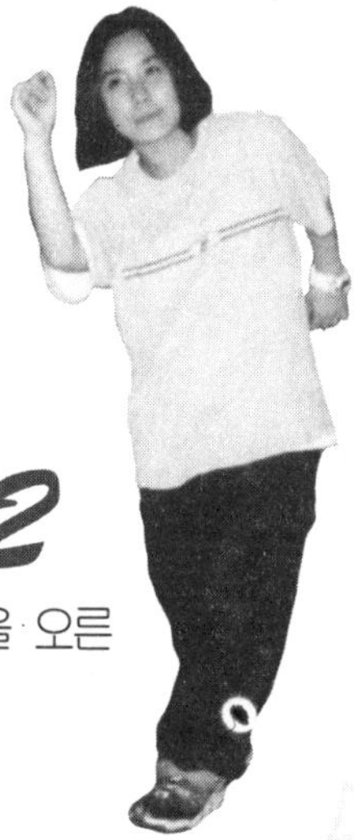

2 반대로 왼발을 오른발 앞에 놓고

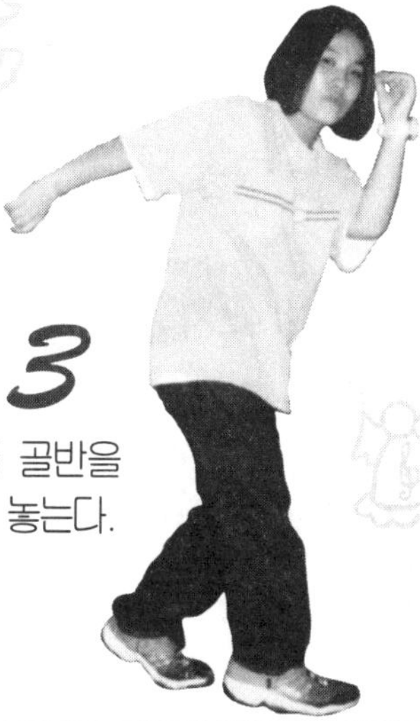

3 오른쪽 골반을 정면에 놓는다.

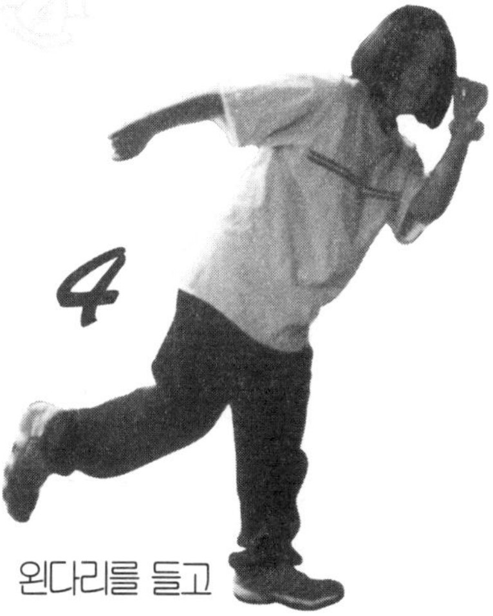

4 왼다리를 들고

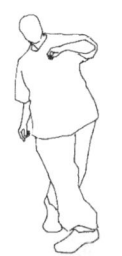 → 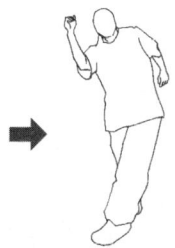 → 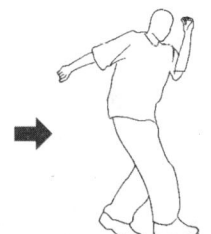 →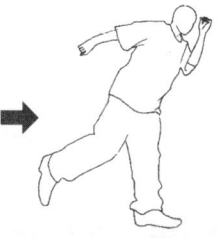

5 오른발 뒤에 놓고

6 오른팔을 휘둘러

7 왼쪽다리를 찬다.

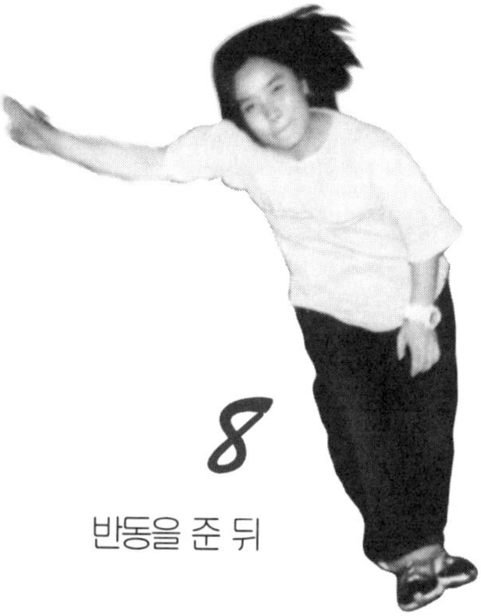

8
반동을 준 뒤

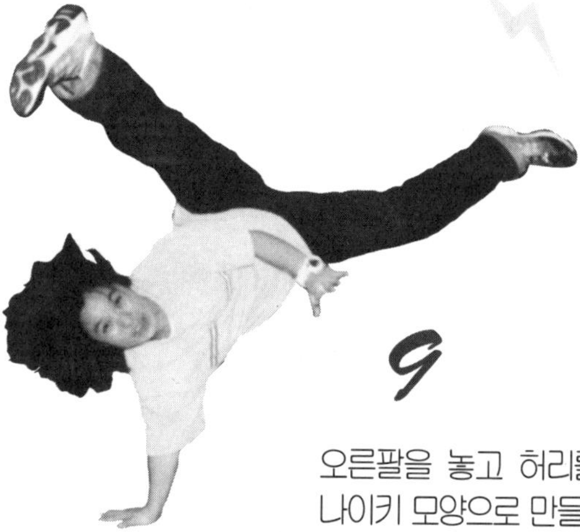

9
오른팔을 놓고 허리를 접어 다리를
나이키 모양으로 만들어 준다.

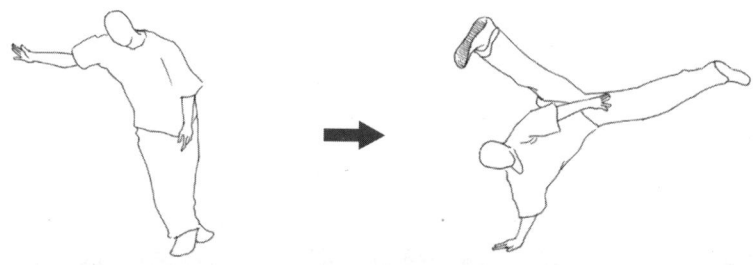

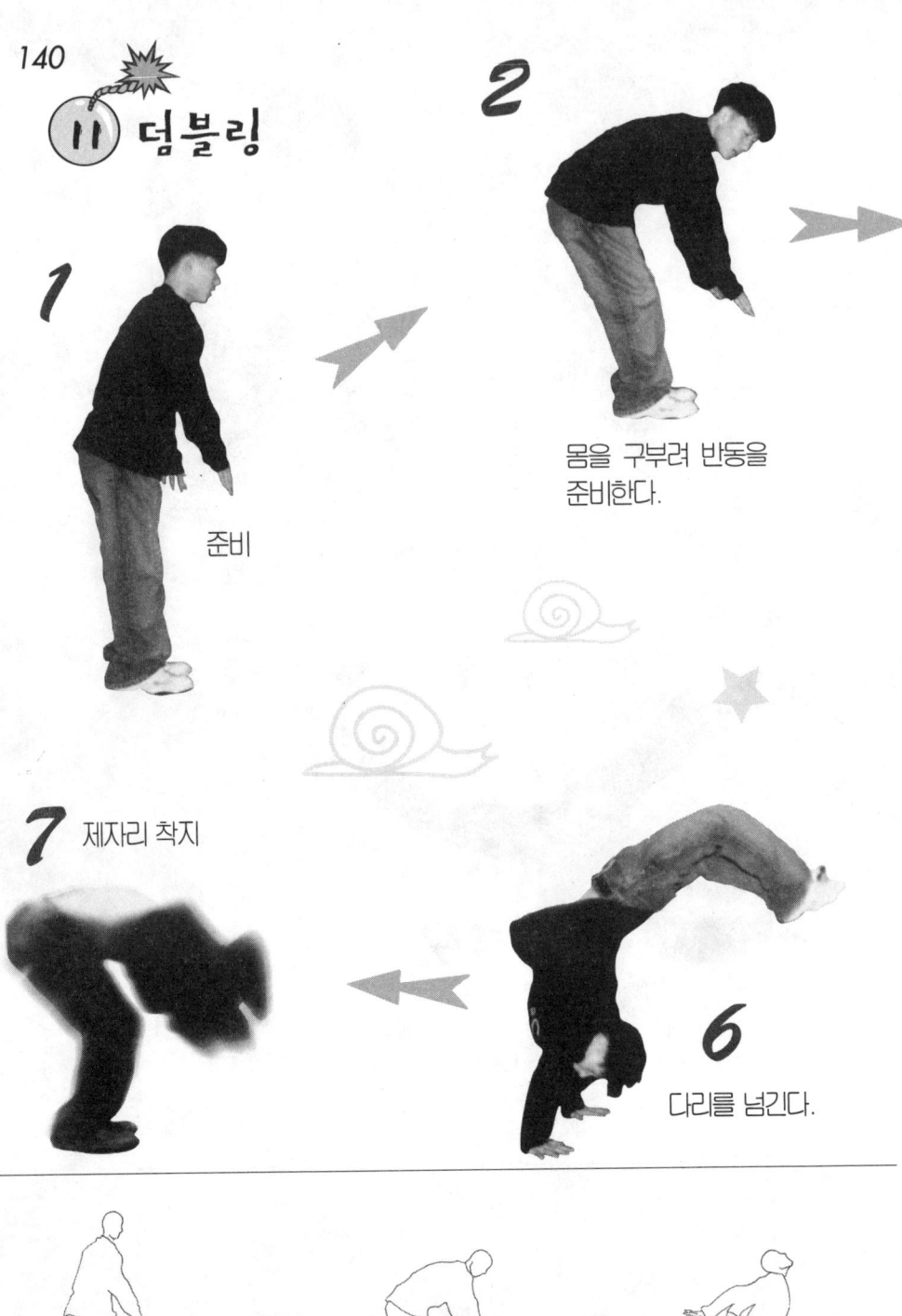

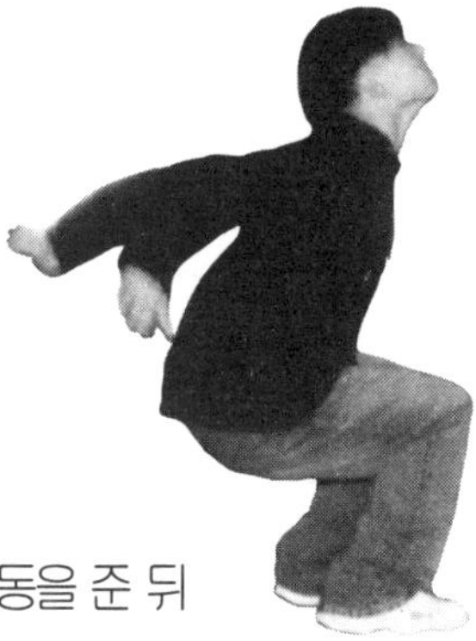

141

3 반동을 준 뒤

4 허리를 젖힌다.

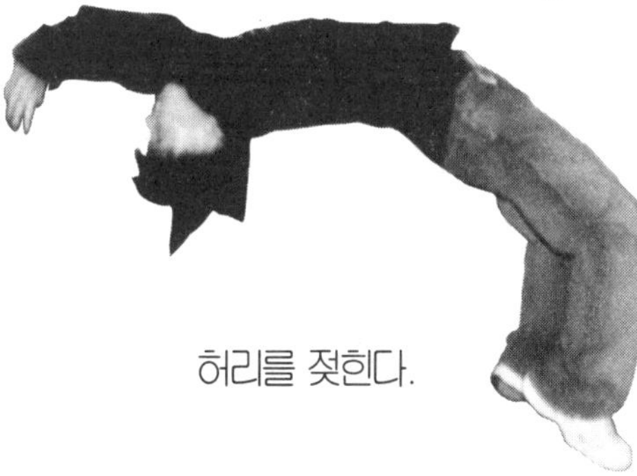

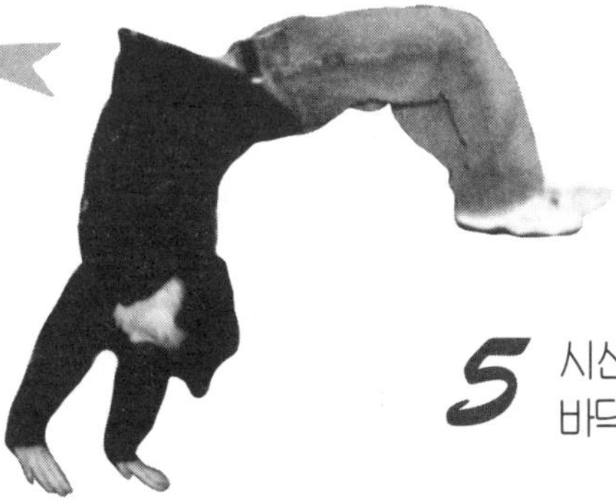

5 시선은 손끝을 보고 손이 바닥을 짚게 되면

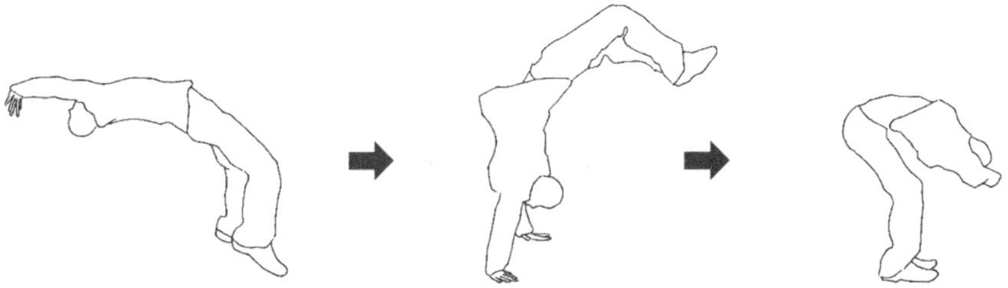

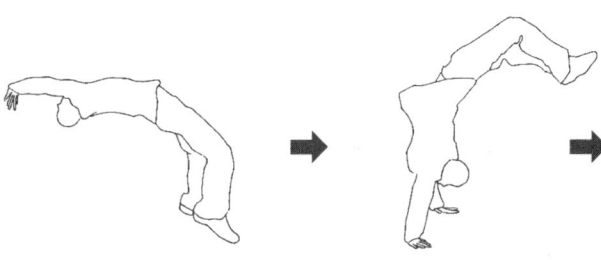

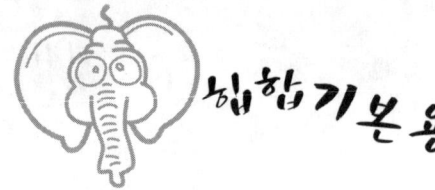

힙합 기본 용어

♣ 베이비 (Baby)

일어선 상태서 상체를 옆으로 돌리고 두 팔은 땅을 짚는다. 동시에 하체를 공중에 띄워서 적당히 다리를 벌린 후에 옆으로 한바퀴 도는 것. 팔의 위치 선정이 중요.

♣ 베이비 스와입스 (Baby Swipes)

앉아서 베이비를 하는 것으로, 무릎을 구부리고 다리를 적당히 벌린다. 두 팔은 뒤로해서 땅을 짚는다. 이때 허리는 펴져 있는 것이 좋으며 약간은 구부려도 상관은 없다. 이 자세에서 왼팔을 가슴 쪽으로 구부린 후 왼팔을 힘차게 왼쪽으로 돌리고 오른팔도 따라서 왼쪽으로 돌린다. 이때 왼쪽 다리를 오른쪽으로 차면서 오른발은 땅을 밀어 준다. 이 동작에서는 상체를 크게 왼쪽으로 돌리고 하체를 힘껏 차주면 몸이 자동으로 돌아간다.

♣ 누워서 베이비

누운 상태에서 무릎을 굽힌다. 오른쪽 무릎으로 땅을 차주는 동시에 왼쪽 다리를 위로 차주고 상체를 옆으로 돌린다. 상체는 땅에 닿고 하체는 공중에 띄워서 옆으로 한바퀴 돈다.

♣ 한팔 베이비 (One Hand Baby)

오른손은 땅에 닿지 않고 왼손만으로 베이비를 하는 것. 왼손을 바닥에 대고 앉은 상태에서 왼발을 힘껏 오른쪽 대각선을 향해 차고 동시에 오른발로 바닥을 밀어준다. 다리가 공중에 떴을 때 상체를 왼쪽으로 돌려주고 하체도 따라서 돌아간다. 그리고 오른발을 둥글게 회전시켜서 재빨리 땅에 먼저 닿게 한다. 오른 발이 빨리 움직이지 않으면 오른손이 저절로 땅에 닿게 됨. 한팔 베이비의 최종 동작은 선 상태로.

PART 3

트위스팅

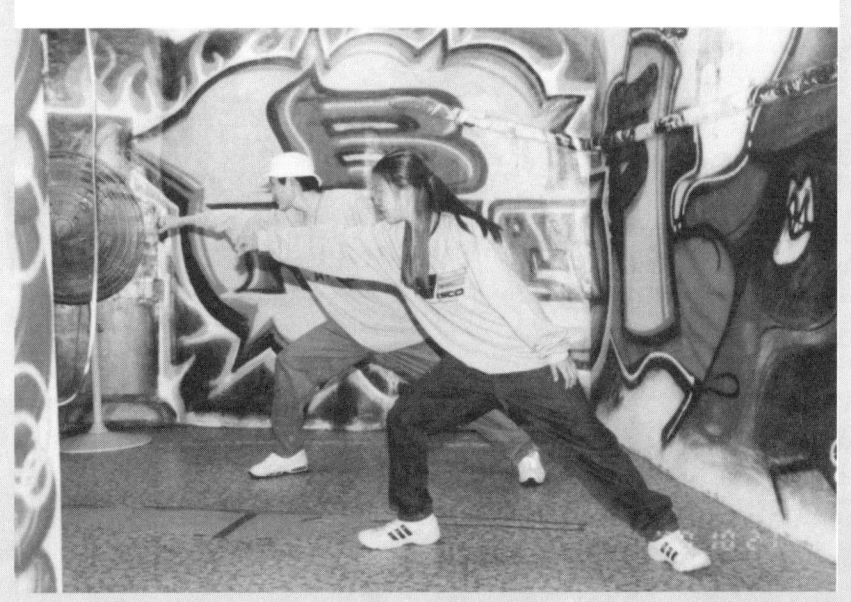

rocking

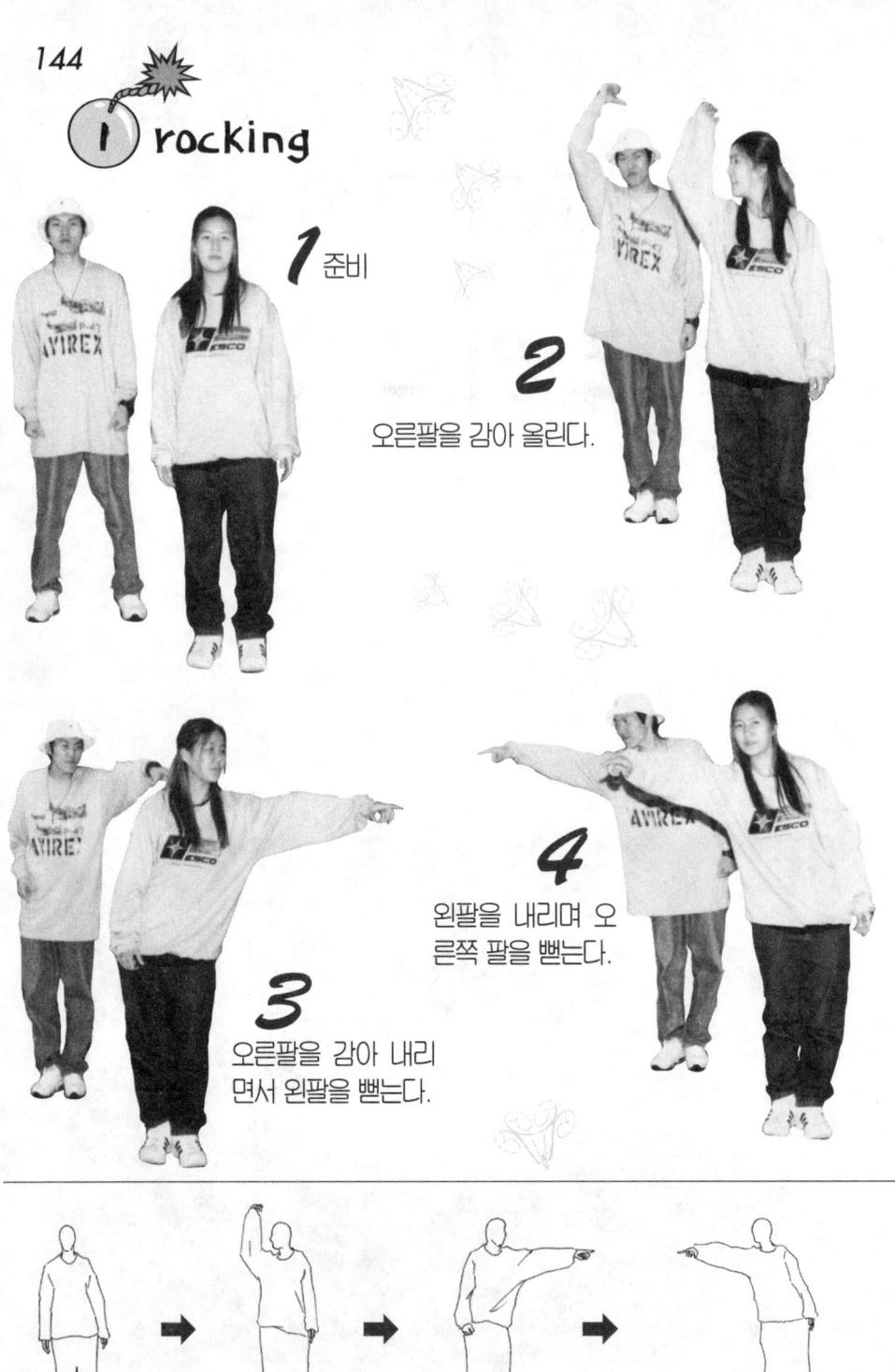

1 준비

2 오른팔을 감아 올린다.

3 오른팔을 감아 내리면서 왼팔을 뻗는다.

4 왼팔을 내리며 오른쪽 팔을 뻗는다.

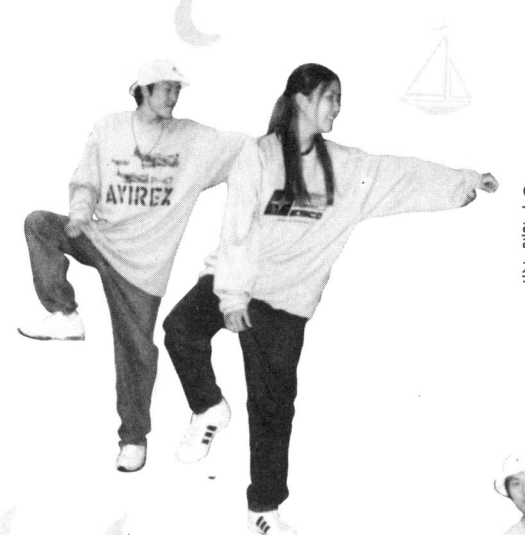

5 오른팔을 내리며 오른다리를 들고 왼팔을 뻗으며 왼쪽에 시선을 둔다.

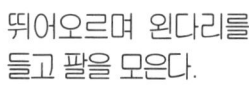

6 뛰어오르며 왼다리를 들고 팔을 모은다.

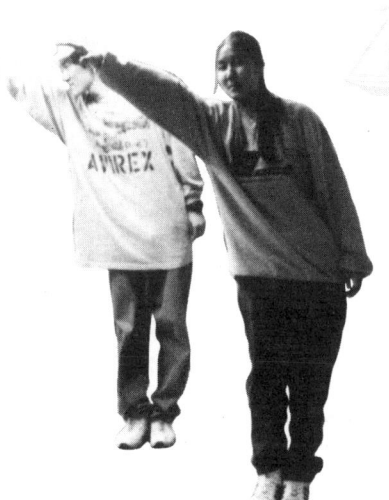

7 다리를 내리며 45° 오른쪽 위로 뻗는다.

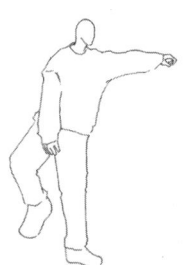 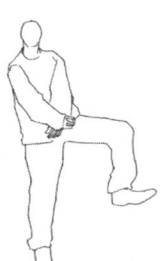 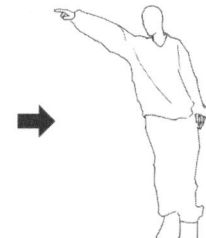

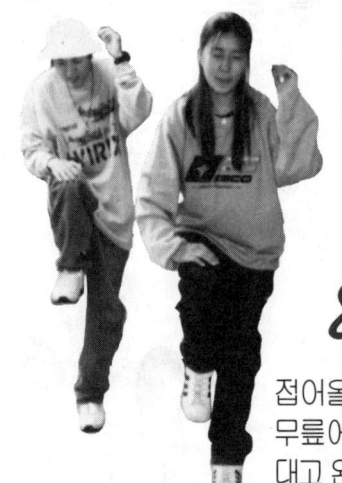

8 접어올린 오른쪽 무릎에 오른손을 대고 왼손을 든다.

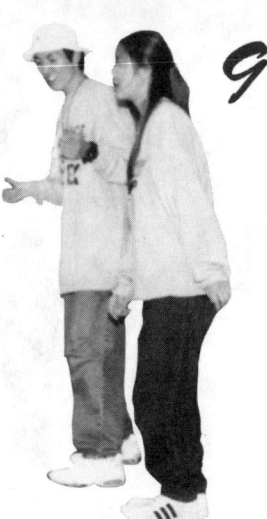

9 몸체를 오른쪽으로 돌리고 멈춘다.

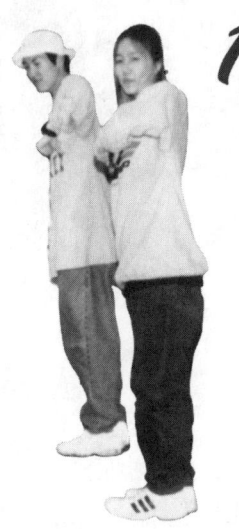

10 왼팔을 접었다가

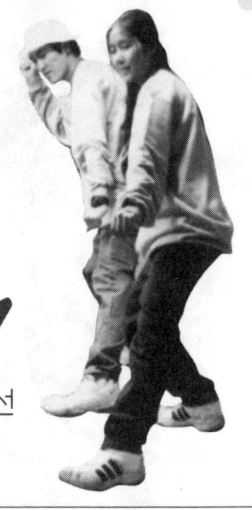

11 왼다리와 왼팔을 대각선으로 함께 뻗어준다. (무게중심은 뒤로)

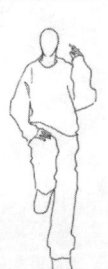 → 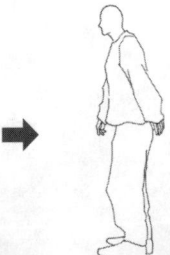 → 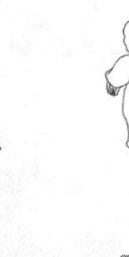 →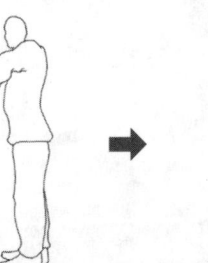

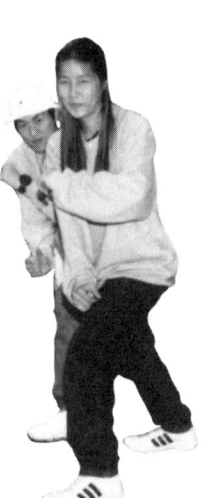

12 상체의 중심을 앞으로 옮기고 왼팔을 접는다.

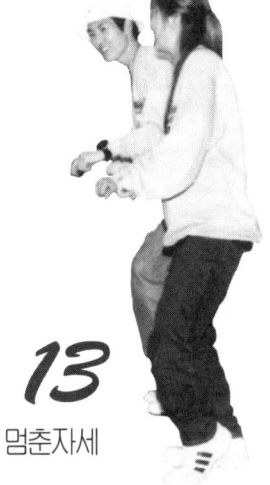

13 멈춘자세

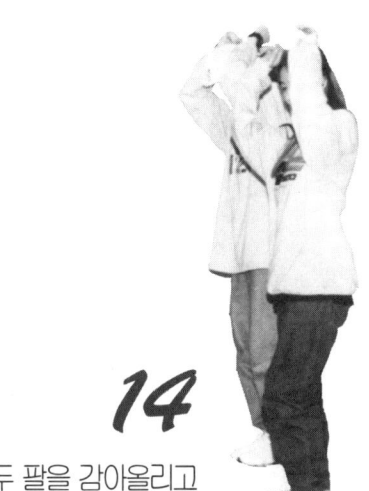

14 두 팔을 감아올리고

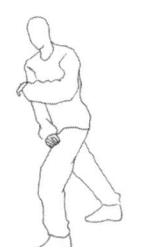 → 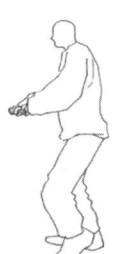 →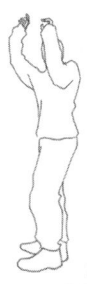

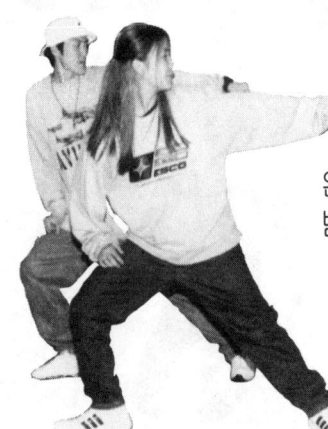

15

왼팔과 왼다리를 왼쪽으로 뻗으며 시선방향도 같다.

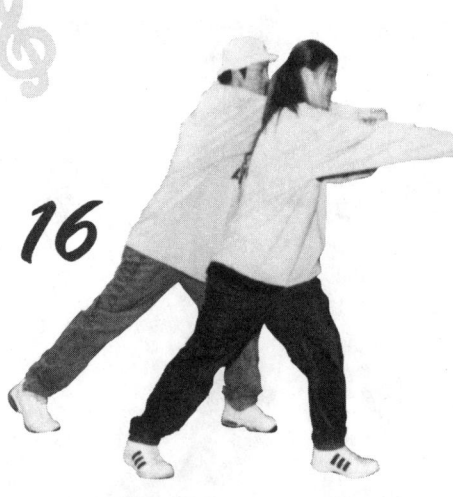

16

왼팔을 내리며 오른팔을 뻗는다.

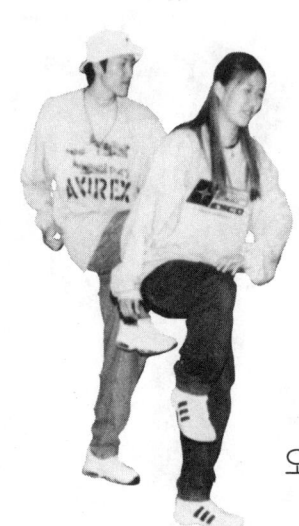

17

오른다리를 들어서

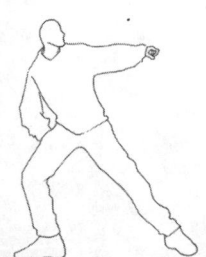 → 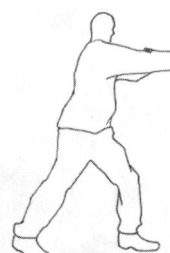 →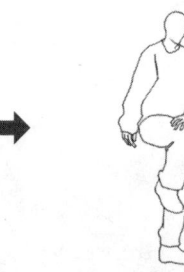

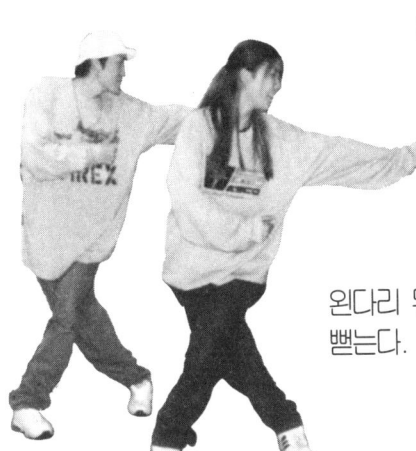

18 왼다리 뒤에 놓으며 왼팔을 뻗는다.

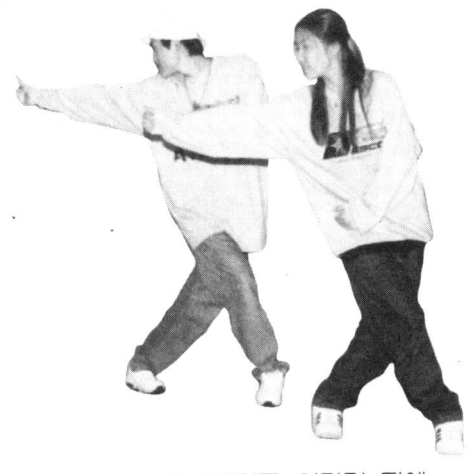

19 오른다리를 왼다리 뒤에 놓으며 오른팔을 뻗는다.

20

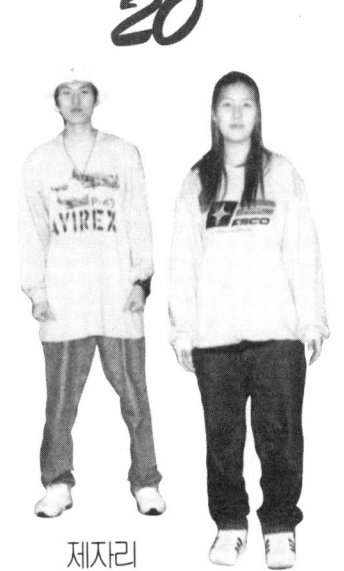

제자리

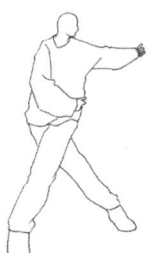 ➡ 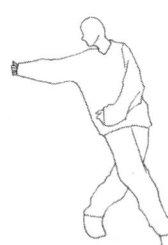 ➡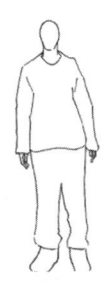

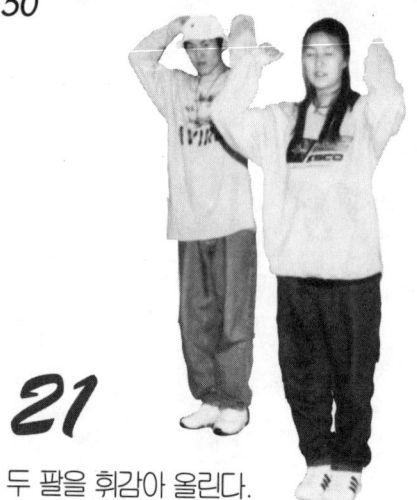

21 두 팔을 휘감아 올린다.

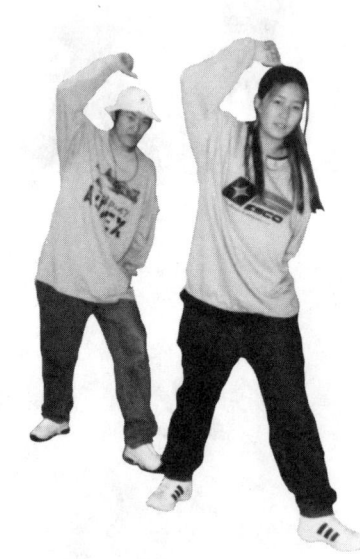

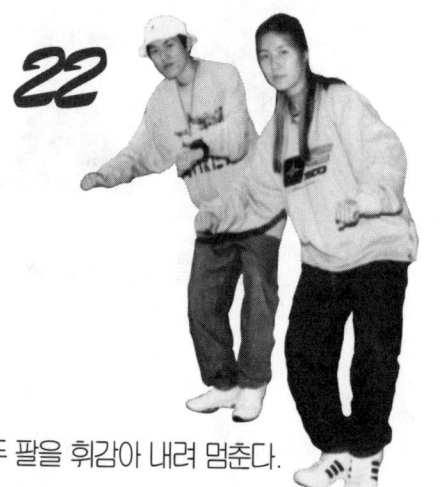

23 왼발을 대각선 앞으로 나가며 오른팔을 휘감아 올린다.

두 팔을 휘감아 내려 멈춘다.

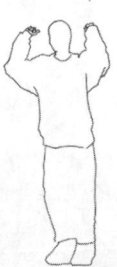 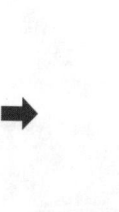 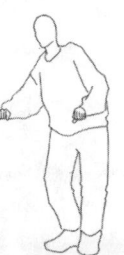 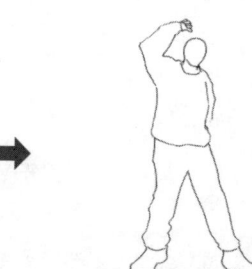

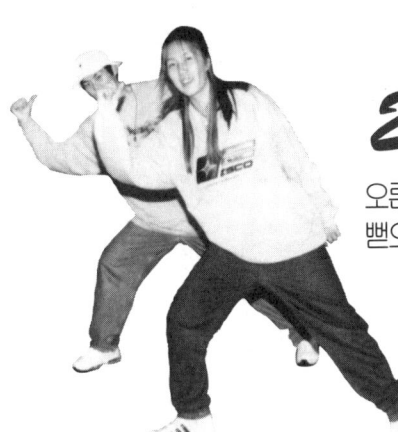

24
오른팔을 감아내리며 왼쪽다리를 뻗으며 오른팔을 세운다.

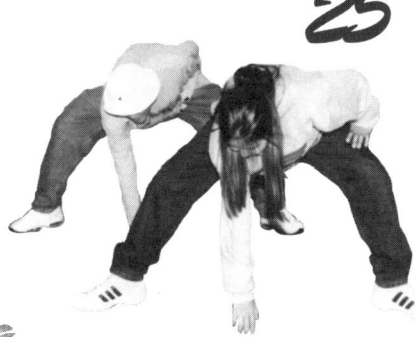

25
두 다리를 벌리고 몸을 구부려 바닥을 짚은 후

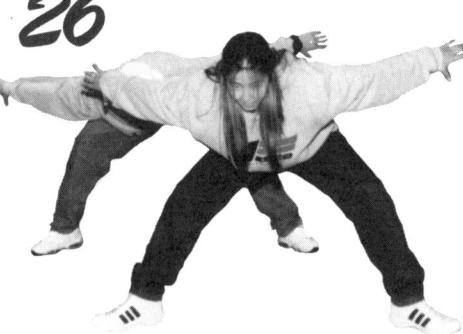

26
팔을 크게 뒤로 감싸

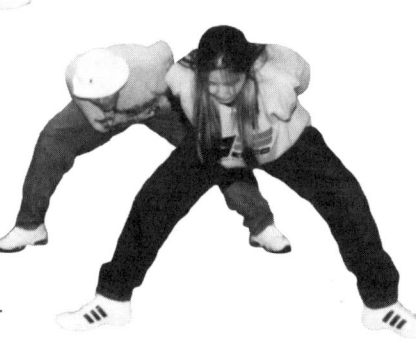

27
뒤로 박수를 친다.

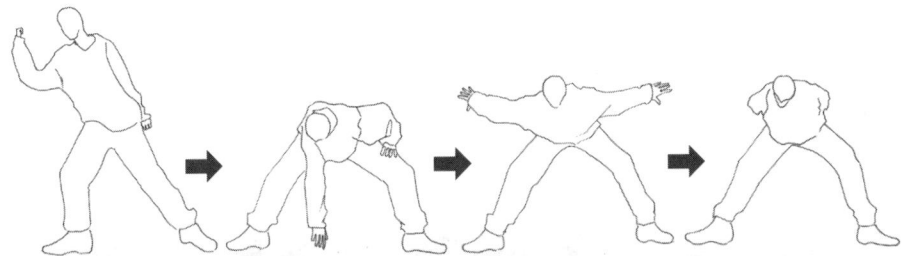

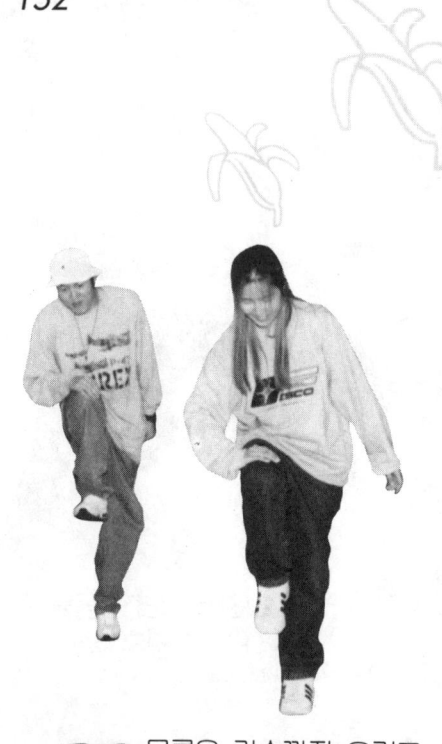

28
구부린 몸을 일으키고

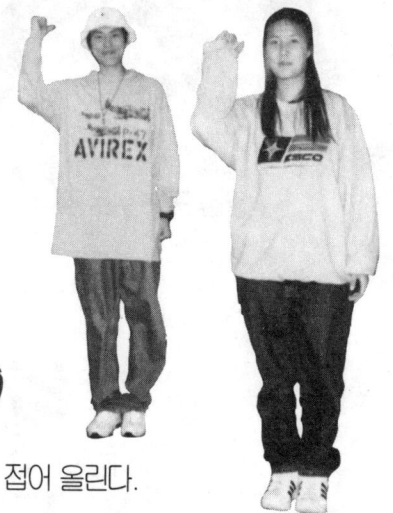

29
무릎을 가슴까지 올리고 오른손을 무릎에 댄다.

30
오른팔을 접어 올린다.

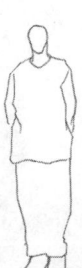 ➡ 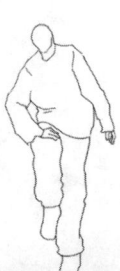 ➡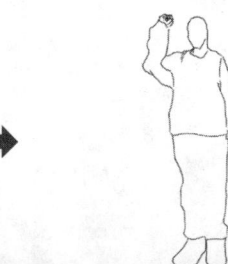

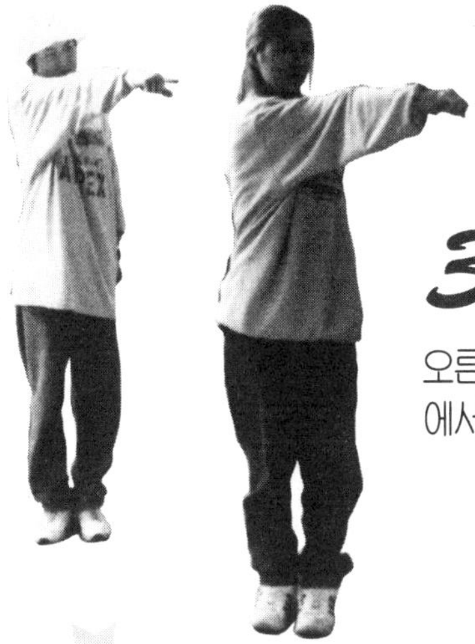

31
오른팔을 왼쪽 시선앞에서 부터 쭉~

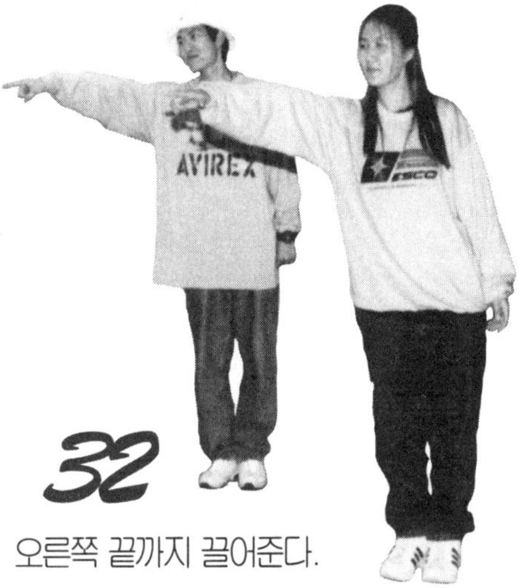

32
오른쪽 끝까지 끌어준다.

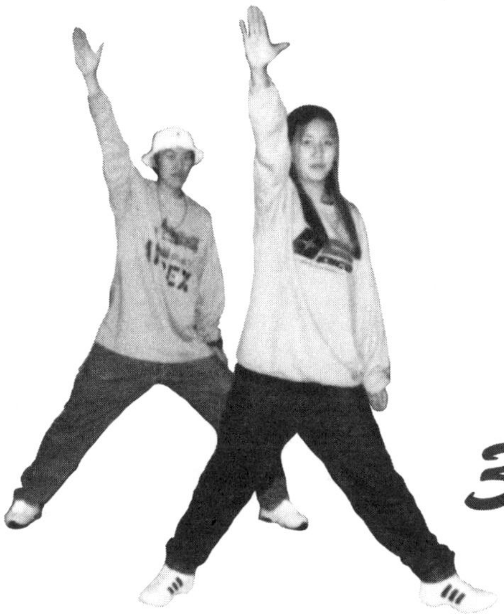

33
끌어온 팔을 머리 위로 뻗으며 다리를 벌린다.

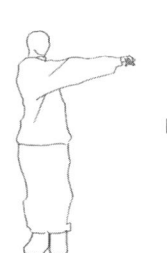 → 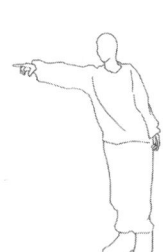 →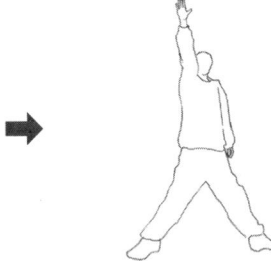

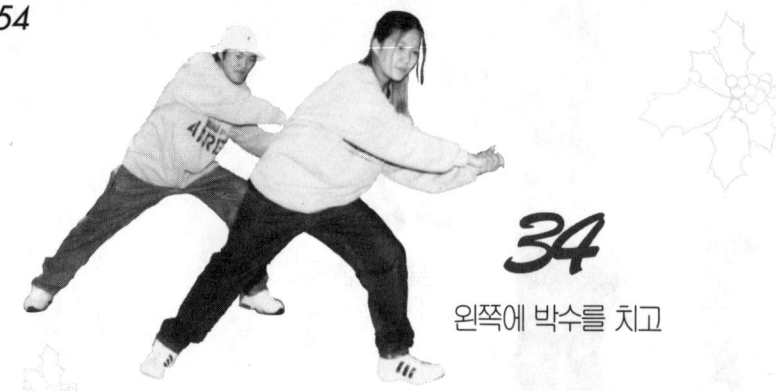

34 왼쪽에 박수를 치고

왼다리를 뻗어 오른팔도 뻗어 시선은 오른쪽에 둔다.

35

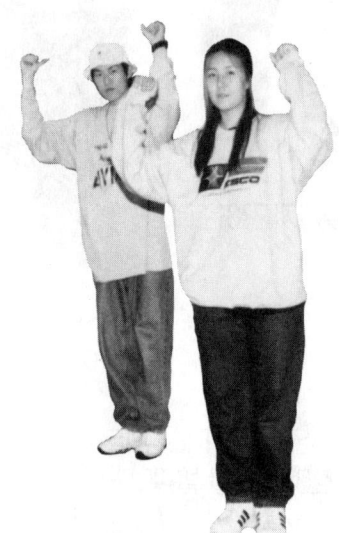

36 다리를 모으고 두팔을 감아 올린다.

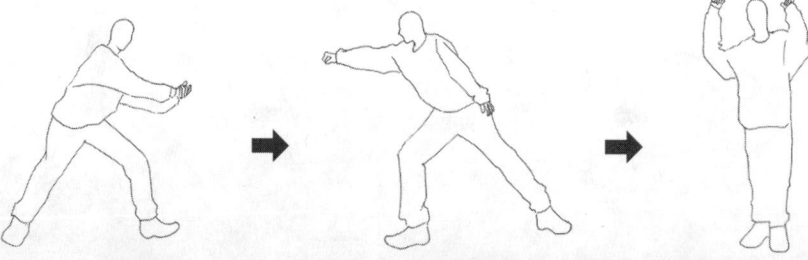

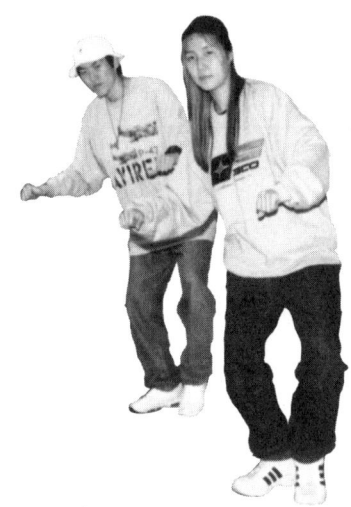

37

몸을 멈춘다.

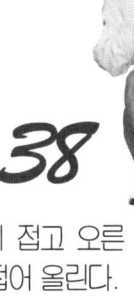

38

오른팔을 가슴에 접고 오른 다리도 가슴에 접어 올린다.

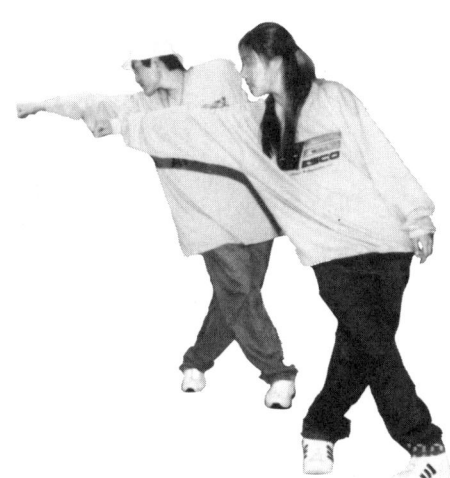

39

오른다리를 왼다리앞쪽으로 놓으며 오른팔을 뻗어 시선을 오른쪽에 놓는다.

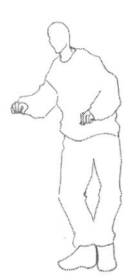 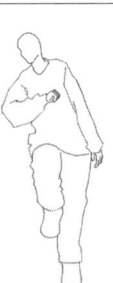  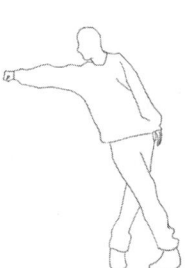

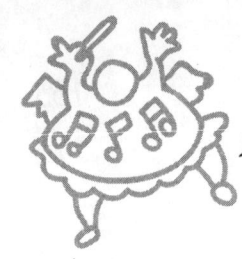

힙합기본용어

✤ 토머스(Tomas)

다리를 양어깨보다 30cm정도 넓게 벌리고, 허리를 앞으로 숙여 오른손을 두 발 사이의 가운데에 놓는다. 이 자세에서 오른쪽 다리로 왼쪽 다리의 무릎 뒤를 힘껏 차듯이 뒤로 돌려준다. 오른쪽 다리가 왼쪽 다리에 닿기 전에 바로 왼쪽 다리를 오른쪽 대각선 위로 힘껏 차준다. 이때 왼손을 땅에 받쳐 중심이 흐트러지지 않게 한다. 오른쪽 다리는 앞으로 돌아가서 밑으로 돌고, 왼쪽 다리는 오른쪽 대각선 위에서 둥글게 왼쪽으로 돈다.(V자형) 왼쪽 다리를 공중에서 크게 돌린 후 오른쪽 다리 밑으로 집어넣어 주면 된다.

✤ 반토머스(토머스 변형)

Tomas와는 달리 오른발을 앞으로 내놓고 하기 때문에 회전력은 Tomas보다 떨어짐. Foot-Work을 하다가 오른발을 앞으로 펴서 내놓고, 이 자세에서 왼발을 오른쪽 대각선 위로 힘껏 차준다.

✤ 동키즈(Donkeys)

일어선 상태에서 양다리를 뒤로 높이 차면서 동시에 양손으로 앞을 짚으며 거의 물구나무 자세로 만든 다음, 1~2초 후에 바로 양손으로 땅을 밀어서 다시 선 상태로 올라온다.

✤ 원 핸드 동키즈 (One Hand Donkeys)

동키즈를 한 손으로 하는 것.

PART 4

하우스
House

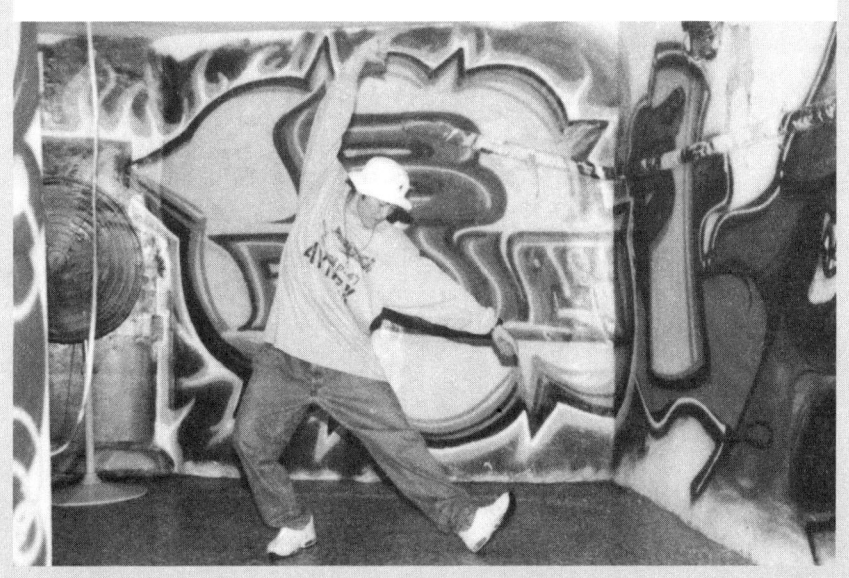

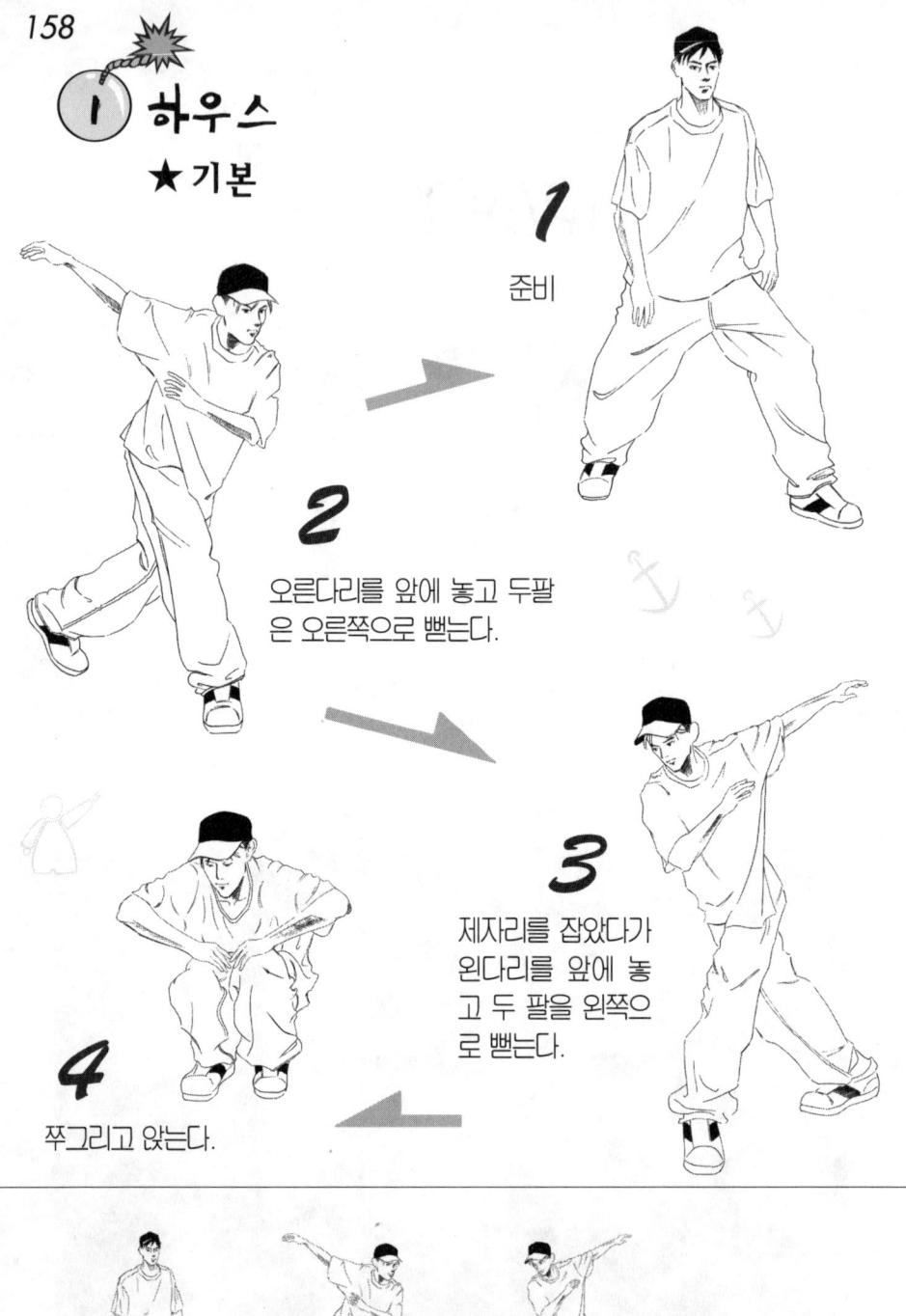

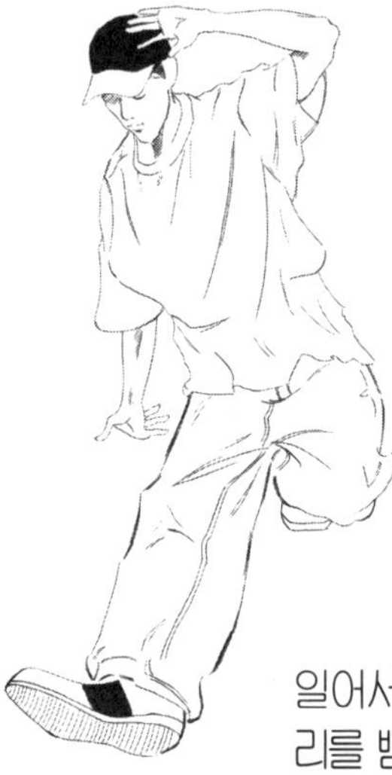

5
일어서면서 오른다 리를 뻗고

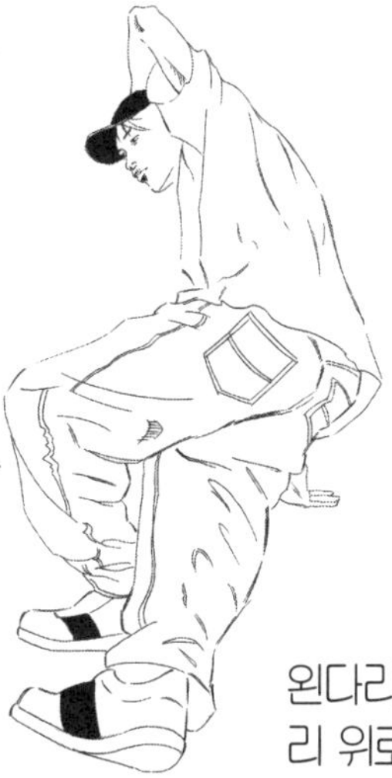

6
왼다리를 오른다 리 위로 감는다.

7
다리가 꼬인 채로 일어난다.

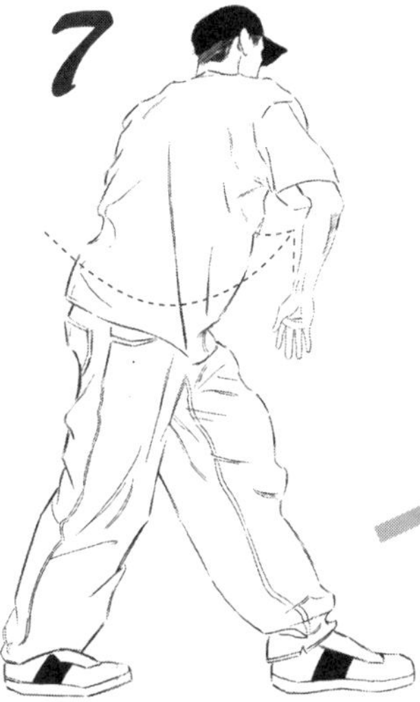

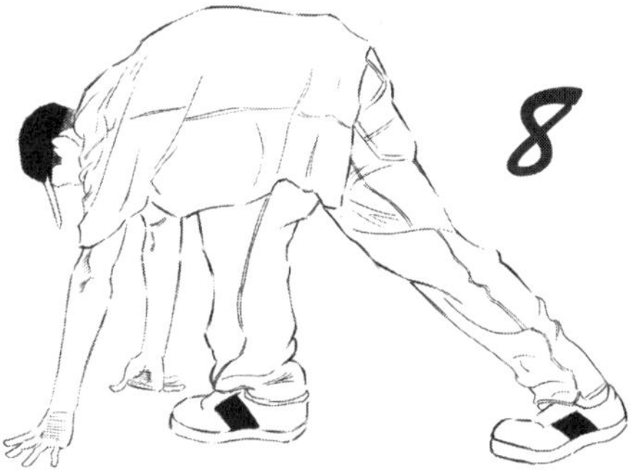

8
바닥을 짚고

Tip 다리에 힘을 주고 경중경중 뛴다. 무게중심 이동이 중요하다.

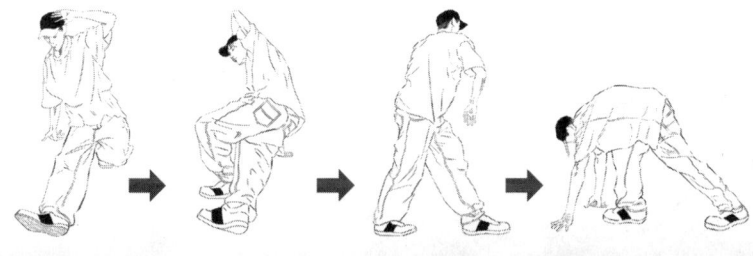

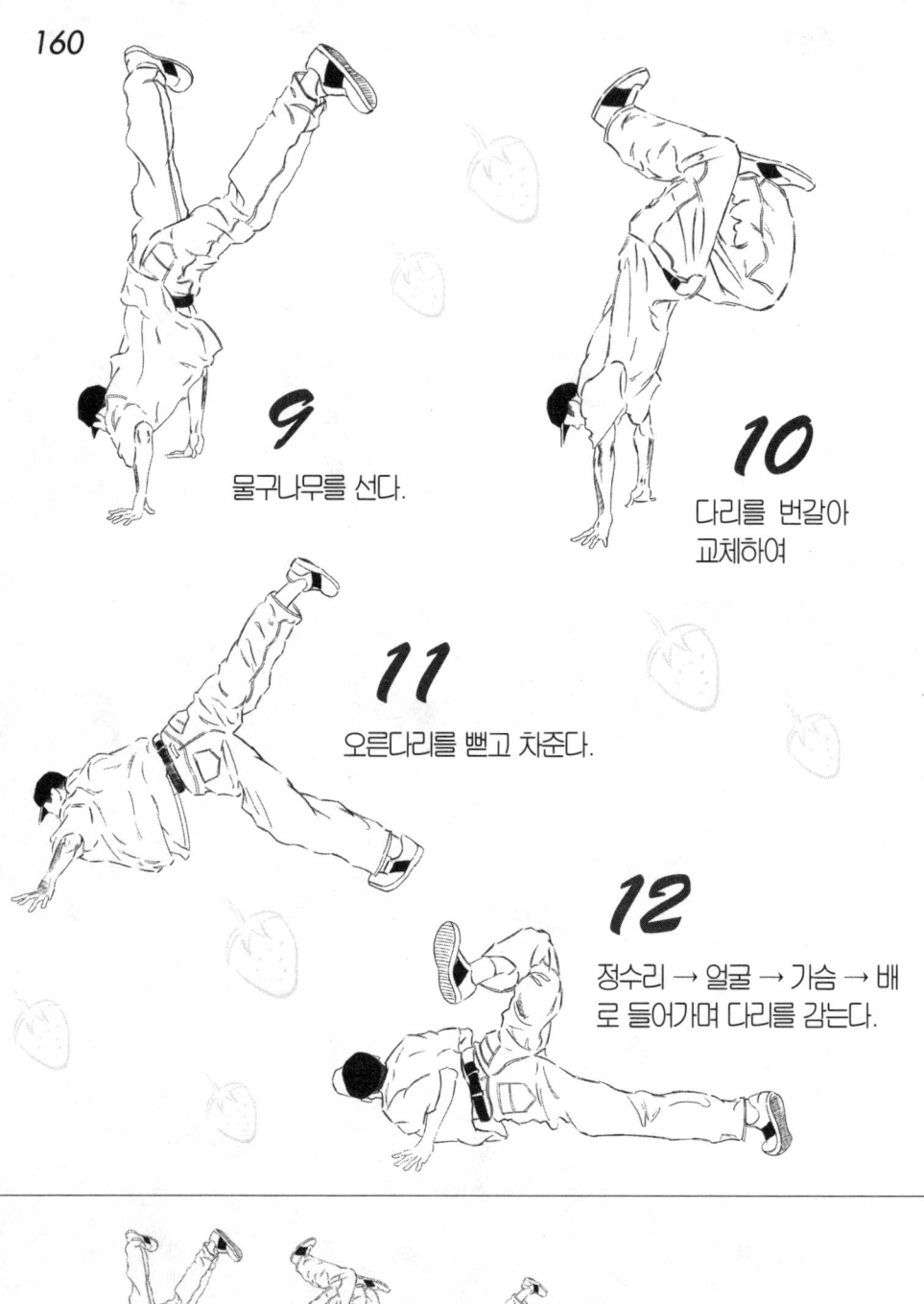

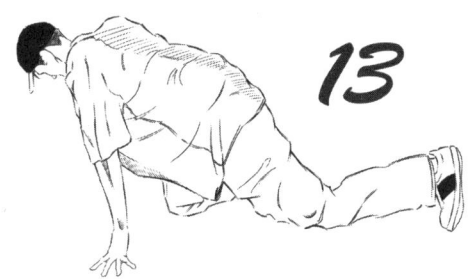

배 → 가슴 → 얼굴 → 머리 순으로 일어선다.

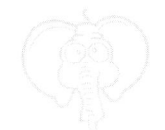

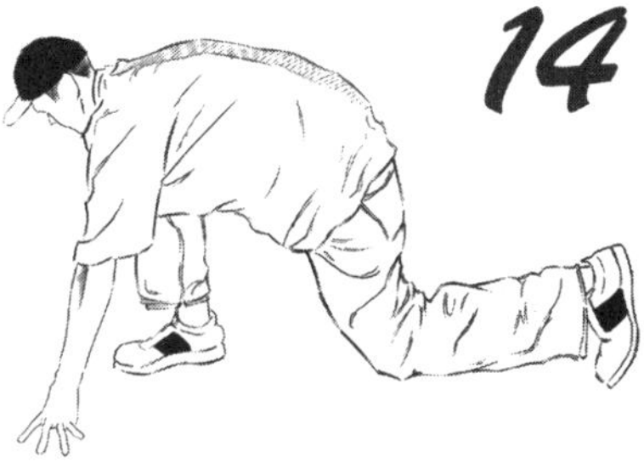

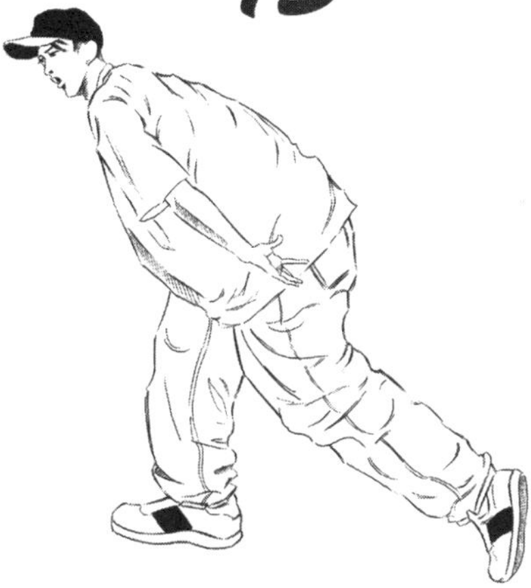

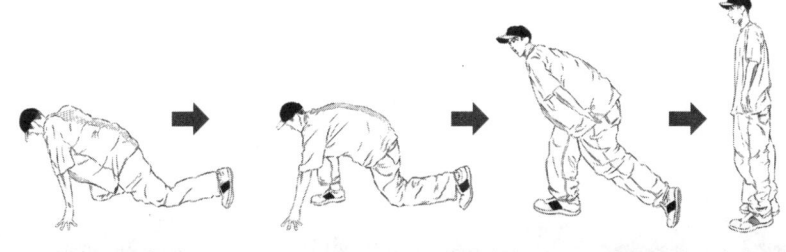

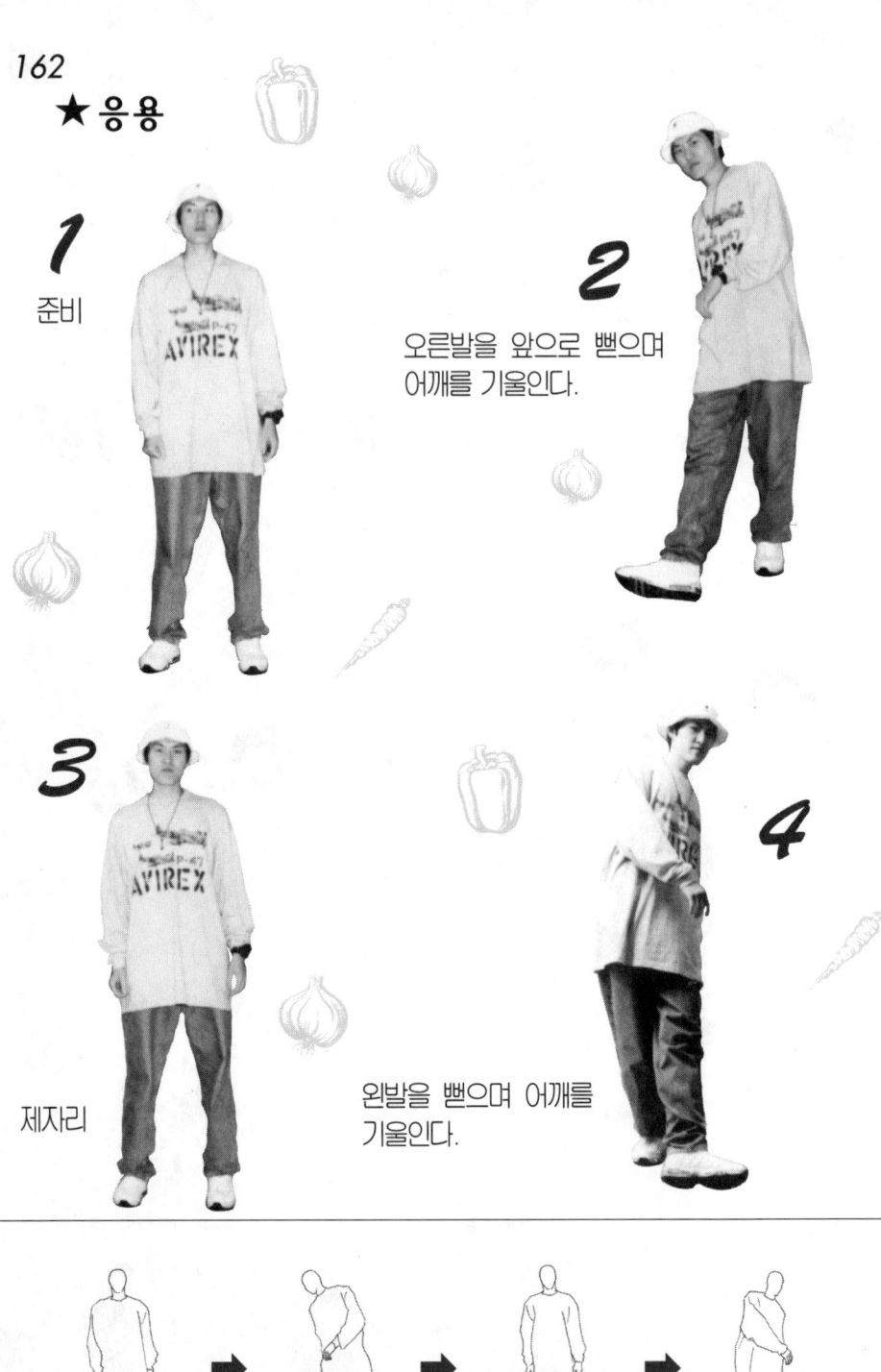

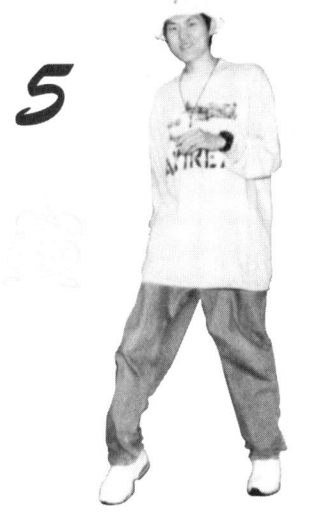

오른다리를 들썩인다.

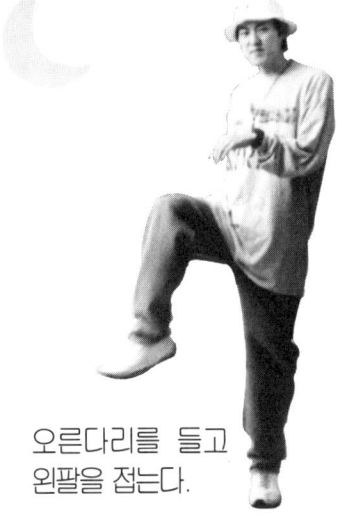

오른다리를 들고 왼팔을 접는다.

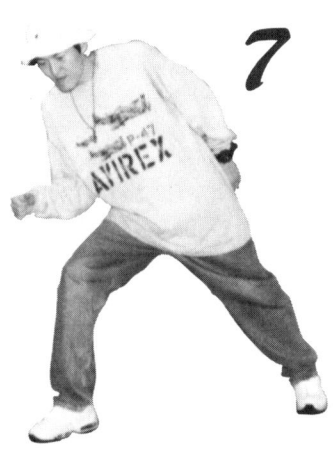

왼다리를 놓으며 팔을 바꾼다.

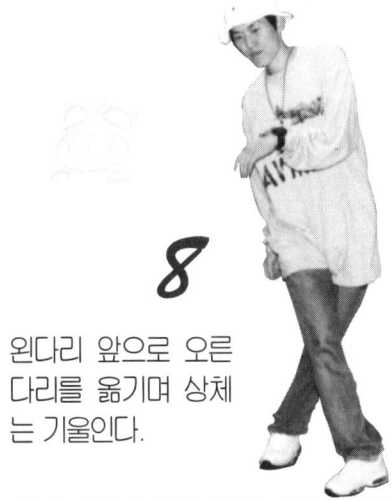

왼다리 앞으로 오른다리를 옮기며 상체는 기울인다.

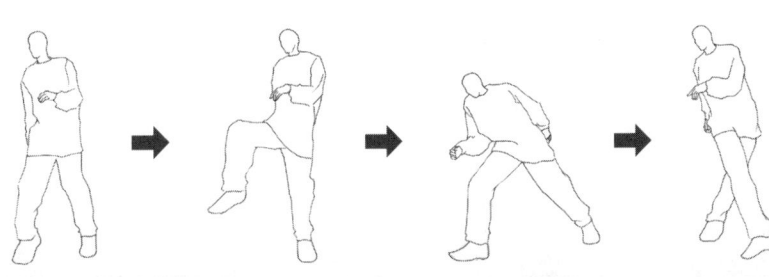

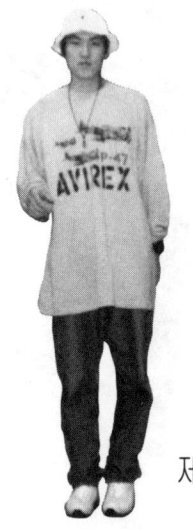

9
제자리

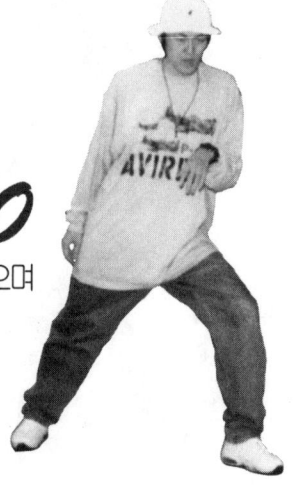

10
왼팔을 가슴으로 접으며 왼다리를 내민다.

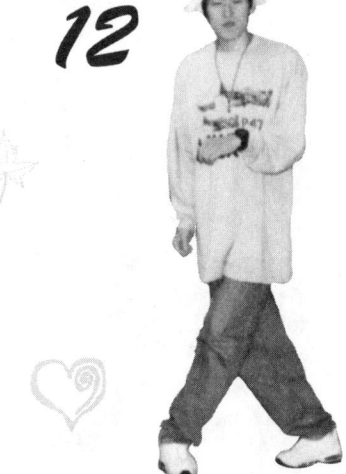

12
왼다리를 오른다리 앞으로 옮기고 왼팔은 가슴에 끌어당긴다.

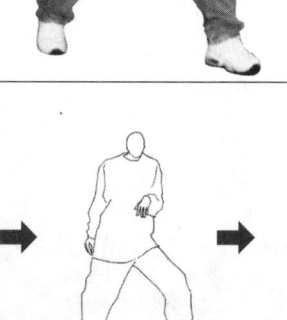

11
왼다리를 끌어오며 팔을 바꾼다.

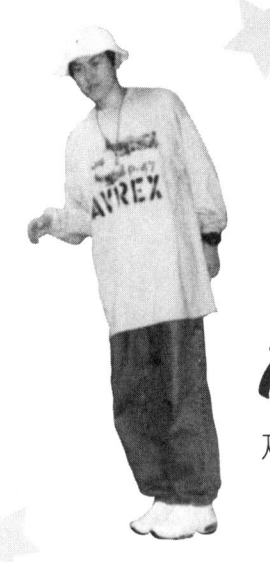

13

제자리

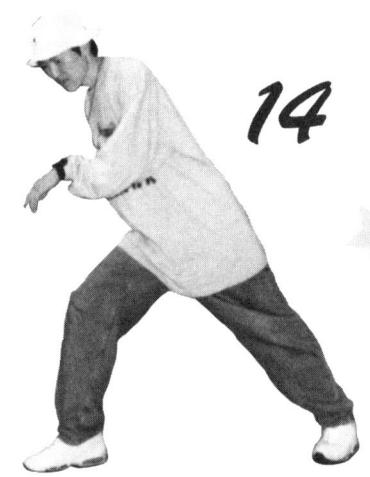

14

왼다리를 뒤로 끌며 시선을 오른쪽에 둔다.

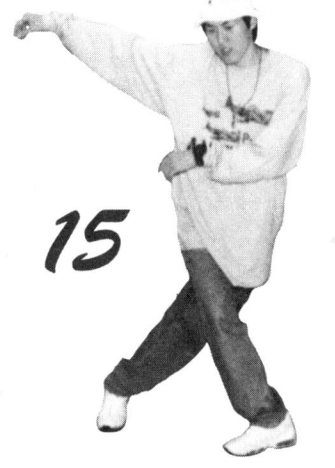

15

왼다리를 끌어 오른다리 뒤에 놓고 팔을 뻗는다.

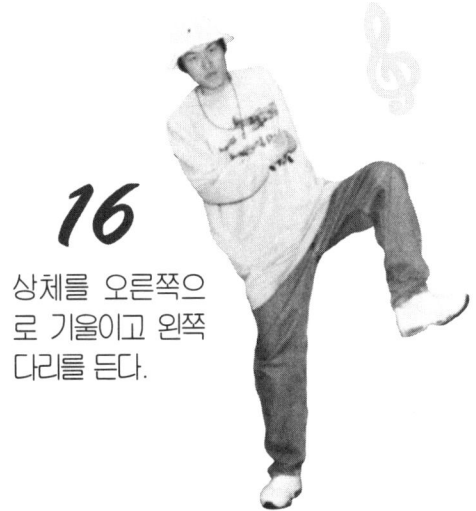

16

상체를 오른쪽으로 기울이고 왼쪽 다리를 든다.

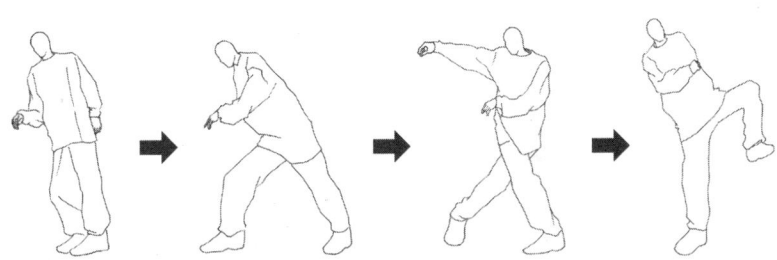

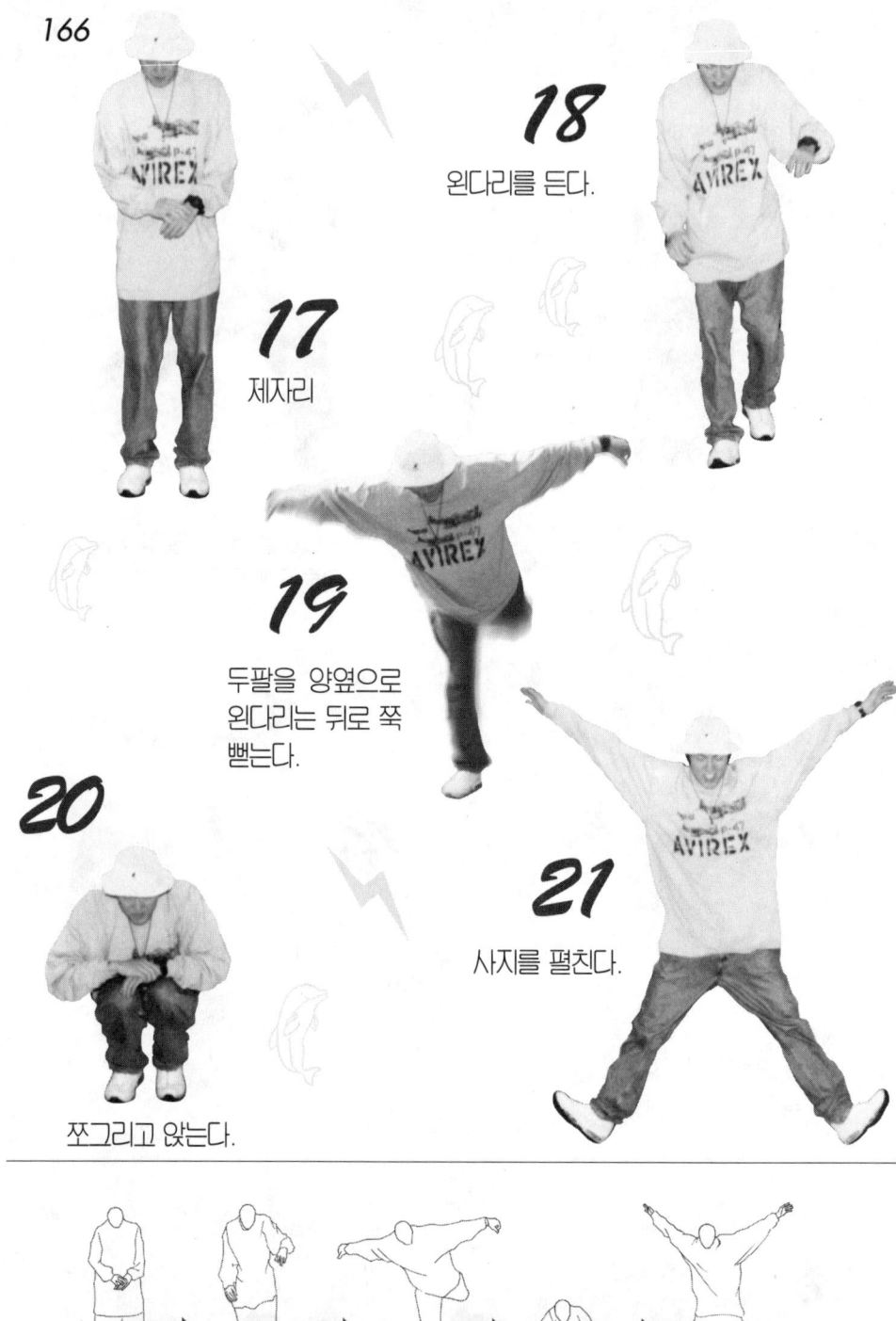

22
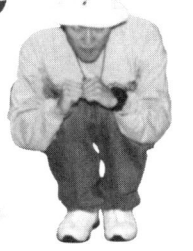
쭈그리고 앉는다.

23
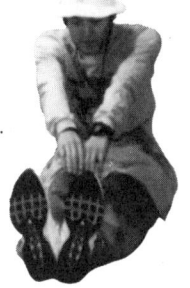
다리를 쭉 뻗는다.

24
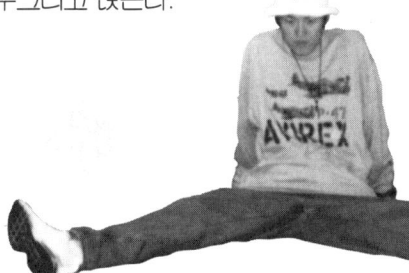
다리를 벌린다.

25
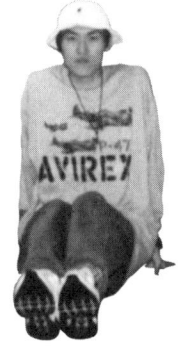
다시 모으고

26
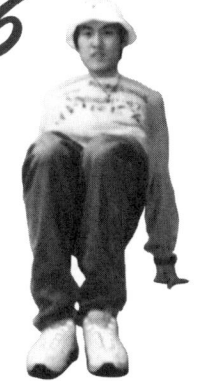
머리를 튕기듯이 일어난다.

27
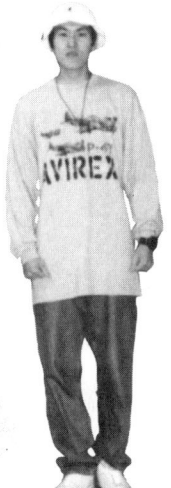
제자리

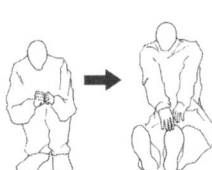 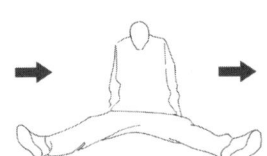 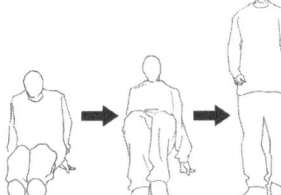

힙합기본용어

✤ 엘보우 동키즈 (Elbow-Donkeys)
Donkeys를 한 후 팔꿈치를 굽혀서 팔을 바닥에 살며시 대는 것.

✤ 백 동키즈 (Back Donkeys)
일어선 상태에서 무릎을 약간 구부린 후 손을 힘차게 뒤로 돌린다. 동시에 발도 세게 차주고 몸이 뒤로 돌기 시작하면 양손을 머리 양옆 귀 부분에 손끝이 어깨를 향하도록 받친다. 손이 어깨보다 먼저 닿도록 해야 한다. 손이 땅에 닿으면 손에 약간의 힘을 주어 충격을 흡수한다. 다시 양손으로 땅을 밀어 다리로 공중을 차면서 일어난다.

✤ 백스핀 (Back Spin)
누워서 다리로 반동을 주어 팔다리를 접고 등으로 도는 킨.

✤ 힙합백스핀 (Hip Hop Back Spin)
백스핀 하듯이 다리를 차서 다리를 쫙 펴고 어깨로 회전을 하면서 일어남.

✤ 스프링 (Spring)
누워서 손을 뒤로 짚고 다리로 튕겨 일어나는 것.

✤ 넥스프링 (Neck Spring)
앞으로 구르며 목 뒷부분을 대고 튕겨 일어남.

✤ 헤드스프링 (Head Spring)
머리를 대고 물구나무를 선 다음 다리를 말아 일어남.

✤ 핸드스프링 (Hand Spring)
손 짚고 앞돌기.

부록

테크노&가요 &동아리

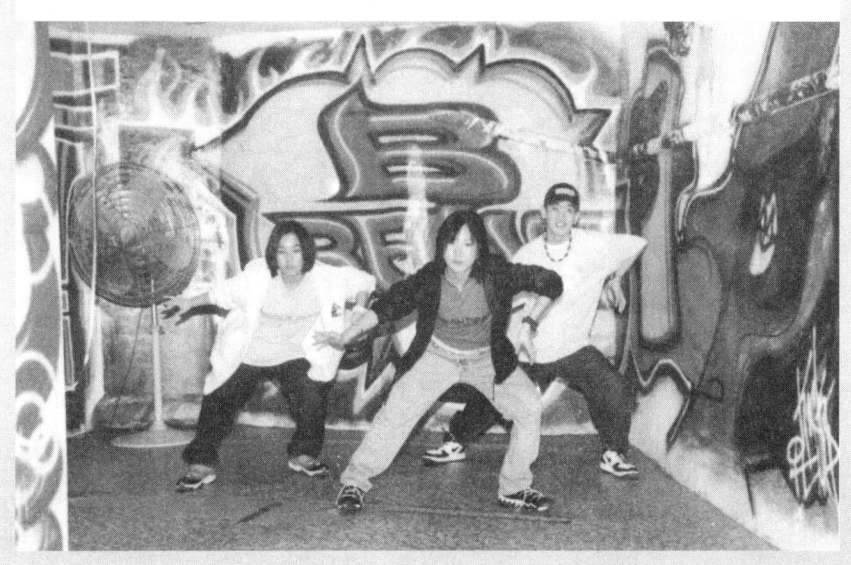

1 테크노

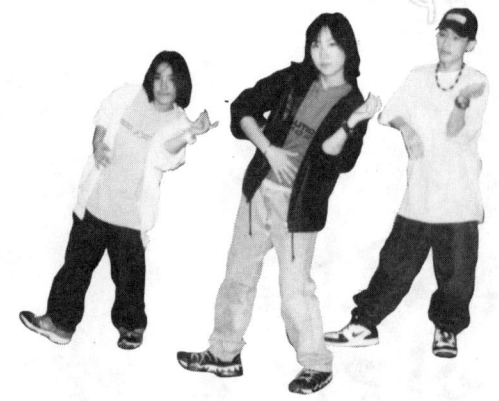

1
오른발 뒷꿈치를 찍고 오른팔은 배, 왼팔은 접어든다.

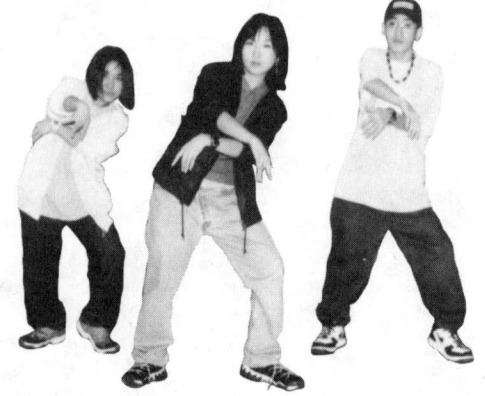

2
다리를 벌리며 두 팔을 교차한다.

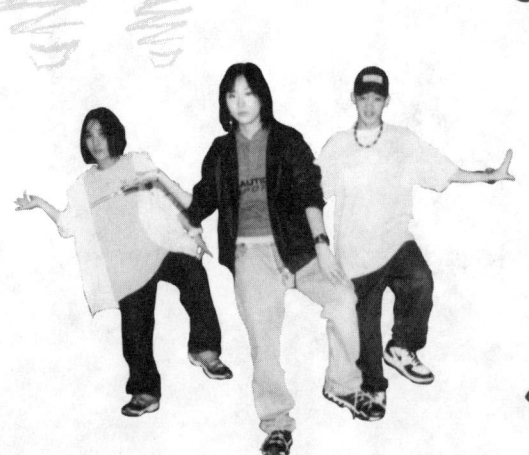

3
왼발을 들고 왼팔은 무릎에 얹는다. 오른팔은 손가락을 구부려 바닥을 보이게 한다.

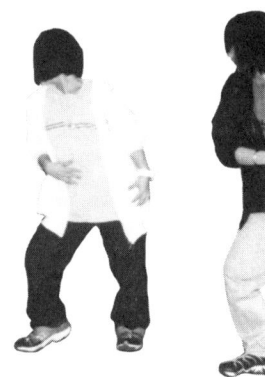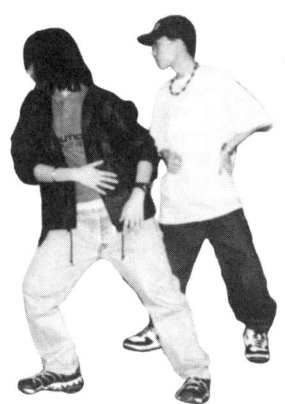

4 오른손은 배로 왼손은 골반을

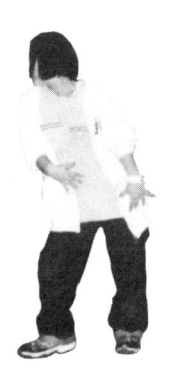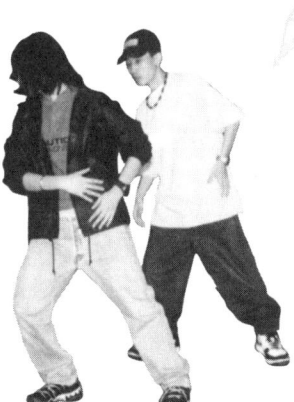

5 두어번 교체

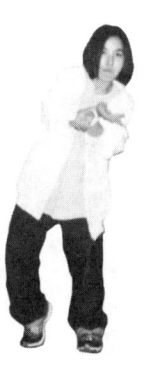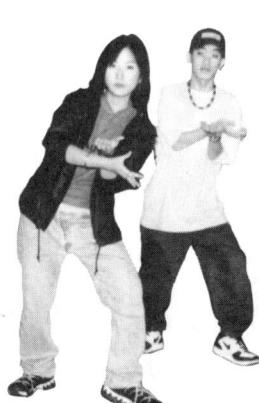

6 두 팔을 다시 교차시키고 왼다리 앞꿈치로 짚는다.

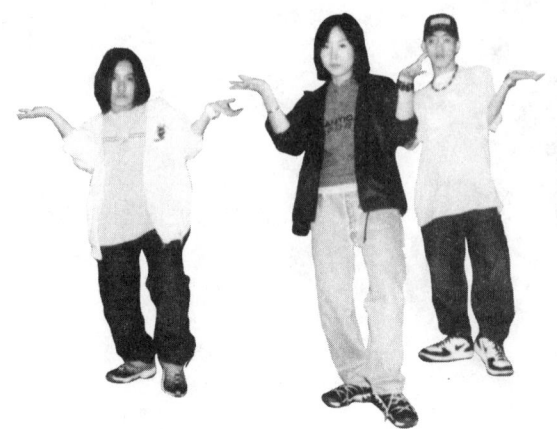

양손에 접시를 든 듯 양손을 펴고 리듬을 탄다.

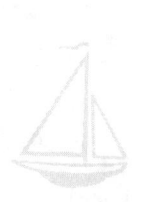
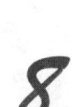
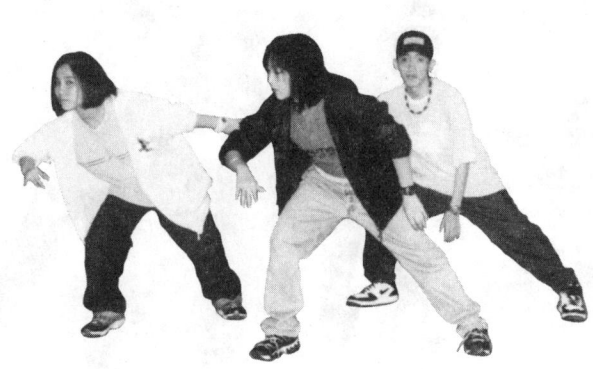

왼팔은 자연스레 놓고 오른팔은 가슴에 접고 두 번씩 찍어준다. 다리를 벌린다.

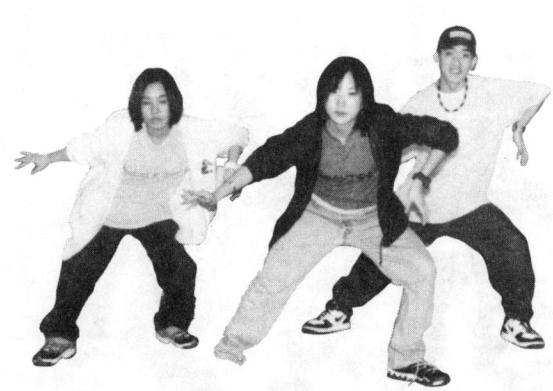

무게중심을 왼쪽으로 옮긴 후 왼쪽어깨를 쳐들고 오른팔은 뻗는다.

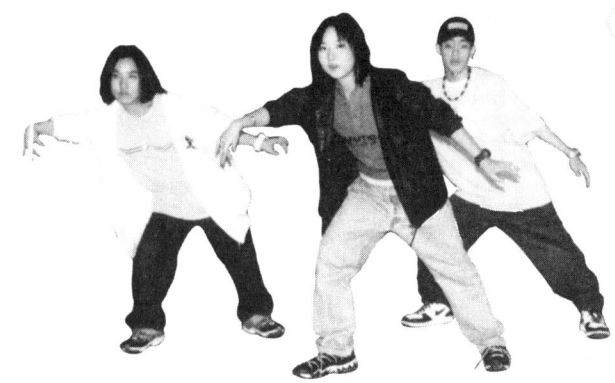

10

무게중심은 오른쪽으로 옮기고 왼쪽팔을 펴준다.

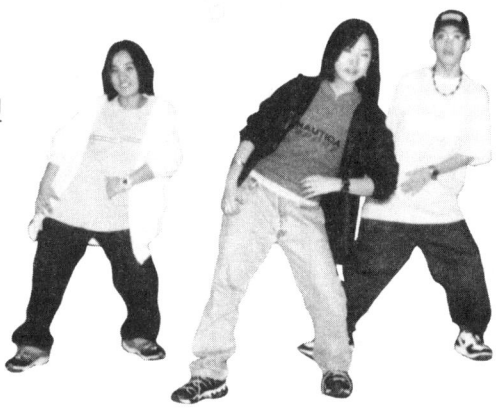

11

상체를 다시 오른쪽으로 옮기고

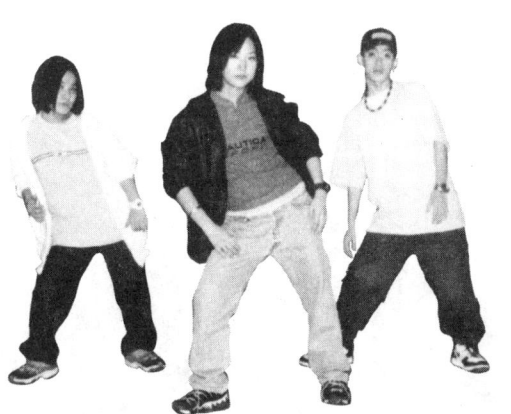

12

왼쪽으로 옮기는 포즈를 리듬에 맞춰 반복한다.

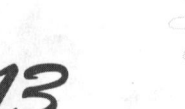
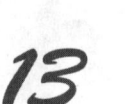

엉덩이를 튕기듯이 오른쪽으로 상체를 싣고 손을 움직인다.

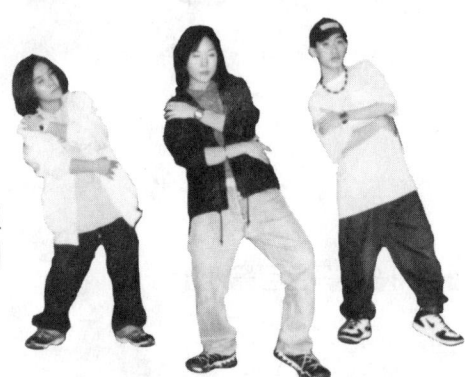

상체를 오른쪽으로 옮기고 한손으로 어깨를 감싸고 배를 감싼다.

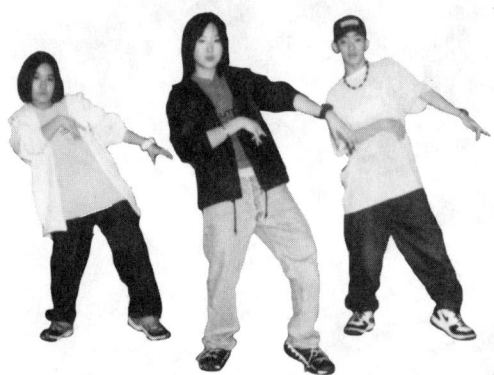

리듬에 맞춰서 두팔을 접었다 폈다를 반복한다.

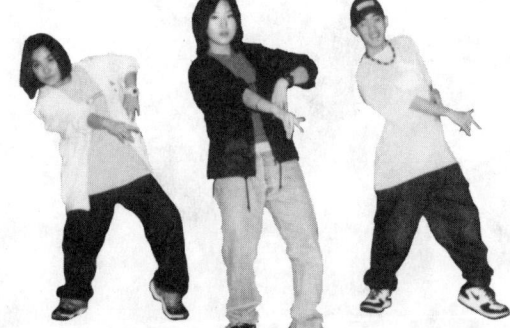

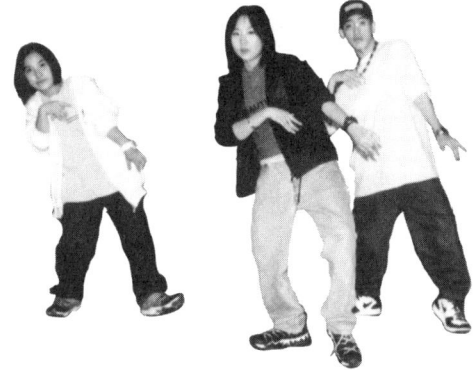

17 오른쪽에 상체를 싣고 오른팔은 당기고 왼팔을 뻗는다.

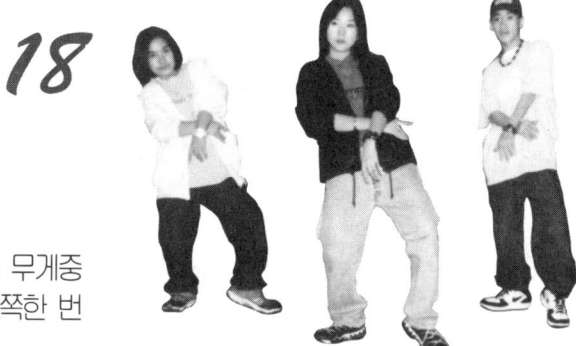

18 두팔을 서로 교체해서 무게중심을 오른쪽 한 번 왼쪽한 번 교체한다.

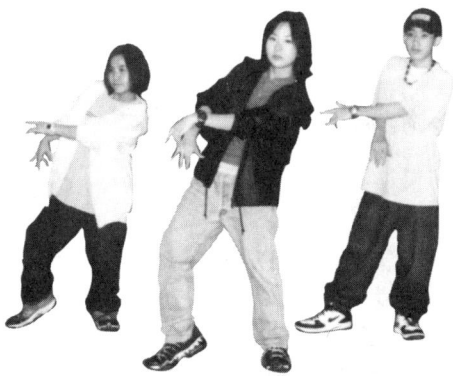

19

2 가요 따라하기1 (보아)

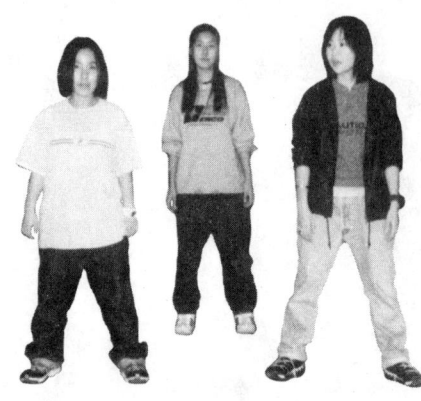

1 제자리

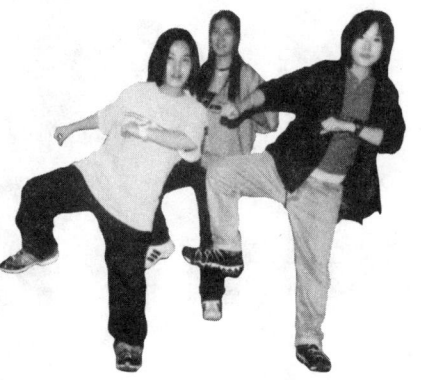

2 앞으로 나아갈듯 오른다리를 들고 두 팔을 뒤로 당긴다.

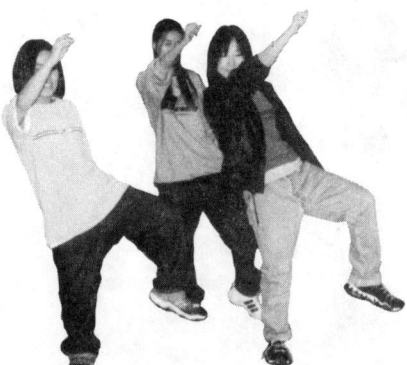

3 왼다리를 바로 들고 오른팔을 대각선 위쪽으로 쭉 뻗는다.

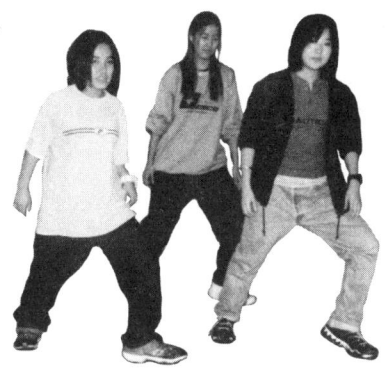

4 왼발을 끌듯 앞으로 가져간다.

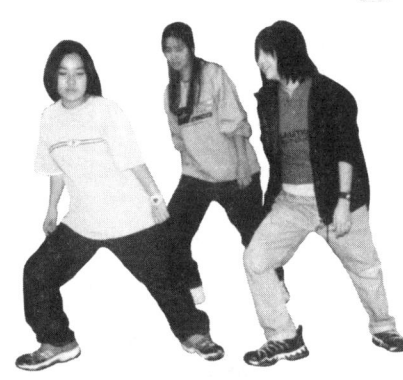

5 바로 오른발을 놓는다.

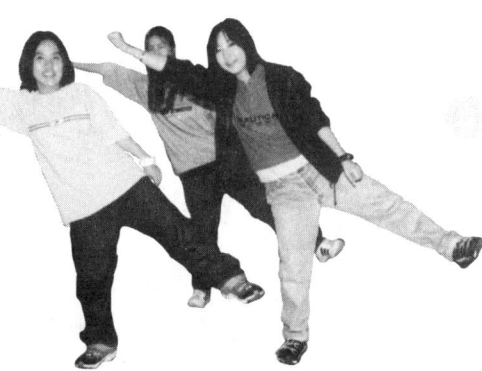

6 오른팔과 왼다리를 뻗는다.

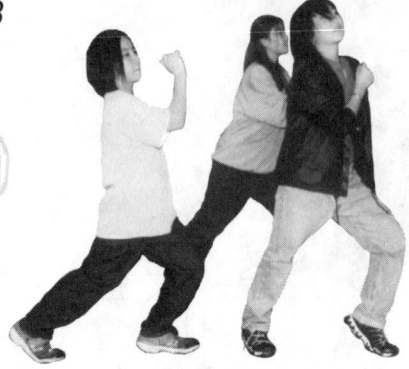

7 동그랗게 팔을 감아 왼쪽으로 시선을 두고

8 다시 방향을 오른쪽으로 바꾸어 발을 쳐든다.

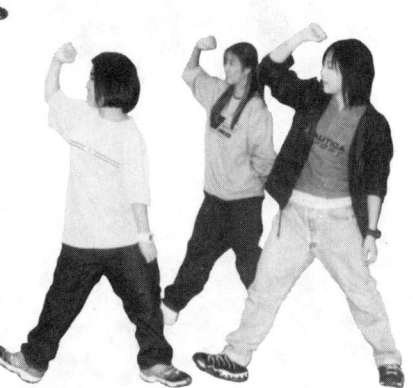

9 땅을 한 번 짚고

10 옆으로 큰 원을 그린다.

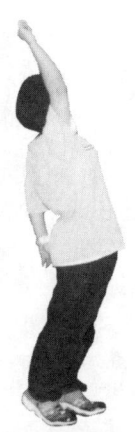
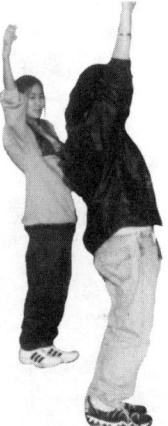

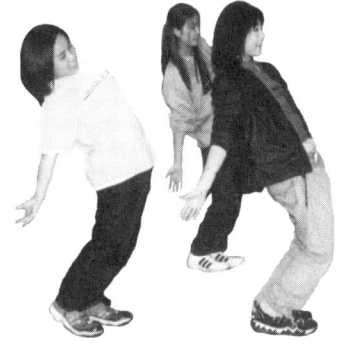

11 허리를 젖히고

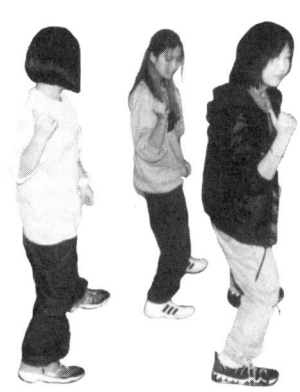

12 오른팔을 당기고 왼다리를 들고

13 왼팔을 들고 오른다리를 들면서 돈다.

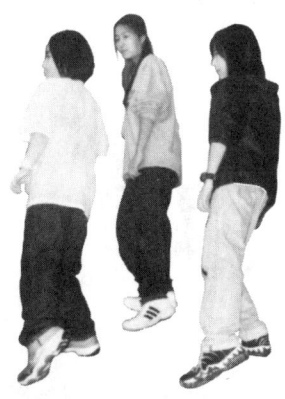

14 왼다리를 쭉 뻗는다.

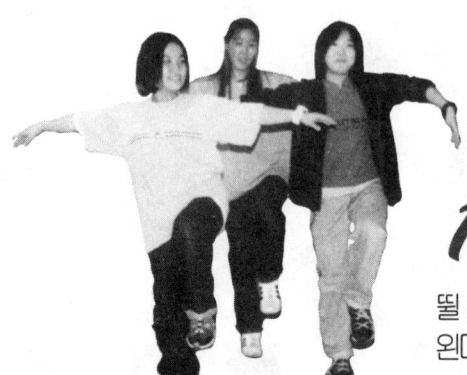

15

뛸 듯이 양쪽팔을 펼치고
왼다리를 든다.

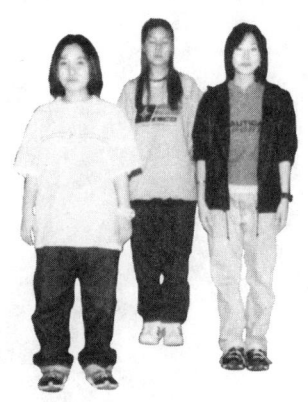

16

다리를 내리고

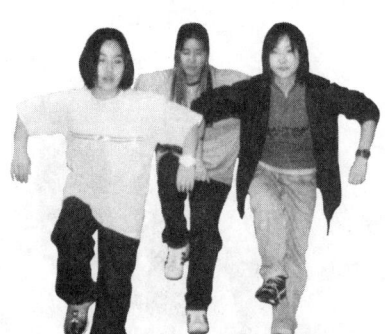

17

오른다리를 들고 물지게를
들고 살짝 뛴다.

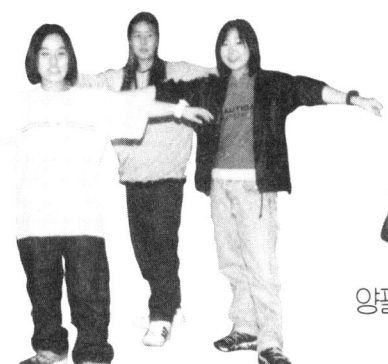

18

양팔을 펼치고

19

오른팔을 쳐들고 시선은
오른쪽을 본다.

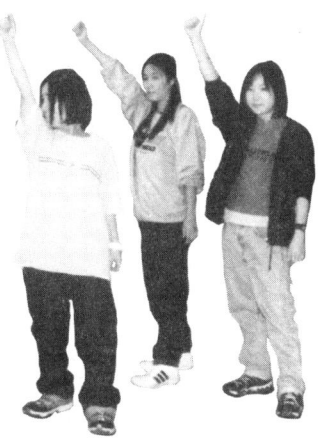

20

앞을 쳐다보고 왼팔을 쳐든다.

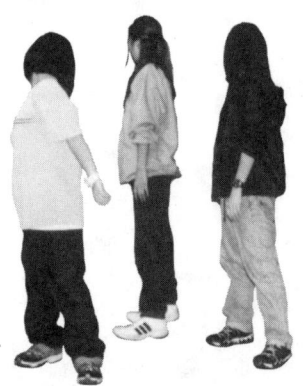

21

고개를 뒤로 돌렸다가

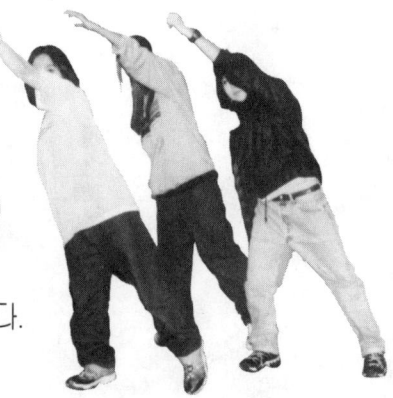

22

왼팔과 왼다리를 죽 뻗는다.

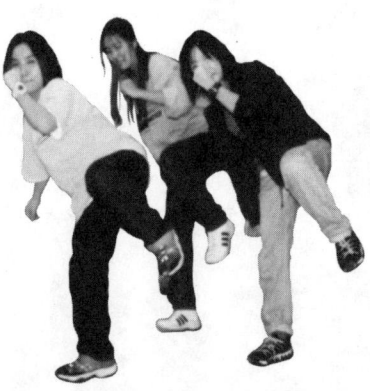

23

왼팔과 왼다리를 구부리고 마주친다.

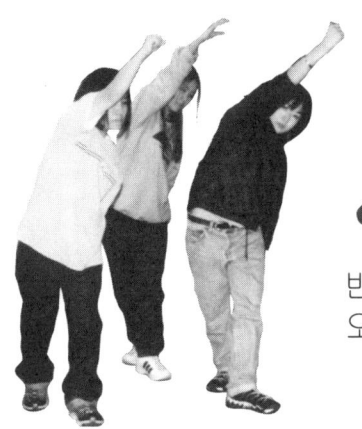

24
반대로 오른팔을 뻗고
오른다리도 뻗는다.

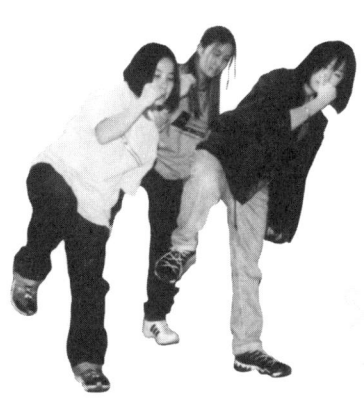

25
오른다리에 오른팔을
구부리고 마주친다.

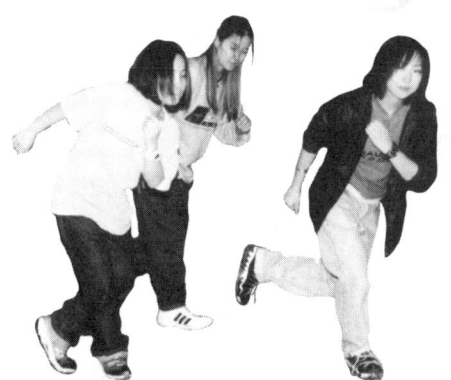

26
오른다리로 접은 왼다리
앞을 찍는다.

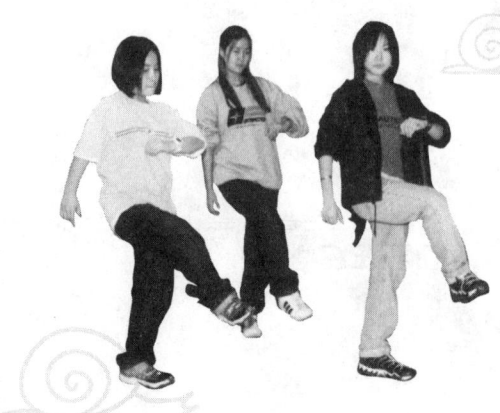

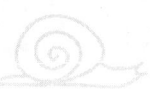

찍은 다리를 다시 들어 놓는다.

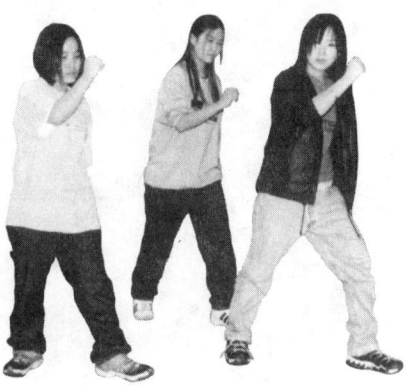

오른팔을 쳐들어 다리를 놓는다.

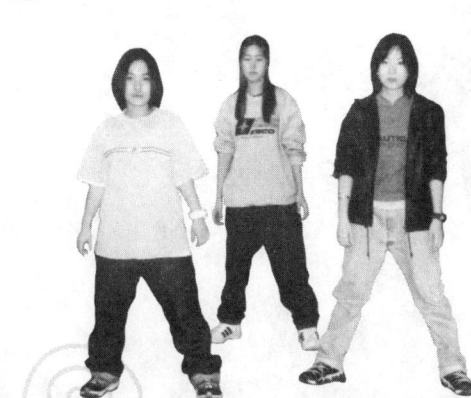

29

제자리

③ 가요 따라하기2 (가니)

1

리듬을 타며 준비.

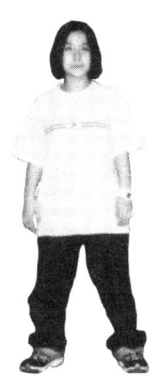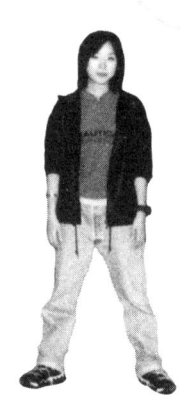

2

오른팔을 빠빠이를 하듯이 흔들고 왼팔은 앞으로 쭉 뻗는다.

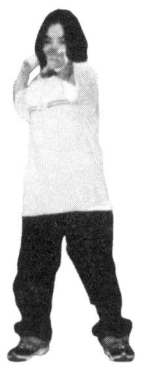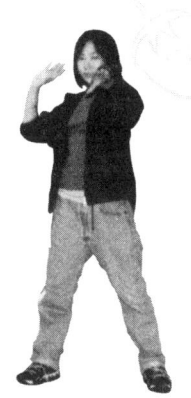

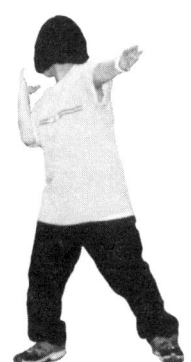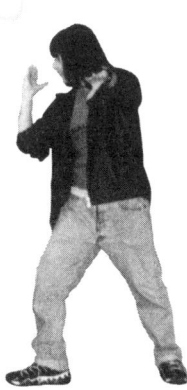

3

위와 같은 동작은 반복하면서 고개를 뒤로 젖혔다가 앞을 보는 것을 반복한다.

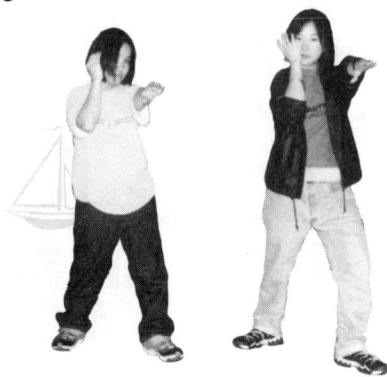

뒤로 젖힌 얼굴을 다시 2와 같은 동작을 하며 앞을 본다.

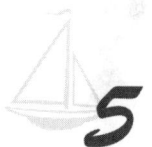 반복

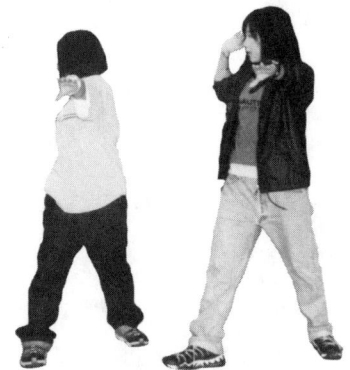

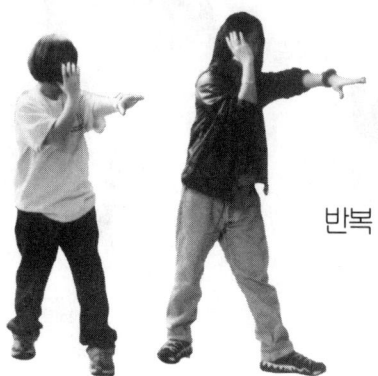

반복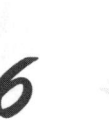

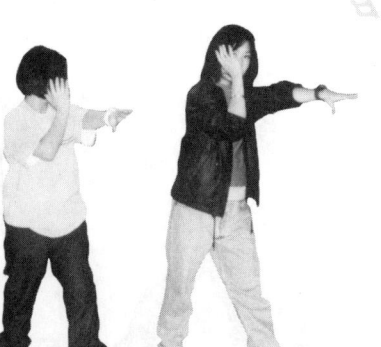

7 반복

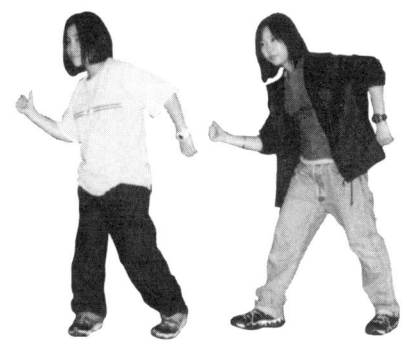

오른팔을 접어들고 오른쪽으로 걸어간다. (리듬을 타며)

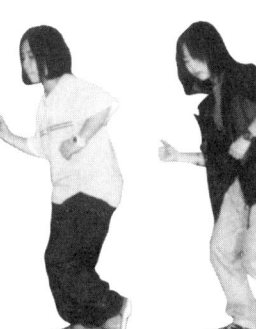

오른팔을 접어들고 깽깽이로 뛴다. (리듬을 타며)

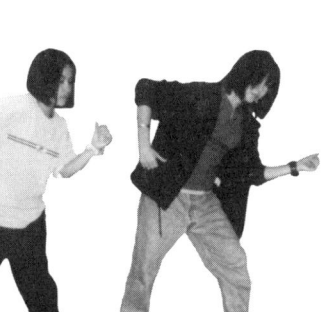

8번을 반대로 반복한다.

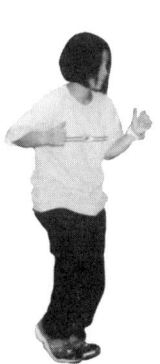
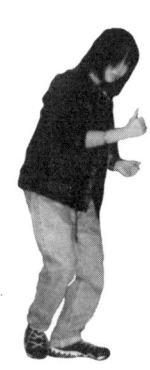

9번을 반대로 반복한다.

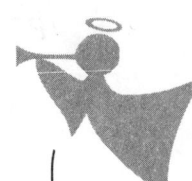

힙합기본용어

✚ 1990

팔은 양쪽으로 곧게 펴주고 다리는 어깨 넓이에서 약 30cm 가량 더 벌려준다. 허리를 오른쪽으로 돌리면서 오른쪽 다리를 위로 올려준다. 이때 다리를 너무 세게 차면 몸의 균형을 잃을 수 있으므로, 그냥 살짝 들어주듯 올린다. 오른발이 있던 자리에 왼손을 짚고(이때 손끝은 오른쪽과 뒤쪽의 중간쯤 되는 대각선 방향), 바로 왼쪽 다리도 들어올린다. 그러면 왼손으로만 물구나무서기가 되는데, 성공하게 되면 회전력 때문에 몸이 조금 돌아갈 것이다. 이때 오른손을 짚고 왼손을 바닥에서 들어서 오른손만으로 물구나무서기를 한다. 이때 손목을 틀어서 회전을 한다. 또다시 왼손을 바닥에 댄다. 그러면 1990 한바퀴에 성공하는 것이다. 손을 짚어 주는 타이밍과 손 짚는 위치, 손끝의 방향이 중요. 회전할 때 다리를 굽히거나 오므리지 말 것.

✚ 웜(Worm)

선 상태에서 다리, 골반, 배, 가슴 순으로 땅에서 앞으로 가는 동작. 이때 다리를 뒤로 높이 차 주어야 상체도 따라서 높이 뜬다.

✚ 백 웜(Worm)

동키즈를 한 후에 가슴부터 땅에 닿아서 가슴, 배, 골반, 다리 순으로 천천히 공중에 떠 있는 몸을 낮추면 된다.

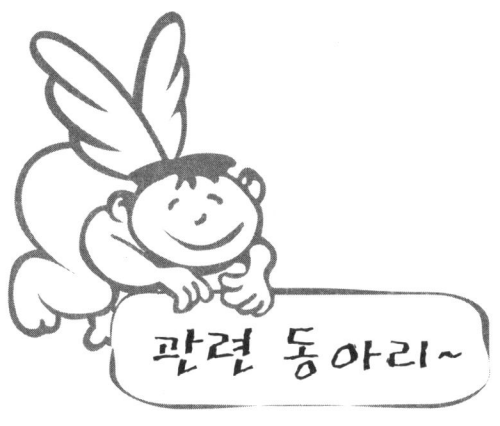

♣ Kick It Up(go dance)

Kick It Up은 94년에 생긴 나우누리 DANCE 동호회로서 이미 6주년 기념행사를 가졌으며, 2001년에 7주년이 되는 나우누리에서 가장 오래된 DANCE 동호회다.

그동안 정기적, 비정기적으로 여러 곳에서 공연을 가져왔고, 춤을 좋아하는 사람은 누구나 KICK에 들어올 수 있으며 연습실에서의 연습을 동호회 활동의 중심으로 삼고 있다.

연습실에 주로 활동하는 회원수는 2~30명, 전체 회원수는 300여명 정도이며, 연습실의 개방 여부 및 활동사항은 통신상의 연습실 게시판에서 이루어진다.

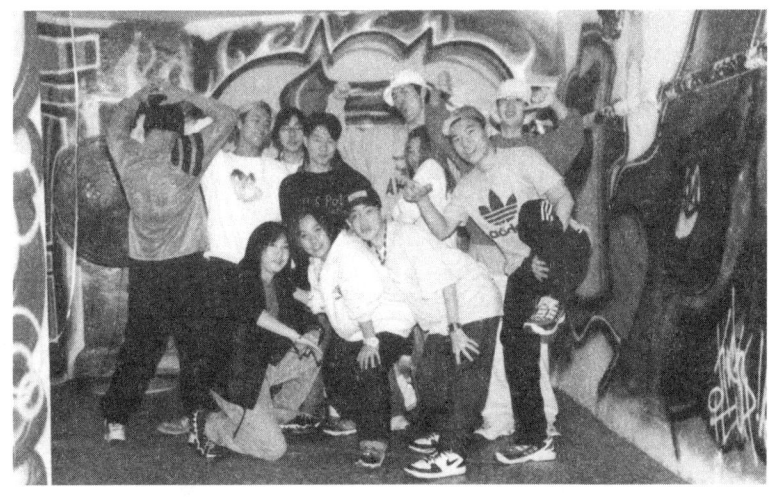

94.05   발기인 모집 83명
94.07.22 모임 개설(게시판)
94.08.08 작은모임 개설 시삽 뭉치(조호경)님
94.09.10 연습실 개설(사당동 총신대 입구 - 현재까지 계속 운영&통신모임으로는 우리나라 최초 운영이며 현재까지 최장기 운영기록 갱신 중)
95.01.20 나우누리 겨울캠프 공연 및 KBS 생방송 좋은 아침입니다 출연
95.07.22 KICK 1주년
95.08.15 나우누리 여름캠프 공연
95.09.07 연습실 1차 보수완료
95.10.06 이화여대 간호학과 축제공연
95.12.19 인켈아트홀 공연(2관) 고흥석 & 일우님과 킥여러분
96.05   박선주 3집 참여(djwerckx,돌다리, skid님&한 에스더)
96.07.22 KICK 2주년
96.08.   전주공연(이벤트회사 참가)
96.09.01 M-net 댄스대회 본선 참가(이태원 Tank)

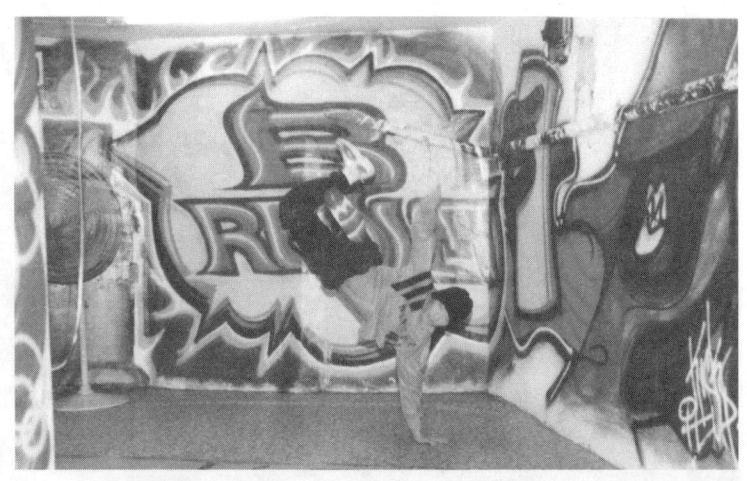

96.10.25 나우 뮤직 페스티벌 참가 KICK IT UP
        단독 라이브 공연! (신촌 라이브극장 "벗")
97.03.14 나우 미디포럼 합동공연
97.06.14 나우 북한 동포 살리기 공연(대학로 마로니에공원)
97.07.22 KICK 3주년
97.12.20 명지대 공연
98.06.08 신촌 스트릿 공연
98.07.22 KICK 4주년
98.10.11 정기공연(올림픽공원)
99.07.22 KICK 5주년
99.12.05 연습실 2차 보수 완료
99.12.07 "힙합댄스"책 출간(현 2권까지 출간)
00.06.06 유투존 댄스공연대회 2위 수상
00.07.22 KICK 6주년
00.09.   CAF FESTIVAL! 참가

그 외 잡지 및 신문 인터뷰 외 TV, 라디오에 다수 출연.
스트릿댄싱 수십회 공연.

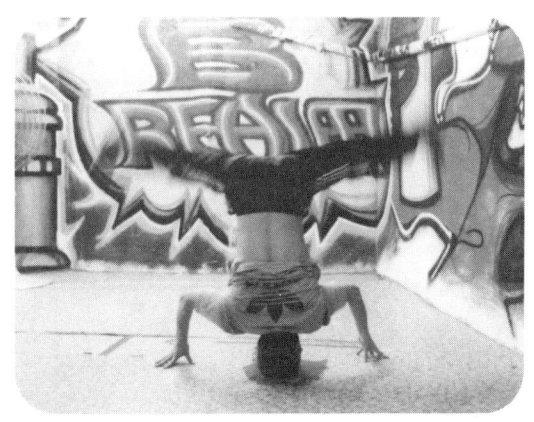

♣ **나래짓**

http://home.hanmir.com/~nrgcrew

전북대학교 댄스동아리 나래짓은 88년 전북대학교 U.C.D.C로 활동하다가 89년 나래짓으로 개명하여 현재10년째를 맞이하고 있는 전북대에서 유일한 전문 춤 동아리이다.

특별한 오디션 과정은 없고 처음에 들어오면 허슬안무를 1,2개월을 가르치면서 안무에 소질이 있는 회원은 안무팀으로, 음악에 관심 있는 사람은 영상부로 다시 재편성된다. 영상부에서는 안무와 관계되는 MTV, 외국댄스비디오, 뮤직프로그램 등과 같은 영상자료를 모니터하여 녹화 편집과정을 거쳐 이미테이션 자료로 활용할 수 있도록 운영되고 있다.

특별한 장르보다는 충실한 안무동작을 위해서 허슬을 기본으로 그 위에 재즈, 힙합을 추구한다.

주로 이벤트 행사 때는 힙합안무를 하는데 허슬과 재즈를 결합한 안무도 같이 병행하고 있으며 정기공연은 매년 11월에 개최되며 각종 댄스경연대회, 지역 이벤트 찬조출연 등 활발한 활동을 하고 있다.

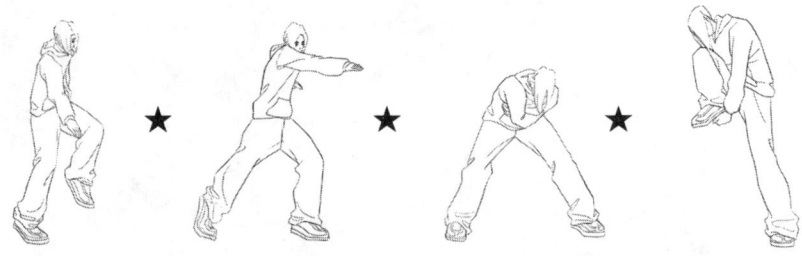

♣
http://myhome.shinbiro.com/
~yiufai/index.html

영남대학교 의과대학의 춤동아리 'X'는 1997년 9월 춤을 좋아하는 예과 1학년 8명의 member로 출발하여, 매년 새로운 member들이 들어와 지금은 의예과 1학년부터 의학과 4학년까지 5개 학년, 40여명의 member들이 활동하고 있다. 매년 5월 영남대학교 의과대학생들의 축제인 '영의축전'과 영남대학교 병원 소아과병동에서 공연을 가지고 있으며, 대구-경북 6개 대학 의과대학 체육대회, 10월 천마의예제에서도 공연을 가진다. 99년 11월에 첫 정기공연을 가진 이후 지금까지 대내외적으로 활발한 활동을 보이고 있다.

♣ 대전대 피노키오
http://www.kebi.com/~theluck/pino.htm

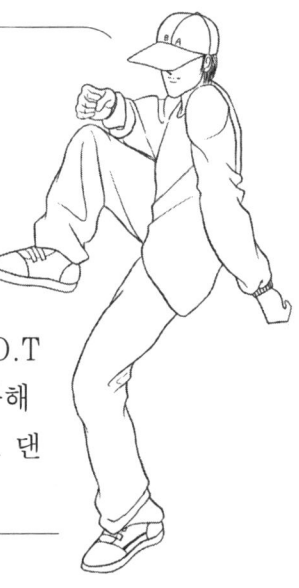

92년 10월 춤을 사랑하는 학우들이 모여 창단한 동아리로서 각종 event와 대동제, 각 학과 페스티벌, 정기발표회, O.T 공연, 댄스 경연대회 참가 등의 활동을 통해 실력을 인정받고 있으며, 2000년 멜리오 댄스경연대회에서 3위에 입상한 바 있다.

♣ CTRL-D
http://www.postech.ac.kr/group/ctrl-d

포항공대 댄스동아리로서 96년 발족하여 각종 공연과 방송 등에 출연, 현재까지 활발한 활동을 벌이고 있다. 홈페이지를 통해 힙합, 브레이크 댄스, 팝핑, 락킹, 재즈, 소울 등 미국에서 발생한 언더그라운드와 오버그라운드를 총 망라한 댄스 장르에 대한 댄스팁, 동영상, 음악, 링크 등의 정보를 소개하고 있다.

♣ Wave

대구대학교 컴퓨터정보공학부 댄스동아리 Wave는 1998년 4월 창단되어 교내활동은 물론 많은 공연과 대회 참가로 발전적인 모습을 보이고 있다. 1기 멤버들은 모두 컴퓨터 정보공학부 학생들이었고 소속감과 단합력을 위해서 계속 그렇게 하려 했으나 관심 있는 여러 타과생의 의견이 많아서 그 의견이 많아서 99년부터는 타과 학생들도 받아들였다. 그래도 동아리 소속은 컴퓨터 정보공학부이며 그 중심으로 활동하고 있다.

Wave에서 가장 중요시 여기는 것은 단합과 실력이다. 그러한 단합과 실력이 있기에 Wave는 앞으로도 계속될 것이다.

♣ BEAT

 계명대학교 BEAT는 97년 3월 창단하여 99년 2학기부터 정식 동아리로 승격, 제7회 문화부 장관배 전국청소년창작그룹댄스경연대회에서 대구 예선1위로 결선에 올라 99년 금상에 이어 2000년에 동상을 차지한 바가 있다.
 회원수 40여명, 군복무 휴학생을 모두 합하면 80여명 정도. 이들 회원 중에는 프로로 전향한 전문댄서 2명도 활동하고 있다.
 정기공연은 교내축제와 별도의 발표회 형식으로 1년에 두 번 정도 개최하며, 다른 대학 춤써클과 마찬가지로 학업문제와 군문제 등으로 꾸준한 연습에도 단 기간에 실력을 쌓을 수 없어 전문가 수준에 미달한다는 점은 있지만 아직 정식 동아리로 가입 못한 다른 대학 춤써클에 비하면 써클실도 있고, 노천강당 공식 사용 시간을 배정 받을 수 있어 환경은 좋은 편이라고 한다.

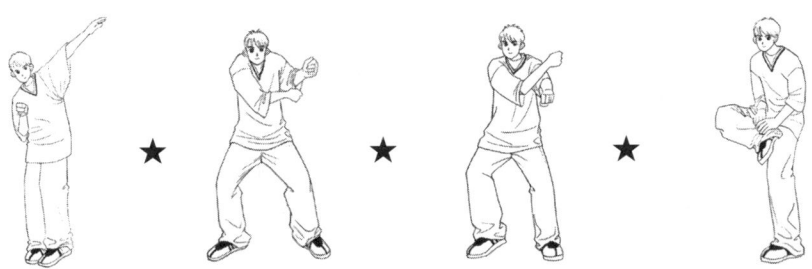

♣ Wanna Family
http://spaceillusion.co.kr/team/circle/wana.htm

건국대학교 힙합 동아리 Wanna Family는 98년 5월 춤 동아리(Wanna Dance)로 발기하여 교내에서 힙합을 좋아하고 즐기는 학우들을 위해 힙합문화를 좀더 활성화시키고자 올 2000년 7월 지금의 명칭으로 바꾸었다. 이들은 정기적인 힙합 세미나를 통해 회원들의 힙합지식 향상에 힘쓰고 있으며 힙합 반주곡과 여러 힙합비디오를 다량 보유하고 있다. 또한 '고 김성재 추모행사' 게스트 출연과 대학 힙합 연합 동아리 가입, '갤러리아 백화점 공연' 등 최근 언더그라운드 클럽무대에서도 그 범위를 넓혀 나가고 있다.

연습은 랩과 댄스파트로 나누어 파트별 스케줄에 따라 움직이고 월, 수, 토요일에는 전체 정기모임을 갖는다. 랩파트는 정기적인 일정 없이 수시로 강의실에서 모임을 갖고 댄스파트는 외부 연습실을 활용하고 있다.

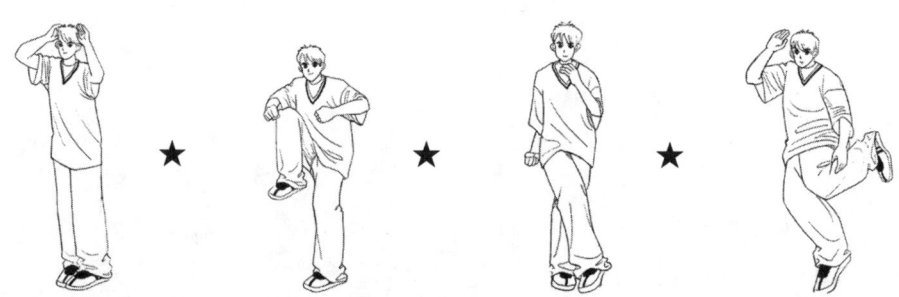

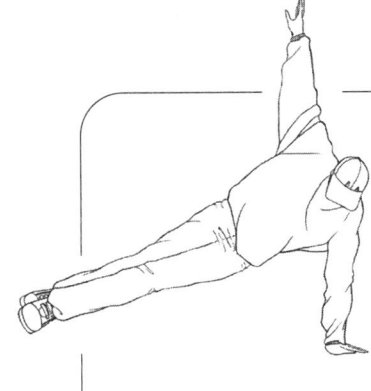

♣ H·I·S

http://www.freechal.com/hishis

Hoofers In SNU의 약자이며, Hoofers는 '춤추는 사람'이라는 뜻의 slang이다.

HIS는 힙합춤을 지향하는 서울대생들의 순수한 아마추어 댄스 동아리이다. 창단된 지 5년을 맞고 있으며, 주로 2~3학년 위주로 구성되어 정기공연외 스트릿 공연도 하고있다.

학교의 열악한 사정상 동아리방이 없어서 크게 통신모임과 연습실 모임으로 활동하고 있는대, 통신모임은 크게 정회원(서울대 활동 활발), 청강생(서울대 신입생 활동 미약) 준회원(외부 회원), HIS인(졸업생 회원)과 같이 4개로 분류되어 있다. 통신은 나우누리 'go achishis'.

일년에 두 번 정도 정기공연을 하며 오디션은 보지만 춤을 배우겠다는 열의만 있으면 무조건 OK.

♣ D.M.Z

http://home.hanmir.com/~inyeon2

D.M.Z는 1995년 공주대학교 산업과학대학에 생긴 댄스동아리의 이름이다. D.M.Z의 뜻은 'DANCE', 'MUSIC', 'ZONE'의 이니셜로서 '춤과 음악을 좋아하는 사람들이 모인공간'이라는 뜻을 가지고 있다. 1996년에 정식 동아리가 되었으며, 같은 해 가을 첫 정기공연을 가진 이래 매년 봄과 가을에 정식 공연을 계속하고 있다. 활발한 활동을 통해 그동안 dance에 대한 주변 사람들의 부정적인 선입견과 인식을 바꾸어 나가는 데 힘쓰고 있다.

♣ SIVA

http://members.tripod.lycos.co.kr/sivahome

'SIVA'는 충북대학교의 메인 댄스동아리이다. CMD(Chungbuk Modern Dance)의 후신으로서 춤을 사랑하는 학부생들이 주축이 되어 건전한 대학문화 조성에 이바지하고자 노력하고 있다. 'SIVA'는 인도에서 가장 사랑 받고 있는 파괴의 신의 이름, 여기서 의미하는 파괴는 끝을 향한 파괴가 아닌 새로운 시작을 위한 파괴를 뜻한다. 정기적으로 교내 공연을 열고 있으며, 외부행사 에도 학교를 대표해서 적극 참여하고 있으며, 각종 대회에 참가해 입상하여 학교의 위상을 높이는 데도 한몫하고 있다.(96년 012배 댄스경연대회 금상수상, 00년 전국창작댄스대회 힙합부문 대상)

♣ 토네이도 http://tornado_team.hihome.com

 한남대학교 힙합 댄스 동아리 토네이도는 1997년에 처음 창단 되었다. 토네이도는 97년부터 BREAK DANCE 위주로 활동하는 B-BOY CREW였다. 그러나 이제는 힙합과 안무 그리고 Break를 하는 전형적인 댄스 동아리가 되었다. 현재 한남대학교에서 많은 공연을 하고 있으며, 대전권에서도 브레이크 팀으로는 많이 알려진 팀이다. 대회 수상경력도 꽤 있지만, 더욱더 노력하고 분발하여 더 많이 인정받고 싶다고 한다.
현재 토네이도는 한남대학교 학생회관 3층에서 연습을 하며 동아리 방은 학생회관 뒤 가건물에 위치하고 있으며, 힙합에 관심 있는 사람은 누구든 환영한다고 한다.

♣ MCDC

http://members.tripod.co.kr/mcdc

MCDC는 Medical College Dancing Circle의 약자이며, 전북대학교 의과대학 댄스동아리로 의과대학 학생들과 의예과 학생들, 간호학과 학생들이 함께 모여 만들었다.

전문 힙합댄스그룹이나 b-boy들처럼 다양한 기술을 발휘하는 것은 아니지만 국내 댄스팀의 안무를 보고 따라하기도 하고, 때로는 새로운 동작을 만들어 음악과 함께 그저 몸을 움직여보는 아마추어 댄스동아리라고 그들 스스로 말하고 있다. 바쁜 시간을 쪼개어 틈틈이 연습하여 교내 행사나 댄스경연대회 등에 참가하기도 하지만, 단지 무대에 올라 공연을 하기 위한 것만이 아니라 서로의 시간을 쪼개어 땀을 흘리고 음악에 맞추어 몸을 움직일 때 느끼는 선후배 간의 끈끈한 정(情)이 그 무엇과 견줄 수 없는 너무나 소중한 그들의 재산임을 이야기한다.

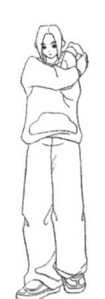 ☆ 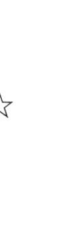 ☆ 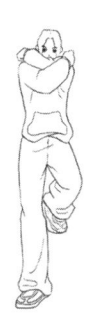 ☆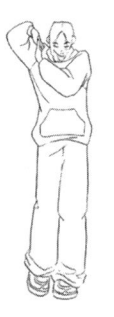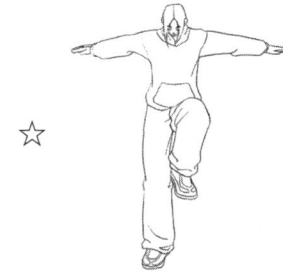

♣ The sky
http://thesky.79.to/

　THE SKY는 1993년 댄싱히어로라는 명칭으로 시작하여 1년 뒤 혜천대학 정식 동아리로 승인된 댄스 동아리이다. 현재 6기까지 배출되었고 지금은 7기 신입생들이 열심히 뒤를 이어 연습을 하고 있다.
　THE SKY는 춤을 위주로 활동하는 동아리로서 대학 내의 많은 행사에 참여하고 있는 것은 물론이며 타 대학의 행사 및 전문 이벤트사의 행사에도 참여하고 있다.
　97년에 이어 98년에도 문화관광부장관배 전국창작댄스경연대회 대학부 대상으로 2연패를 달성하고, 2000.10.22에 있었던 대회에서는 금상을 수상하는 등 실력으로도 인정받고 있는 동아리이다.

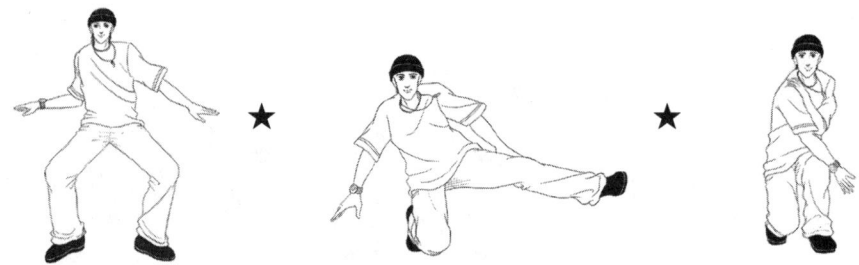

♣ F.A.F

http://www.netian.com/~xzerogod

95년도에 창단된 경주대학교 댄스동아리로서 만들어졌다.
F.A.F는 각종 장르를 연습하여 무대에 선다. 물론 한 장르를 택하면 좋겠지만 한 장르를 추구하다보면 보는 관객들에게 지루하다는 평을 받을 수 있으므로 나름대로 여러 가지를 조합해서 관객들을 위해 무대를 준비한다고 한다. 현재 5회의 정기 공연과 그 외의 다양한 활동으로 더욱 더 실력을 다져나가고 있다.

♣ STEEL

http://home.hanmir.com/~kychoi1

부산댄스팀 STEEL은 지금으로부터 5년 전 1기 선배들에 의해서 만들어졌다. 스틸이라는 팀명은 강철이라는 뜻을 가지고 있다. 스틸은 현재 솔을 중심으로 한 안무팀, 힙합을 중심으로한 힙합팀, 브레이크댄스를 중심으로 한 비스틸로 구성되어 잇다.
그동안 YMCA댄스경연대회에 2번 대상을 비롯해 많은 댄스경연 대회에서 입상하였으며, 현재에도 활발한 활동을 펼치고 있다.

♣ 대학 힙합동아리 연합회

(나우누리 go acuhcu)
http://www.freechal.com/unihiphop/

2000년 4월에 결성한 대학 힙합동아리 연합회는 경희대(수원)〔래빈〕, 건국대〔Wanna Dance〕, 세종대〔M.I.C〕, 아주대〔비트〕, 동아방송대〔K-syde〕, 안양대〔HIPHOP TRAIN〕, 성신여대〔HIPTION〕, 중앙대〔Dacside〕, 인하공전〔I.L.D〕 등 총 9개 대학으로 이루어져 있다.

이들은 각 대학에 힙합 동아리를 만들고 힙합에 관련된 정보를 공유하며 공연활동을 통해 힙합을 올바르게 전달할 수 있도록 하는 것을 목표로 하고 있다.

참가대학들은 10~15년 정도의 전통을 자랑하는 춤동아리를 비롯하여 MCing을 전문으로 하는 동아리까지 다양한 힙합의 문화를 수용하고 탐구하는 자세로 힙합을 사랑하고 순수함을 잃지 않는 모임의 성격을 띠고있다. 비록 힙합의 울타리 안에서 다른 특성들을 가지고 있지만 서로의 기술을 받아들여 다양한 체험도 하고 같이 연합공연을 펼침으로써 단합된 힘을 보여 준다는 데 더 큰 의미를 지니고 있는 것이다.

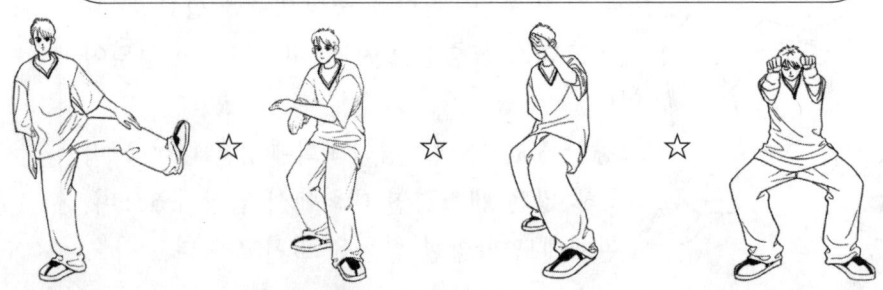

♣ Grow D. C

 3년 전 D·C(Dance Club)로 창단하여 현재의 이름으로 바꾼 Grow D. C는 삽교고의 댄스 동아리이다.
 신입회원 선발기준의 최우선 사항으로 인성과 품성을 가장 중요하게 생각하며 그 다음으로 춤을 좋아하는 학생들로 구성되어있다. 회비나 운영비는 모두 학교에서 후원을 해주는 등 타학교 댄스 동아리와 비교하여 좋은 조건으로 구분이 되는데, 이는 학교생활과 동아리 활동을 모두 다 열심히 한다는 격려의 의미를 담고 있다. 교장선생님이하 선생님들의 열린사고로 인해 동아리가 활성화 될 수 있었던 원동력이 된 것이다.
 학교측의 적극적인 후원으로 지역 경연대회 및 제7회 전국 청소년창작 그룹 댄스 경연대회 등에서 상위 입상을 비롯 대내외적으로 인정받으며, 다양한 공연활동을 보이고 있다.

♣ WIN

 대구 화원여고 댄스 동아리 [WIN]은 현재 5년째를 맞이하고 있으며, 교내활동과 지역행사에 출연하고 있다. 회원모집은 특별한 기준은 없으며 아무 음악에나 맞춰 리듬만 탈수 있을 정도면 OK!
 힘있는 남자들의 브레이킹에 맞설 수 있도록 여성만이 할 수 있는 안무를 개발, 여자만의 장점을 부각시켜 나가는 것이 WIN의 매력이다.

♣ WASH

http://www.iwantstar.com/html/ansan/club_wash.htm

안산고등학교 댄스그룹 'wash'는 정식 댄스 문화 연구 및 공연동아리로서, 다양하고 많은 댄스 관련 자료를 찾아내고 연구하며 땀흘려 연습하는 동아리이다.

팀명은 영어로 '깨끗이하다' '씻다' '세탁하다'란 뜻을 가졌으며, Wash팀원은 청소년기의 방황과 좌절을 춤을 통하여 깨끗이 씻어 버리고 진정한 댄서로서의 다시 태어나자는 의미.

1997년 발족하여 교내 행사는 물론 각종 청소년 댄스 경연대회에서 연달아 대상을 받으며 급부상하게 되었다. 졸업 후 각종 댄스비디오 출연과 케이블 M.NET의 쇼다운 경기, 힙합스쿨의 강사를 거쳐 아직까지 여건이 미비한 힙합댄서계를 이끌어 갈 춤꾼들로 성장하고 있다. 처음 결성당시 힙합 5명, B-Boy 5명으로 출발하였지만 현재는 메인멤버 6명과 연습생까지 총 10명으로 이루어져 있다. 메인 멤버 위주로 활동하고 있는 이들은 느낌이나 리듬에 맞춰 전체 메시지로 퍼포먼스 하나를 만들어 각자만의 스타일로서 테크닉보다는 전체적인 흐름과 메시지를 강조하는 프리스타일 힙합을 추구하고 있다.

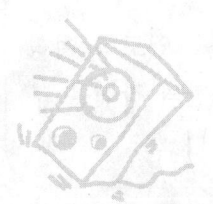

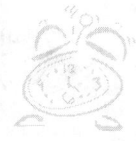

♣ Rap-in

http://www.freechal.com/rapinsince1999/

경희대학교(수원) Rap-in은 99년 3월에 창단된 힙합 동아리이다. 래빈이라는 이름은 한자의 올 '래'자와 빛날 '빈'을 써서 힙합에 어두운 당신에게 빛으로 다가가 일깨운다는 의미이며, 영어로는 Rapin이라 해서 랩하는 사람이란 의미와 일상생활의 힙합을 의미하기도 한다.

이들은 힙합을 모르는 사람들에게 즐거움을 주고 쉽게 힙합을 접할 수 있도록 하기 위한 방법으로 개그힙합을 주장한다. 그래서 그들의 음악은 코믹한 가사라든가 무대 진행시 관중의 웃음을 자아내도록 항상 새로운 아이템을 들고 나온다. 하지만 그냥 장난기 섞인 음악이 아니라 서민들의 평범한 진솔한 얘기와 비판정신이 그 바탕에 깔려 있다. 이들은 무대에서 코믹한 분위기 메이커를 통해 서울 경기 지역에서는 단연 튀는 동아리로서 대학생 연합 힙합동아리에도 가입되어 활발한 활동을 전개하고 있다.

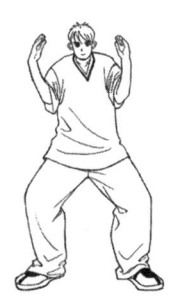 ☆ 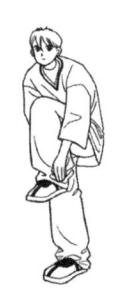 ☆ 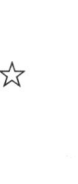 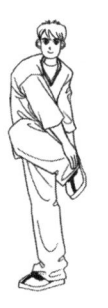 ☆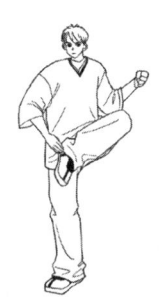

♣ da c side

중앙대학교의 'da c side'는 흑인들의 발음표기인 da와 중앙대 이니셜 c, 그리고 side는 중앙대 학생들의 입장을 힙합이란 음악을 통해서 표출한다는 뜻을 담고 있다. 98년 6월에 창단된 흑인음악 위주의 힙합 동아리.

흑인음악을 이해하고 공부해보고 싶은 사람이라면 누구나 다 회원이 될 자격이 있지만 공연활동 위주의 회원은 전문분야별로 따로 오디션 과정을 거쳐 선발한다. 동아리내에 공연위주의 랩퍼로 활동을 하고 있는 10여명은 '플레이어스'라 하고, 그 외 흑인음악을 탐구하고 배우고 싶어하는 회원들은 '크루'라고 한다. 그러나 이들 모두는 'Da c side' 멤버이다.

정기공연은 1년에 3월과 9월에 개최하고 타 대학 축제, 컨테스트, 힙합페스티벌 등 다양한 활동을 하고 있다.

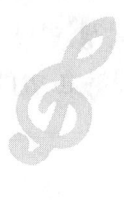
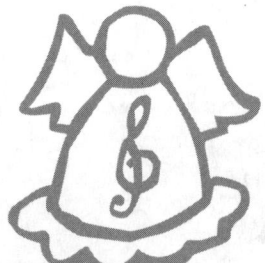

♣ MIND
http://my.netian.com/~pilos99/

MIND는 98년 K-syde라는 이름으로 창단된 동아방송대 흑인 음악 동아리로 k-j와 ricky가 모여 팀을 결성하고(10월4일) L.E와 Reds Doggy가 팀에 합류하였다.

99년 10월 현재의 동아리명으로 바꾸었는데, MIND는 사전적 의미 그대로인 '정신'이란 뜻으로서 정신을 중시하자는 의미이다. 그렇다고 Mind가 힙합정신을 뜻하는 것이 아니라, 어떤 자리에 있든지 절대로 자만하지 않고 처음 시작했을 때의 마음가짐(정신)을 간직한다는 의미인 것이다. 98.3월 정식 동아리로 승인되어 현재까지 40여회 이상 공연하였으며, Rap과 R&B에 Djing까지 활발한 활동을 보이고 있다.

♣ 유니텔 흑인음악 동호회 WORD-UP(Go Up)

Word-Up은 1997년 11월에 소모임으로 생겨났다. 흑인음악을 올바로 이해하고 제대로 정착시킬 수 있도록 하는 것이 동호회 모임의 성격이다. Word-Up은 랩, R&B, Soul등의 흑인음악을 진정으로 사랑하는 사람들의 모임으로서 힙합패션이나 댄스와 관련된 주제와는 그 성격을 달리하고 있다. 이 동호회에서는 흑인음악에 관련된 자료들이 대부분을 이루고 있는데 기존의 힙합이라는 문화적인 요소보다는 흑인음악을 탐구하고 분석하는 데 역점을 두고 있다.

♣ 천리안 힙합음악 동호회 Camp Groove
(GO HIPHOP)
http://user.chollian.net/~zshiphop

천리안 R&B, Hip-Hop 동호회 Camp Groove는 1998년 7월 2일 정식으로 발족하였다. 동호회 회원들의 설문조사를 통해 새로이 지어진 이름 'Camp Groove'는 R&B 혹은 힙합 어느 한 쪽으로 치우치지 않고 동호회원들의 음악적인 취향을 반영한 것이라고 한다.

Groove라는 것은 우리가 어떤 음악을 들었을 때 우리의 감성을 강하게 자극하는 음정이나 박자를 뜻하는데 이는 흑인 음악을 들었을 때 느껴지는 특유의 감수성이나 강렬한 메시지를 나타내기 위한 것이다.

Camp Groove는 인터넷 홈페이지 개설을 통해 더욱 그 활동 범위를 넓히는 동시에 아직 이렇다할 전문적인 R&B, 힙합 정보를 얻을 수 있는 곳이 없는 지금 국내의 모든 흑인 음악 매니아들에게 바람직한 만남의 장을 열어주기 위해 애쓰고 있다.

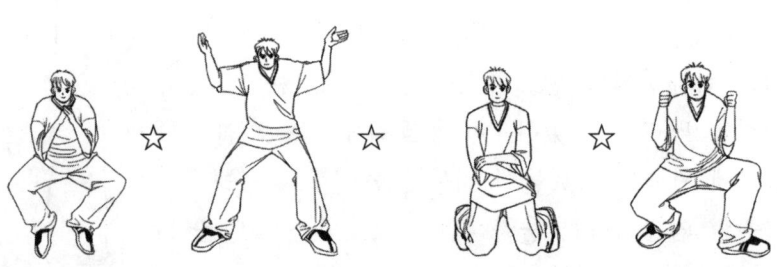

♣ 하이텔 흑인음악 동호회 검은소리
(Go BLEX) http://blex.corea.to/

하이텔 흑인음악 동호회 BLEX(검은소리)는 국내 최고의 흑인음악 동호회다. 국내에선 접하기 힘들고, 접한다 하더라도 열악한 흑인음악의 정보 창고로서 또는 정보의 나눔터로서 많은 흑인 음악 동호인들의 지지를 받으며 운영되고 있다. 또한 회원들이 함께 음악 창작활동을 통해 한국 힙합의 언더그라운드를 형성하고 있다. '검은소리 첫 번째 소리 (97.11.7)'라는 타이틀로 앨범이 발표되었으며, 앞으로도 계속 이런 앨범들을 만들게 될 것이다. 검은소리 동호회의 주된 목적은 흑인음악의 올바른 이해와 전달을 위해 노력하고, 자유와 평화 그리고 사랑을 바탕으로 동호인들과 함께 그들의 음악을 즐기고 함께 하는 데 있다. 앞으로 동호회의 비전은 국내 최고의 흑인음악 동호회로 검은 소리를 성장시키고, 나아가서 능동적으로 이들의 문화를 받아들여 한국적인 것으로 승화시키며 창작에서도 따라하려는 것이 아닌 우리 것으로 만들려고 하는 것에 초점을 두고 있다.

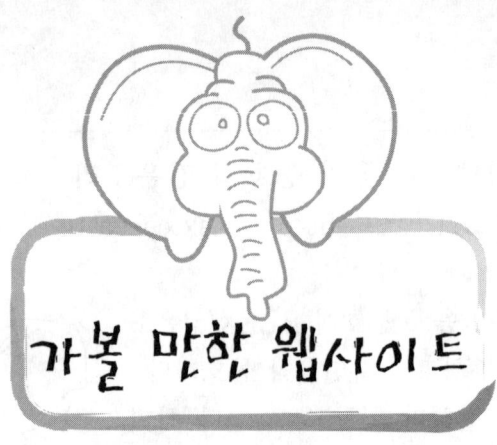

가볼 만한 웹사이트

† http://home.opentown.net/~okkys
힙합감상실

† http://www.ycc.co.kr
힙합전문웹진

† http://www.hacienda.co.kr/first.htm
하시엔다전문댄스 - 힙합, 브레이크댄스, 펑키, 솔, 째즈 등 동영상 기술 소개. 연습실 이용 안내

† http://songpa.ms98.net/macho
MC.macho의 그래피티 사이트.

† http://my.netian.com/~gondae
김용대의 브레이크 댄스 - 브레이킹, 웨이브, 팝핑 팁, 동영상과 그림, 댄스팀 소개.

† http://myhome.shinbiro.com/~psk8888/
박성균의 힙합네이션 - 힙합문화, 동작과 기술, 음악, 비디오, 관련사이트 소개.

† http://www.shinbiro.com/~hiphopj
  오메가 포스 크루 - 브레이크댄스 기술, 상해 치료방법, 동영상 등 소개.

† http://jinjinz.com.ne.kr
  이지녕 최지누의 멋진만남 - 힙합의 정의 및 역사, B-Boy, 그래피티, 브레이킨 동영상.

† http://hiphop.withyou.net
  프리스타일 - 관련 패션 및 음악, 춤 정보, 애니메이션 데이터 수록.

† http://myhome.thrunet.com/~born04
  힙합네이션 X-PIA - 유래 및 힙합패션, 그래피트 아트, 브레이크댄스 동작 강좌 수록.

† http://ezw.corea.to
  Easy Zone Way - HIPHOP의 정의, 역사, 춤, 그래피티 관련 자료 수록.

† http://user.chollian.net/~kjg0522
  HIPHOP CLUB - HIPHOP의 4대 요소에 대한 설명과 최신 가요, DANCE자료.

† http://my.koreamusic.net/realhiphop
  MC 지누의 힙합 자료실 - 힙합의 역사와 정의, 음악 자료, 그라피티, 브레이킨 댄스.

† http://myhome.shinbiro.com/~koofa
  구본진의 힙합 - 정의, 그래피티, 랩의 정의, 가요mp3.

† http://jinho5960.hihome.com
  힙합스쿨 - 나인틴, 윈드밀 등 기술 소개 및 동영상 제공.

† http://home.taegu.net/~gunyoung/index.htm
  브레이크 댄스 - 브레이크 댄스의 역사, 브레이킹의 종류.

† http://members.tripod.lycos.co.kr/hugeknight
  이민호의 해외힙합 - 힙합 소개, 뮤지션, 앨범정보.

† http://myhome.netsgo.com/haramforever
  최하람의 힙합나라 - 패션 MC나 그래피티, B-BOY, DJ, 음악 관련 자료 수록.

† http://my.netian.com/~xnom
  Xnom's Hiphop Station - 힙합의 4대 요소, 힙합숍 소개

† http://myhome.hananet.net/~e5668
  구라돌이의 홈피 - 힙합의 4요소, 대표적 랩퍼 소개, 흑인음악 자료실과 관련 그림자료 수록.

† http://my.netian.com/~kkngdagu/
  깡다구 댄스 - 힙합 동영상 및 안내 자료 수록.

http://www.shinbiro.com/~ezhiphop
초보자를 위한 힙합댄스 스쿨 - 강시진 및 시간표, 시설현황 안내. 힙합정보, 힙합댄스강좌.

http://home.nownuri.net/~sg90725/frame1.htm
신재혁의 힙합 - 힙합의 기초지식과 기술, 패션 등을 소개.

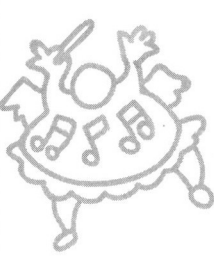

힙합 기본 용어

❖ **킥 웜 (Kick Worm)**
Back-Worm에서 가슴이 땅에 닿기 전에 왼발(또는 오른발)을 뒤로 힘껏 차주는 것. 동시에 가슴을 땅에 대고 천천히 Back-Worm을 하면 된다. 발을 찰 때 반대편 발을 내려주면서 동작을 더욱 부드럽게 하는 것이 중요.

❖ **바닐라이스**
다리로 오금을 차주며 앉았다가 회전하며 일어남.

❖ **하일라이즈**
윈드밀과 헤드스핀이 합쳐진 기술. 처음에 윈드밀을 2,3바퀴 돌다가 헤드스핀으로 넘어간다. 윈드밀을 7바퀴 정도 돌 실력이 있어야 가능함.

❖ **헤드스핀 (Head Spin)**
머리를 땅에 대고 두 손을 양쪽 약간 앞으로 내놓는다. 머리와 두 손의 위치를 선으로 이어서 삼각형이 되게 만든다. 다리는 앞뒤로 약간 벌리고 4~5주 동안은 물구나무를 서서 오래 있는 연습을 한다. 한번 서서 3~5분 정도 설 수 있으면 그때부터 도는 연습을 하는데, 우선 90도씩 돈다. Head-Spin은 인내를 매우 필요로 하는 동작이므로 90도씩 돌아서 완벽하게 한바퀴를 돌 수 있을 때는 180도씩 돌고, 그 다음에 한바퀴를 돌아본다. 여러 바퀴를 돌면서 중심을 잡을 수 있을 때까지 연습한다.

❖ **니스핀 (Knee Spin)**
한쪽 무릎을 대고 돌리다가 나중에는 노핸드로.

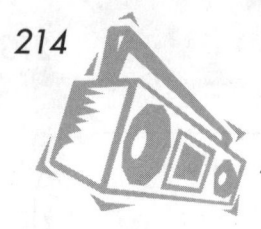

힙합기본용어

✤ **윈드밀 (Windmill)**
우선 왼쪽 옆으로 엎드린 상태에서 왼손은 옆구리를 받쳐주고 오른손은 배를 받쳐준다. 다리는 왼쪽다리는 펴고 오른쪽다리는 굽힌다. 왼쪽다리로 오른쪽다리를 차면서 연속으로 돈다.

✤ **핸드글라이드 (Hand Glide)**
무릎으로 돌리다가 한 손으로 몸(배)을 지탱하고 한 손은 땅바닥을 밀쳐 내면서 밀면서 돌림.

✤ **크리켓**
핸드글라이드와 비슷함. 무릎으로 돌리다가 한 손으로 몸(배)을 지탱하고 한 손은 땅바닥을 밀쳐 내면서 통통 튀기며 돌림.

✤ **엘보우 스핀 (Elbow Spin)**
팔꿈치를 대고 회전.

✤ **백핸드 (Back Hand)**
손 짚고 뒤돌기.

✤ **백덤블링 (Back Dumbling)**
손 안 짚고 뒤돌기.

✤ **레인보우 (LA Back)**
한 손을 짚고 뒤로 넘는 기술.

✤ **점프 레인보우**
서 있는 상태에서 비스듬히 옆으로 백 덤블링.

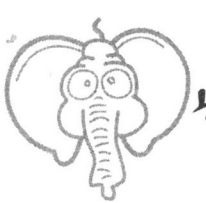

힙합 기본용어

✤ 나이키(가위차기)
오른손을 땅에 대고 두 다리를 벌림. 다리와 허리의 유연성 필요. 높이 올라있는 발끝이 머리 위로 꼿꼿이 세워져야 함.

✤ 더블 나이키
나이키를 하면서 물구나무섰다가 내려오면서 다시 나이키 하는 기술. 오른손과 오른발을 들고 오른쪽 나이키를 한 후 반바퀴를 물구나무서서 돌다가 내려오면서 다시 나이키.

✤ 세미
두 손으로 땅을 짚고 왼다리를 먼저 높이 띄운 후 왼다리를 조금 떨어뜨리고 오른다리를 높이면서 오른쪽 손을 놓고 왼손으로 버티면서 다리는 나이키 모양을 만듦.

✤ 헬리캅터
두 사람이 한 조가 되어, 한 사람을 머리 위에 올리고 마구 돌리는 기술.

✤ 백다운
왼쪽 손은 오른쪽옆구리를 잡고 오른손은 머리 뒤통수를 잡아서 뒤로 넘어지는 것. 허리로 떨어지면 척추를 다칠 수 있으므로 충분한 연습 후에 반드시 어깨로 떨어질 것.

✤ 엠보싱
몸에 손바닥으로 포인트를 줘서 포인트를 준 곳을 통통 튀기는 것. 펌핑과 웨이브를 섞은 일렉트릭.

✤ 각기춤
몸을 딱딱 끊어 로봇처럼 해야 한다. 왼쪽을 구부리면 오른쪽을 굽히고 오른쪽을 구부리면 왼쪽을 굽히는 방식.

```
판 권
본 사
소 유
```

HOT HIPHOP

2016년 9월 25일 인쇄
2016년 9월 30일 발행

지은이 | Moon Project
기획편집 | 문　기　획
자료제공 | Kick It Up
펴낸이 | 최　상　일

펴낸곳 | 태 을 출 판 사
서울특별시 중구 동화동 52-107(동아빌딩내)
등 록 | 1973 1.10(제4-10호)

ⓒ2009. TAE-EUL publishing Co.,printed in Korea
※잘못된 책은 구입하신 곳에서 교환해 드립니다

■ 주문 및 연락처
우편번호 100-456
서울 특별시 중구 동화동 제52-107호(동아빌딩내)
전화: 2237-5577　팩스: 2233-6166

ISBN 978-89-493-0454-0　　　13680